Diagnosis and Treatment of the Special Type of Hypertension

特殊类型高血压的诊断与治疗

主　审　吴兆苏
主　编　陈琦玲　李瑞杰

北京大学医学出版社

TESHU LEIXING GAOXUEYA DE ZHENDUAN YU ZHILIAO

图书在版编目（CIP）数据

特殊类型高血压的诊断与治疗/陈琦玲，李瑞杰主编．—北京：北京大学医学出版社，2017.3

ISBN 978-7-5659-1558-1

Ⅰ．①特⋯　Ⅱ．①陈⋯ ②李⋯　Ⅲ．①高血压—诊疗 Ⅳ．①R544.1

中国版本图书馆 CIP 数据核字（2017）第 026581 号

特殊类型高血压的诊断与治疗

主　　编：陈琦玲　李瑞杰
出版发行：北京大学医学出版社
地　　址：（100191）北京市海淀区学院路 38 号　北京大学医学部院内
电　　话：发行部 010-82802230；图书邮购 010-82802495
网　　址：http://www.pumpress.com.cn
E - mail：booksale@bjmu.edu.cn
印　　刷：北京佳信达欣艺术印刷有限公司
经　　销：新华书店
责任编辑：高　瑾　畅晓燕　　责任校对：金彤文　　责任印制：李　啸
开　　本：889mm×1194mm　1/16　印张：13.75　字数：356 千字
版　　次：2016 年 3 月第 1 版　2016 年 3 月第 1 次印刷
书　　号：ISBN 978-7-5659-1558-1
定　　价：80.00 元

本书由
北京大学医学科学出版基金
资助出版

编者名单

（按姓名汉语拼音排序）

曹雅旻	中国人民解放军总医院	马庆春	北京大学人民医院
陈琦玲	北京大学人民医院	马志毅	北京大学人民医院
丁荣晶	北京大学人民医院	孙宏伟	北京大学肿瘤医院
耿　强	山东省青岛市市立医院	王鸿懿	北京大学人民医院
郭继鸿	北京大学人民医院	王及华	北京大学人民医院
荆　珊	首都医科大学附属北京安贞医院	王鲁雁	北京大学人民医院
李帮清	北京大学人民医院	吴寸草	北京大学人民医院
李瑞杰	北京市第一中西医结合医院	吴晓君	空军总医院
李月红	清华大学附属北京清华长庚医院	吴兆苏	首都医科大学附属北京安贞医院
李忠佑	北京大学人民医院	喜　杨	北京大学人民医院
刘传芬	北京大学人民医院	杨　欣	北京大学人民医院
刘国莉	北京大学人民医院	于　玲	北京大学肿瘤医院
刘梅颜	首都医科大学附属北京安贞医院	张学武	北京大学人民医院
卢成志	天津市第一中心医院	周敬伟	北京大学人民医院

序　一

我十分乐于为同僚或朋友的学术新作撰序，这不仅能加深友人之间的相互了解，续增情谊，享受"以文会友，以友辅仁"的学者情操，更重要的是，这也是一个习他人之长，催己长考深思的机会。

此刻摆在案头的《特殊类型高血压的诊断与治疗》一书便是如此。主编陈琦玲教授与我同事多年，深知她为人低调内敛、温和儒雅，全然是一位北大学院派风格的学者。做起学问她却独树一帜，学风严谨，完全与当今浮躁、急功近利的世风相背而行。她以深求理论为长，还以紧密结合临床、能解决实际问题为著。通览本书后，你会欣然发现，本书编写过程中她邀请的编者多是我院年富力强的实力派，驰骋在临床一线的精英，集基础理论与临床经验为一身的年轻有为的学者，仅这一点就足以构成本书体现学术前沿、内容实用的显著特色。

高血压病是一个常见而又多发的心血管疾病，其对人类健康与生命的危害有目共睹。我国现代国画之父徐悲鸿就是因高血压脑出血而猝死在中国文学艺术界联合会开幕式的主席台上。更令人恐惧与不可思议的是第二次世界大战的三位盟军最高统帅无一例外地死于高血压病的魔掌。威严无比的罗斯福、斯大林、丘吉尔竟分别在他们会晤后的 2 个月、8 年和 20 年先后倒在高血压脑出血的"枪口"下，这残酷的事实引起了全球范围对高血压病的高度重视。医学界开始觉醒，开始深思，开始在药物研发等方面投入大量的人力和财力，大量的科研人员去做基础研究，去进行新药的研发，走上征服高血压病这一病魔的第一线。时至今日，世界卫生组织的最新统计显示，全球 70 亿人口中仍有 10 亿高血压病患者。而全球每年心血管病

死亡人数高达 1700 万，其中死于高血压并发症者高达 940 万，跃居首位，成为影响人类健康与生命的第一位疾病。而中国则有 3 亿高血压病的庞大人群，每年还以 1000 万新病例的速度累加着。高血压病是一个全身综合征，不仅影响心血管系统，还与全身其他系统相互关联、相互影响，这给高血压病的防治增加了难度，这也是其集高发且难治为一体的重要原因，征服高血压病已是全球性的夙愿和使命。

纵览本书的 22 个章节，从高血压病的特殊类型，特殊人群，特殊背景等方面，对各种特殊类型高血压病的特征做了深入浅出、全面翔实的阐述。并具有以下特点：一、翔实阐述了围术期高血压、继发性高血压、女性高血压，以及合并了冠心病、心律失常、心力衰竭、心理障碍、免疫系统疾病、睡眠呼吸暂停综合征、脑血管病和同型半胱氨酸增高等不同合并症的高血压病；二、探讨了不同临床背景下的病因机制、病理生理改变、诊治思路、特殊用药原则等；三、阐述了特殊类型高血压的规范化诊治的新思路及具体策略；四、探讨了相关疾病防治的最新科研成果，并对国内外高血压病最新指南进行了解读。从上述独具特色的内容而言，虽然当今高血压病的专著琳琅满目，但本书却独辟新理念，独树一帜，为高血压病这一学术百花园又增奇葩。我坚信，本书面世后一定能得到广大读者的青睐、钟爱和充分肯定。

正如一句俚语所言："文如其人"。陈琦玲教授平素做人静雅，不躁动，不奢求，不计较，只求坚守着一颗平静的心，走人生路，行脚下医。而本专著也会在 2017 年悄然面世，静静地奉献给每位读者。平凡中蕴藏着伟大，平静下燃烧的是火焰，是滚动的激流。我衷心祝愿本书能获得

巨大的社会反响与成功。

最后，我想用哈佛大学图书馆的一句励志之言与本书读者共勉：现在去睡觉，一定能做一个好梦，如若继续读书将能使美梦成真。

郭继鸿

2016 年 12 月 1 日

序 二

高血压是人类最常见的慢性疾病之一，其致残率和致死率高，因此已引起各国卫生行政和疾病控制部门的高度重视，也是普通民众所关心的与自身健康密切相关的热点问题。最新调查数据显示，目前中国已有 3 亿左右的高血压患者，每年新增高血压病例达 1000 万。高血压是一个综合征，不但影响心血管系统，还与全身各大系统相互联系、相互影响，这给高血压治疗及控制增加了难度。研究发现有些高血压患者病因明确（称继发性高血压），有些与某些生理病理情况并存（如妊娠高血压、难治性高血压、老年高血压等等），有些有心律失常、心力衰竭、肾功能损害等合并症，以上这类高血压习惯上称为特殊类型高血压，其诊断思路、治疗方案与一般原发性高血压有所不同，也是高血压治疗的难点和重点。

本书主要关注特殊类型高血压的规范诊治思路。重点介绍围术期高血压、继发性高血压、难治性高血压、老年高血压、女性不同时期的高血压，以及存在冠心病、心律失常、心力衰竭、动脉病变、血脂异常、糖尿病、肾功能损害、左心室肥厚、免疫系统疾病、阻塞性睡眠呼吸暂停综合征、脑血管病和同型半胱氨酸增高等不同合并症的高血压。重点探讨这些不同临床状况的病因机制、病理生理改变、诊治思路、特殊的用药原则，以及在国际和国内高血压指南中对这些特定临床情况的相关说明。本书内容丰富实用，是临床一线医师的良好参考书；参编者均为多年工作在高血压及心血管疾病诊治临床一线的专家，有丰富的临床经验，同时在编写中追踪引用了一些高血压防治领域的最新科研成果，力图使本书能全面系统地反映特殊类型高血压研究的最新成就。

我衷心向各位同道推荐本书，相信它一定能为我国高血压防治做出贡献。

吴兆苏
2016 年 11 月 20 日

前　言

永不休止的前行，是科学最大的属性，对临床医学，对于高血压病的认知也都遵循这一颠扑不破的真理。

高血压是威胁人类健康的最常见的慢病之一，是导致人类十大死亡危险因素之首。高血压作为人类健康与生命的"头号杀手"，其不仅发病率高，而且致残率和致死率长期居高不下。全球国家虽已花费了大量的人力与物力，去探索、去研究、去征服，但至今收效有限，高血压病的控制率远未达标，不尽如人意。中国是世界人口大国，并已步入老龄社会，进而成为高血压病的重灾区。当今中国约有 3 亿高血压患者，并以每年 1000 万新病例的速度迅猛增长。高血压病不但直接损害着心血管系统，并与全身各系统相互作用与影响，间接损害着体内相关器官或组织，这使高血压的危害更为广泛和严重，也给高血压的治疗与有效控制增加了难度。

根据本人多年来对高血压病诊治的观察、体会与经验，又根据不同高血压病发病人群的特征、发病机制的多样性，再结合靶器官在其发病中受累情况的多态性和程度各异等，我与我的同事提出了特殊类型高血压的概念，其包括女性高血压、围术期高血压、老年高血压及高血压合并睡眠呼吸暂停综合征（OSAS）等。该概念的提出，是以高血压临床诊治的实际需求为基础，以另一种全新的视角去审视和探索高血压。

这种高血压新的分类法，即把高血压分成一般类型和特殊类型两种，与传统的原发性和继发性高血压的分类法并不矛盾，而是两者既有平行，又有交叉，并能起到互补作用。特殊类型高血压概念的提出旨在为不同临床特征的高血压患者进一步进行更为细微的分类，进而使其能得到临床更加个体化的诊断和更特异而有效的治疗。

依据这一理念，本书从高血压发病的人群特征、治疗的各自特点、高血压造成患者机体损害等为切入点，对病因不同、发病机制各异、病理生理改变呈多样性的各种高血压患者进行进一步的分类，全书内容分为两篇，第一篇为特殊类型高血压总论，第二篇为特殊类型高血压各论，这一定会使患者得到更精准的诊断与最适宜的治疗。应当强调本书对各种特殊类型高血压病的诊治意见完全遵循着最新国内外高血压指南中的观点和意见，使本书阐述的观点既不失前沿性，又能起到规范化诊治作用。纵览全书，其内容丰富、翔实而实用，凸显出各位编者与专家对高血压诊治的扎实功底与丰富的临床经验，我相信，本书一定会成为临床一线医师的良师益友，成为高血压病临床诊治的重要参考书。

科学在不断前行，对高血压的认识与探讨也在日趋深入，而在这个漫长的历程中，特殊类型高血压概念的提出与阐述，仅仅是无边瀚海之中的一朵浪花。既然航船已经起锚，风帆已扬起，我们便将要在这一领域进行更加深入的理论和实践的总结与研究，使这一概念不断被充实和推进。在此敬请各位前辈、专家与同道不吝赐教，给予指点。

本书在编写过程中有幸得到相关很多专家与学者的关心与鼎力支持，并有幸得到北京大学医学科学出版基金的诚挚帮扶，并经过全体编委夜以继日的辛勤笔耕，才使本书能如愿以偿地面世，在此致以真挚的拜谢。此外还要感谢中国心脏健康教育联盟主席郭继鸿教授、中国高血压联盟主席吴兆苏教授为本书撰写的精彩序言，使本书蓬荜生辉。

陈琦玲
2017 年 1 月 20 日

目　录

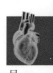

目录

5. 确诊难治性高血压，建议由高血压专家来筛查患者是否存在继发性高血压和靶器官损害，进而确立未来的治疗策略。应根据患者临床情况、可获得的检查技术以及高血压专家的经验来选择筛查继发性高血压和潜在诱因的方法，而不需要对所有高血压患者均进行继发性高血压筛查。

6. 对于年龄＜80岁的患者，无继发因素，推荐给予四联降压药物治疗，若无确定的禁忌证应包括一线药物螺内酯（12.5～25 mg/d）。应监测血钾和肌酐水平。结合临床情况，β受体阻滞剂也可以作为首选药物。若存在螺内酯使用的禁忌证或使用螺内酯后无反应时，或出现了不良反应，建议给予β受体阻滞剂、α受体阻滞剂或中枢性降压药物。

7. 去肾交感神经术（RDN）治疗，目前仍在评估高血压治疗的效果，因此建议尽量在高血压专科门诊中由多学科专家小组讨论后再决定是否应用这种技术。

值得一提的是，在高血压的治疗中，常常忽略精神因素对血压的作用，在对我院住院的479例高血压患者进行焦虑抑郁测定后表明，不同程度（轻、中、重）的焦虑患者占44.66％，抑郁患者占47.21％[3]，因此，关注高血压患者的心理问题是高血压治疗中不能忽略的问题。

有效控制高血压，特别对特殊类型高血压的控制，是提高我国高血压的治疗率、控制率的关键，有着特殊的意义和重要性。

（陈琦玲）

参考文献

[1] Wang. Prevalence, Awareness, Treatment, and Control of Hypertension in China: Results From a National Survey. American Journal of Hypertension, 2014, 27 (11): 1355-1361.

[2] T Denolle. Management of resistant hypertension. Journal of Human Hypertension, 2016: 1-7.

[3] 李晓、陈琦玲. 高血压合并抑郁和焦虑的临床分析. 中国医药, 2016, 11 (2): 181-184.

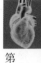

第二章 继发性高血压的诊断思路和处理原则

第一节 概 述

继发性高血压是指由某些确定的疾病或病因引起的血压升高。一般认为，在高血压患者中，90%～95%以上是原发性高血压。但随着医学诊断技术的发展，继发性高血压的检出率较以往显著提高。以原发性醛固酮增多症为例，近年来不同研究报道检出率在10%左右。而继发性高血压的检出，意味着患者可以接受病因治疗而达到治愈的目的，因此在临床高血压的诊治中要时刻考虑到继发性高血压的评估[1]。

继发性高血压的病因多种多样，常见病因如图2-1所示，包括肾性、血管性、内分泌相关性、睡眠呼吸暂停综合征、药物、精神因素等等。

凡导致心率增快、心肌收缩力增强、水钠潴留或外周血管收缩的因素，均可导致继发性血压升高，如分泌升高血压的物质（醛固酮、肾素、糖皮质激素、甲状腺素等）、增加外周阻力（主动脉缩窄、大动脉炎等）、导致水钠潴留（肾性高血压、甲状腺功能减退、服用甘草）等。大多数继发性高血压发病以一种机制为主，其他机制协同作用。

广义上讲，所有高血压患者在初诊时都要经过诊断性评估过程[1]，其中就包括继发性高血压的评估。评估的手段包括简单的病史询问、查体、生化检查等等。而对于高度可疑者，需根据患者的临床特点给予更有针对性的检查。在临床工作中有以下表现的高血压患者应高度可疑继发性高血压，需进行相应的特殊检查：①发病年龄<30岁且无高血压家族史或发病年龄>50岁；②初发重度高血压或坚持服药情况下控制良好的血压突然难以控制；③难治性高血压，需要使用三种或以上降压药物；④不合理的症状，如血压波动大、发作性高血压、血压升高伴视物模糊、水肿、喘憋等；⑤不合理的体征，如双上肢血压不对称、体检闻及血管杂音；⑥异常的实验室检查结果，如未服用或服用小剂量利尿剂即出现明显低血钾、蛋白尿、血肌酐升高等。

继发性高血压总的处理原则是首选病因治疗，即原发病的治疗。降压药物治疗为病因治疗的辅助措施，或用于不能病因治疗，患者不接受病因治疗或原发病治疗后血压仍未满意控制时。

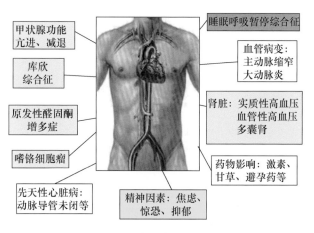

甲状腺功能亢进、减退

库欣综合征

原发性醛固酮增多症

嗜铬细胞瘤

先天性心脏病：动脉导管未闭等

睡眠呼吸暂停综合征

血管病变：主动脉缩窄大动脉炎

肾脏：实质性高血压血管性高血压多囊肾

药物影响：激素、甘草、避孕药等

精神因素：焦虑、惊恐、抑郁

图 2-1 继发性高血压的病因

第二节 原发性醛固酮增多症

一、病因及发病机制

原发性醛固酮增多症（简称原醛）是由于体内醛固酮分泌过多，导致水钠潴留、血容量增多而引起血压升高的疾病，是继发性高血压最常见的原因之一。原醛最常见的病因是肾上腺腺瘤，其次是单侧或双侧肾上腺增生，少见原因为肾上腺癌和糖皮质激素可调节性醛固酮增多症（GRA）。异位醛固酮增多症可发生于肾或卵巢的恶性肿瘤，甚为罕见[2]。

二、临床表现

高血压是原醛最主要和最早出现的症状，血压呈轻、中、重度升高，常伴心率快、夜尿多、乏力，对一般降压药物反应欠佳。有下列特点的高血压患者应考虑原醛的可能，需进行原醛的筛查：高血压伴有持续性或利尿剂引起的低血钾；高血压伴有肾上腺瘤；早发高血压或脑血管意外家族史（＜40岁）；原醛症患者患高血压的一级亲属。

三、筛查

醛固酮自主分泌增多是原醛最核心的发病机制，增多的血浆醛固酮水平负反馈抑制肾素-血管紧张素-醛固酮系统（renin-angiotensin-aldosterone system，RAAS），使得血浆肾素水平降低，高醛固酮、低肾素是突出的生化特征。因此血浆醛固酮与肾素比值（aldosterone renin ratio，ARR）近年来被国内外指南和共识推荐为筛查原醛的首要指标。由于血浆醛固酮及肾素活性受许多降压药物影响，在筛查之前通常需要考虑患者当时使用的药物对肾素活性及醛固酮分泌的影响。不同种类降压药物的影响见表2-1。

ARR测定前药物调整的具体原则为：如果患者血压水平允许最好停用正在使用的降压药物。一般而言，β受体阻滞剂、ACEI、ARB、二氢吡啶类钙通道阻滞剂和可乐定等停用2周以上，

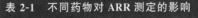

表 2-1 不同药物对 ARR 测定的影响

因素	对醛固酮的影响	对肾素的影响	对 ARR 的影响
β 受体阻滞剂	↓	↓↓	↑（假阳性）
中枢 α₂ 激动剂	↓	↓↓	↑（假阳性）
NSAIDs	↓	↓↓	↑（假阳性）
排钾利尿剂	→↑	↑↑	↓（假阴性）
保钾利尿剂	↑	↑↑	↓（假阴性）
ACEI	↓	↑↑	↓（假阴性）
ARB	↓	↑↑	↓（假阴性）
二氢吡啶类钙通道阻滞剂	→↓	↑	↓（假阴性）

NSAIDs：非甾体消炎药；ACEI：血管紧张素转化酶抑制剂；ARB：血管紧张素受体拮抗剂

利尿剂停用4周以上。醛固酮受体拮抗剂如螺内酯、依普立酮等，需停用6周以上。如果患者不宜停药，则需换用对RAAS影响较小的药物。目前常用的药物有非二氢吡啶类钙通道阻滞剂（如缓释维拉帕米，地尔硫䓬）及α₁受体拮抗剂（如特拉唑嗪、多沙唑嗪等）。低钾可抑制醛固酮分泌，从而使ARR降低，引起假阴性可能。所以在测定血浆肾素活性与醛固酮水平之前需纠正低血钾。

四、诊断

（1）原醛的确定诊断：筛查阳性的患者应进行确诊试验，包括卡托普利抑制试验、口服钠负荷试验、静脉生理盐水试验及氟氢可的松抑制试验等，目前临床中常用的是卡托普利抑制试验。

临床中可将卧立位醛固酮测定联合卡托普利试验一同进行：患者平卧至少4 h，测定卧位肾素活性及醛固酮水平，而后立位活动2 h，测定立位肾素活性及醛固酮水平。立位采血后口服卡托普利50 mg，继续立位2 h，采血测定肾素活性及醛固酮水平。原发性高血压及肾上腺增生患者立位时肾血流减少，激活RAAS，醛固酮分泌增

多，服用卡托普利后醛固酮分泌明显受到抑制达30%以上。原醛患者醛固酮自主分泌增多，其分泌不受体位及药物的影响，即立位后醛固酮水平无明显改变或轻度减少，服用卡托普利后醛固酮分泌不受抑制或减少不到30%。

在有条件的医院，住院患者可以进行静脉输注盐水负荷试验。在2～4 h内静脉输注等渗盐水2000 ml，输液前后分别测定醛固酮和皮质醇，原发性高血压患者细胞外液容量扩张可抑制醛固酮分泌，而原醛患者则不受抑制。需要注意的是，该试验仅适用于无明显低钾血症，而临床高度怀疑原醛的患者。

（2）原醛的定位诊断：确诊为原醛的患者在治疗前还要进行病因及定位诊断，包括双侧肾上腺的影像学检查、分侧静脉取血等。

肾上腺CT是首选的无创性定位方法，增强CT可诊断直径7 mm以上的肿瘤。MRI并不优于CT，尤其是较小的醛固酮瘤诊断阳性率低于CT，故临床中不作为首选。

分肾静脉取血测定醛固酮和皮质醇，用于CT或MRI无法确认或识别，而生化指标又高度提示肾上腺腺瘤时使用。患侧醛固酮水平显著升高，对侧与周围血循环醛固酮水平相仿时考虑单侧腺瘤。本方法也可作为原醛手术前诊断使用。

（3）原醛的诊断流程：简而言之，原醛的诊断分三步，筛查、确诊和定位，如图2-2所示：

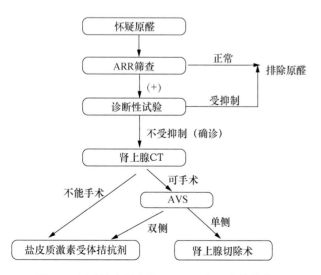

图 2-2 原醛的诊断流程。AVS：肾上腺静脉取血

五、鉴别诊断

（1）服用利尿剂的原发性高血压：停用利尿剂后复查血钾，必要时行血浆醛固酮水平和肾素活性测定。

（2）继发性醛固酮增多症：如肾血管性高血压、肾素瘤等，由于肾素水平增高，继发醛固酮分泌增多。

（3）Liddle综合征：先天性肾小管钠吸收增多，钾排泄增多，导致高血压合并低血钾，但血浆肾素和醛固酮水平正常或偏低，是常染色体显性遗传性疾病，氨苯蝶啶治疗有效。

（4）先天性肾上腺皮质增生：由于11β或17α-羟化酶缺乏，在肾上腺类固醇合成过程中，去氧皮质酮生成增多，具有强的盐皮质激素作用，导致高血压合并低血钾。同时有雄激素合成障碍及性腺发育异常，表现为原发闭经或假两性畸形等。

六、处理原则

（1）手术：手术切除肾上腺腺瘤和肾上腺癌；原发性肾上腺增生可行肾上腺部分切除；部分患者不适合或不耐受开腹手术者可考虑肾上腺化学消融介入治疗。原醛术前需服用螺内酯准备，120～360 mg/d，直至血压和血钾恢复正常。部分患者术后降压药物可以减量，但无法完全停用，常见于年龄大、术前高血压病程长或已合并靶器官损害者。

（2）药物治疗：适用于手术禁忌、肾上腺皮质增生、手术后复发或不愿意接受手术治疗的患者，可应用螺内酯40～80 mg/d或依普利酮治疗，后者副作用较少。长期服用螺内酯，如果出现乳腺发育、疼痛副作用，可改用氨苯蝶啶、阿米洛利治疗，钙通道阻滞剂或血管紧张素转化酶抑制剂、血管紧张素Ⅱ受体拮抗剂也可以服用。如为糖皮质激素可抑制性醛固酮增多症，可应用地塞米松或泼尼松。

第三节 肾动脉狭窄

一、病因及发病机制

肾血管性高血压（renal vascular hypertension）是单侧或双侧肾动脉主干或分支狭窄，导致肾缺血，激活肾素-血管紧张素-醛固酮系统，使外周血管收缩、水钠潴留引起的高血压。肾动脉狭窄的常见病因有动脉粥样硬化、肾动脉纤维肌性发育不良和大动脉炎，前者主要见于老年人，后两者主要见于青年人，尤其是女性。病因鉴别诊断见表2-2。

二、临床表现

1. 肾血管性高血压的临床提示点

35岁以前发病或50岁以上发病；血压正常者（特别是年轻女性）在发生高血压后病情迅速进展，降压药疗效差或原有高血压的中老年人血压短期内迅速恶化，以舒张压升高明显；四肢血压不对称或无脉症；腹部/颈部血管杂音；血管紧张素转化酶抑制剂（ACEI）或血管紧张素Ⅱ受体拮抗剂（ARB）降压幅度非常大或诱发急性肾功能不全；与左心功能不匹配的发作性肺水肿。

2. 缺血性肾病的表现

肾功能常表现为缓慢进行性减退，由于肾小管对缺血更敏感，故早期先出现夜尿增多、尿比重降低等远端小管受损的表现，而后肾小球功能减退，血清肌酐升高。尿常规改变轻微，可以有轻度蛋白尿和少量红细胞。后期患侧肾显著缩小，导致两侧肾大小不等。

三、检查手段

1. 实验室检查

肾素活性显著升高，服用卡托普利后增高明显、尿蛋白弱阳性或血肌酐轻度升高；血钾轻度降低。

2. 辅助检查

肾B超测定双肾大小；肾血管B超观察肾动脉主干及其分支的血流变化，间接提供肾动脉狭窄信息，但检查结果受检查者经验、患者体型和肠胀气的因素影响较大，结果准确性欠佳。

肾动脉CT/MRA：肾动脉螺旋CT血管成像能清楚显示肾动脉及肾实质影像，对诊断肾动脉狭窄的敏感性和特异性均高，但常常高估狭窄程度。同时，由于含碘造影剂对肾的影响，血清肌酐轻度升高者需水化后检查，肌酐＞221 μmol/L时应慎用。造影剂增强磁共振血管成像（MRA）对肾动脉主干狭窄特异性和敏感性高，但由于存在运动伪影等，对分支的狭窄不敏感，不适合纤维肌性发育不良的诊断。

卡托普利肾显像：单纯肾核素检查意义不大，阳性率低。卡托普利肾显像，又称开博通肾图，在服用卡托普利25～50 mg前后进行肾显像，与健侧相比，肾动脉狭窄侧对核素摄入减少，排泄延缓。

肾动脉造影：上述无创检查手段无法明确诊断时，可考虑经皮插管做主动脉-肾动脉造影及选择性肾动脉造影，是诊断肾动脉狭窄的"金标准"。同样，肾功能不全者慎用碘造影剂。

分肾静脉取血测定肾素活性：分别插管至两侧肾静脉，取血测肾素活性，如果差别很大则提示单侧狭窄。

表2-2 常见肾血管性高血压的鉴别

	大动脉炎	纤维肌性发育不良	动脉粥样硬化
性别	女性多	女性多	男性多
年龄	年轻	年轻	年老
病程	短	短	长
病史	风湿、结核	家族史	心脑血管疾病
影像	主动脉及不对称的分支病变	中等动脉及不对称的分支病变	主动脉及对称的分支病变

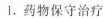

四、处理原则

1. 药物保守治疗

药物治疗不能阻止肾动脉狭窄的进展，仅起到帮助控制血压的作用。

（1）ACEI 或 ARB：单侧肾动脉狭窄呈高肾素水平者首选，但可能导致患肾功能损害，必须从小剂量开始，逐渐增加剂量，以免血压下降过快过低。服药 1～2 周复查血钾和血肌酐水平，血钾显著升高，或血肌酐较基线升高 30% 以上需要减量或停药。对于双侧或单功能肾的肾动脉狭窄患者，可能诱发急性肾功能不全，禁用此类药物。

（2）钙通道阻滞剂和 β 受体阻滞剂：对于禁用 ACEI 或 ARB 的患者是较安全有效的降压药物。

（3）其他药物：α 受体阻滞剂、非特异性血管扩张剂及中枢性降压药也可考虑适当合用。

2. 肾动脉血运重建

药物治疗阶段要定期测量肾体积及分肾功能，如患肾出现萎缩趋势或肾功能明显下降，则有血运重建的指征。

在行经皮肾动脉介入重建血运之前，评估肾动脉狭窄与临床症状之间是否存在因果关系非常重要。因此，在明确有血流动力学异常的肾动脉狭窄（血管狭窄≥70%，跨狭窄收缩压差＞20 mmHg）外，还需要伴有以下 1 项以上的临床情况，才考虑行介入治疗：①顽固性高血压，药物治疗效果差或血压居高不降；②突发或进行性肾功能恶化，无法用其他原因解释；③短期内患侧肾出现萎缩；④使用降压药，尤其是应用 ACEI 或 ARB 类药物后肾功能出现恶化；⑤伴有不稳定型心绞痛；⑥反复发作的急性肺水肿与左心室收缩功能不匹配。

当患者有下列情况时不建议进行介入治疗：

①患侧肾已明显萎缩，长径＜7.0 cm；②患者已有明确的对比剂过敏史或胆固醇栓塞病史；③伴随严重疾病，预期寿命有限或无法耐受经皮介入治疗；④病变肾动脉的解剖结构不适合经皮介入治疗。

肾动脉血运重建术包括单纯球囊扩张、支架置入术和外科手术。选用哪种方式取决于肾动脉狭窄的病因，如纤维肌性发育不良可单纯球囊扩张，而动脉粥样硬化性病变首选经皮肾动脉支架置入术（PTRA）。大动脉炎患者在介入治疗前必须判断炎症活动状态，经免疫抑制治疗病变静止后才可考虑介入治疗。有 PTRA 禁忌证或置入失败或有解剖学异常必须纠正者，可选择外科手术。

第四节　大动脉炎

一、病因及发病机制

大动脉炎是指累及主动脉及其主要分支的慢性非特异性炎症引起的不同部位狭窄或闭塞，出现相应部位缺血的表现。大动脉炎曾被称为无脉症、主动脉弓综合征、高安病等，其病因未明，多认为与遗传因素、内分泌异常、感染后机体的免疫反应有关[3]。

二、临床表现

大动脉炎起病时可以有乏力、低热、食欲不振、多汗、体重下降等非特异性的全身症状，以及血管狭窄或闭塞导致的组织和器官缺血的表现。根据受累动脉的不同，分为头臂动脉型（主动脉弓综合征）、胸腹主动脉型、广泛型、肺动脉型和其他型，可累及冠状动脉、肠系膜上动脉等。当胸腹主动脉型累及肾动脉开口时，常常合并高血压。

三、检查手段

（1）实验室检查：大动脉炎起病初期可有炎症活动的一系列表现，如红细胞沉降率（血沉）加快、C 反应蛋白升高、抗"O"增高、白细胞增高、球蛋白增高等。大动脉炎并没有特异性的免疫标志物，抗内皮细胞抗体（AECA）及抗主动脉抗体阳性对诊断有一定的帮助。

（2）辅助检查：一系列影像学检查有助于确定血管病变的部位和程度，包括血管彩色多普勒超声、CT 血管造影（CTA）、磁共振血管造影（MRA）、数字剪影血管造影（DSA）等。

四、诊断

（1）临床诊断：40 岁以下女性，具有下列表现 1 项以上者，应怀疑本病：①单侧或双侧肢体出现缺血症状；②脑动脉缺血症状，表现为单侧或双侧颈动脉搏动减弱或消失，以及颈部血管杂音；③近期出现的高血压或顽固性高血压。伴有上腹部Ⅱ级以上高调血管杂音；④不明原因低热，闻及背部脊柱两侧或胸骨旁、脐旁等部位或肾区的血管杂音，脉搏有异常改变者；⑤无脉及有眼底病变者。

（2）目前大动脉炎的诊断仍沿用 1990 年美国风湿病学会的分类标准，包括：①发病年龄≤40 岁；②肢体间歇性跛行；③一侧或双侧肱动脉搏动减弱；④双上肢收缩压差＞10 mmHg；⑤一侧或双侧锁骨下动脉或腹主动脉区闻及血管杂音；⑥动脉造影异常。符合 6 条中的 3 条可以诊断本病，同时需除外先天性主动脉狭窄、肾动脉纤维肌性发育不良、动脉粥样硬化、血栓闭塞性脉管炎等。

五、鉴别诊断

大动脉炎主要与以下疾病鉴别：

（1）先天性主动脉缩窄：多见于男性，血管杂音位置较高，限于心前区及背部，全身无炎症活动表现，胸主动脉造影见特定部位狭窄。

（2）动脉粥样硬化：常在 50 岁后发病，伴

动脉硬化的其他临床表现，血管造影有助于鉴别。

（3）肾动脉纤维肌性发育不良：多见于女性，肾动脉造影显示其远端 2/3 及分支狭窄，无大动脉炎的表现，病理检查显示血管壁中层发育不良。

（4）血栓闭塞性脉管炎（Buerger 病）：好发于有吸烟史的年轻男性，为周围血管慢性闭塞性炎症。主要累及四肢中小动脉和静脉，下肢较常见。表现为肢体缺血、剧痛、间歇性跛行，足背动脉搏动减弱或消失。与大动脉炎鉴别一般并不困难。

（5）白塞病：可以出现主动脉瓣及其他大血管的病变，但白塞病常有口腔溃疡、外阴溃疡、葡萄膜炎、结节红斑等，针刺反应阳性。

（6）结节性多动脉炎：主要累及内脏中小动脉，与大动脉炎表现不同。

六、处理原则

（1）如合并感染，应积极控制感染。

（2）大动脉炎活动期可使用糖皮质激素，泼尼松 1 mg/（kg·d），病情好转后递减，直至病情稳定后每日 5～10 mg 维持。单用糖皮质激素疗效不佳者可联合使用免疫抑制剂，如甲氨蝶呤、环磷酰胺、硫唑嘌呤、雷公藤等。

（3）静止期因重要血管狭窄导致器官供血不足可考虑手术治疗，包括内科介入治疗或外科手术治疗。

（4）合并高血压者可对症服用降压药物。肾血管性高血压的处理原则见本章第三节"肾动脉狭窄"部分。

第五节　嗜铬细胞瘤

一、病因及发病机制

嗜铬细胞瘤为起源于神经外胚层嗜铬组织分泌儿茶酚胺的肿瘤。根据肿瘤组织起源部位，约 80%～90% 起源于肾上腺髓质，称为肾上腺嗜铬

细胞瘤；也可起源于肾上腺外交感或迷走神经节细胞，称为副神经节瘤，亦称肾上腺外嗜铬细胞瘤。肾上腺髓质或副神经节瘤可间歇或持续分泌过多的肾上腺素和去甲肾上腺素，出现阵发性或持续性血压升高。嗜铬细胞瘤约 90% 为良性，有

远处转移者定义为恶性嗜铬细胞瘤[4]。

二、临床特点

临床表现与儿茶酚胺分泌有关，最典型的表现为阵发性血压升高伴心动过速、头痛、出汗、面色苍白。发作性头痛、心悸、出汗被称为"嗜铬细胞瘤三联征"。

按照儿茶酚胺分泌的方式和种类不同，高血压可为阵发性，也可为持续性，部分患者可出现发作性低血压。阵发性高血压的诱发因素包括情绪激动、体位变动、压迫腹部、大小便、创伤等。发作时间一般为数分钟，也可达数小时。发作性低血压的原因多由肿瘤出血坏死导致儿茶酚胺分泌锐减所致。大量儿茶酚胺引起外周血管强烈收缩，微血管缺血坏死，管壁通透性增高，血浆外渗，使得有效循环血量降低，亦可导致血压降低。大量儿茶酚胺可引起心肌坏死，诱发严重的心律失常、心力衰竭甚至心肌梗死，诱发心源性休克，称为"儿茶酚胺性心肌病"。

三、检查手段

嗜铬细胞瘤定性诊断主要依靠实验室检查证实血或尿儿茶酚胺水平及其代谢产物的增高。血儿茶酚胺水平测定受多种病理生理因素和药物的影响，存在假阳性，尿儿茶酚胺测定的准确性更高。血3-甲氧基肾上腺素（MN）和甲氧基去甲肾上腺素（NMN）是儿茶酚胺在嗜铬细胞内的代谢产物，其释放不呈间歇性，检测灵敏度和特异性高于儿茶酚胺测定[5]。3-甲氧基-4羟扁桃酸（VMA）是儿茶酚胺的终产物，对持续高血压及阵发性高血压的发作具有重要的诊断意义。

嗜铬细胞瘤发作间期可行激发试验，包括冷加压试验、胰高糖素试验、组胺试验等，由于存在一定的危险性，目前较少使用。发作性高血压在发作时可行酚妥拉明阻滞试验。血压高于160/90 mmHg时静脉注射酚妥拉明5 mg，于注射后3 min内每30 s测定一次血压，而后1~2 min测定一次血压，共15~30 min。如果注射2 min内血压迅速降低>35/25 mmHg，则支持嗜铬细胞瘤诊断。

定位诊断：当临床表现和生化指标高度提示嗜铬细胞瘤时，应进一步进行影像学检查明确肿瘤的定位。首先进行肾上腺超声检查，简便低价，但敏感性和特异性低，可发现直径较大的肿瘤。增强CT在没有禁忌证者是首选的定位诊断方法。MRI对于明确与周围血管的关系有优势。可疑肾上腺外嗜铬细胞瘤患者，同位素碘代苄胍（^{131}I-MIBG）是首选的检查方法。

四、处理原则

手术治疗为首选。为避免麻醉、术中挤压和切除肿瘤时诱发高血压危象，术前2周应常规应用α受体阻滞剂准备，常用非选择性α受体阻滞剂酚苄明或选择性α$_1$受体阻滞剂多沙唑嗪、特拉唑嗪等。患者如合并心动过速，必须在应用α受体阻滞剂后应用β受体阻滞剂，不可单独应用β受体阻滞剂，以免导致α受体过度兴奋，诱发高血压危象。手术切除瘤体后，由于儿茶酚胺水平急剧下降，血管床扩张，血容量锐减，常导致低血压发生，因此术前应充分扩容，术后停用α受体阻滞剂。

对于不能完全切除或术后复发或有远处转移的恶性嗜铬细胞瘤，需长期服用α受体阻滞剂控制血压。血压控制不满意者，可以合并应用钙通道阻滞剂或ACEI、ARB类药物。

当然，继发性高血压绝不仅仅限于上述几种疾病，病因类型繁多，临床表现多样，涉及多个学科，在实际临床工作中，仔细分析患者的症状、体征，认真搜寻蛛丝马迹，进而进行深入的实验室和辅助检查才能最大程度地避免误诊、漏诊，给予患者最终正确的诊断和恰当的治疗。

（王鸿懿）

参考文献

[1] 中国高血压防治指南修订委员会. 中国高血压防治指南. 中华高血压杂志，2011，19（8）：701-743.

[2] William F Y，Victor M M，John W F，et al. Case Detection，Diagnosis，and Treatment of Patients

with Primary Aldosteronism: An Endocrine Society Clinical Practice Guideline. J. Clin. Endocrinol. Metab, 2008, 93: 3266-3281.

[3] 中华医学会风湿病学分会. 大动脉炎诊断及治疗指南. 中华风湿病学杂志. 2011, 15 (2): 119-120.

[4] Lenders JW, Duh QY, Eisenhofer G, et al. Pheo- chromocytoma and paraganglioma: an endocrine socie- ty clinical practice guideline. J Clin Endocrinol Metab, 2014, 99 (6): 1915-1942.

[5] 赵海鹰, 王浩, 崔淑娴, 等. 血浆游离 3 甲氧基和 3 甲氧基肾上腺素在嗜铬细胞瘤诊断中的意义. 中华高血压杂志, 2013, 21 (11): 1057-1060.

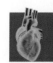

第三章　特殊类型高血压的药物治疗

第一节　高血压合并慢性阻塞性肺疾病、哮喘时，β受体阻滞剂能用吗？

哮喘、慢性阻塞性肺疾病（chronic obstructive pulmonary disorder，COPD）是呼吸系统的常见疾病，而高血压、冠心病、心力衰竭则是心血管系统的主要疾病。临床上，这两组疾病常常合并存在。其中，β受体阻滞剂是大多数心血管疾病治疗中推荐使用的一类药物。

β受体包括β_1、β_2、β_3三种亚型，与呼吸系统相关的主要为β_2受体，存在于支气管平滑肌，激动后可引起气管舒张。β受体阻滞剂通常分为选择性和非选择性；其中非选择性β受体阻滞剂对β_1和β_2受体具有相同的亲和力，可导致支气管痉挛或加重肺功能损害；而不同的选择性β受体阻滞剂对β_1、β_2受体的选择性不同。有文献报道，美托洛尔对β_1受体的选择性是β_2受体的75倍，比索洛尔对β_1受体的选择性是β_2受体的120倍，卡维地洛对β_1受体的选择性是β_2受体的7倍，是α受体的$2\sim3$倍。

近年来，越来越多的证据表明，心脏选择性β受体阻滞剂在合并COPD的患者中没有明显的不良反应，且安全性得到证实。目前认为，COPD不是β受体阻滞剂的禁忌证。研究发现，使用心脏选择性β受体阻滞剂治疗COPD和肺源性心脏病可降低死亡率，提高患者生活质量。2011年COCHRAN数据库发表了心脏选择性β受体阻滞剂对COPD患者呼吸功能影响的临床研究分析结果。该研究入选了1966—2011年心脏选择性β受体阻滞剂对肺功能和呼吸道症状影响的22项随机双盲对照研究。meta分析结果显示，心脏选择性β受体阻滞剂不影响COPD患者的肺功能和呼吸道症状，也不影响β_2受体阻滞剂的反应性，提示心脏选择性β受体阻滞剂不影响COPD患者的气道功能，也不加重COPD。一项观察性队列研究入选≥45岁的COPD患者2230例，其中约66.3%合并高血压等心血管疾病，结果显示，β受体阻滞剂较非β受体阻滞剂组能减少COPD病情恶化。另一项回顾性队列研究指出，合并冠心病、心力衰竭及高血压的COPD急性发作的住院患者，使用选择性β_1受体阻滞剂是安全的。其他国内外许多研究提示，β受体阻滞剂可显著改善合并心力衰竭的COPD患者的症状和生存率。目前尚无证据表明选择性与非选择性β受体阻滞剂之间对于合并COPD的高血压患者治疗效果是否有差异。

2008年欧洲心力衰竭诊治指南指出，选择性β受体阻滞剂可应用于伴有肺部疾病的心力衰竭患者。2009年中国《β肾上腺素能受体阻滞剂在心血管疾病应用专家共识》中认为：β受体阻滞剂可导致危及生命的气道阻力增加，故禁用于哮喘或支气管痉挛性COPD，但对某些COPD患者而言，使用β受体阻滞剂并非禁忌证，除非有严重的反应性气道疾病。多源性房性心动过速多合并有严重的COPD，此种情况β受体阻滞剂不但无效而且属禁忌。《慢性阻塞性肺疾病诊断、处理和预防全球策略（2011年修订版）介绍》指出：COPD患者合并心血管疾病的治疗中应按照各自指南进行治疗，如果β_1受体阻滞剂有应用指征，其有益的一面高于治疗带来的潜在风险，即使重症COPD患者也可应用。《2015年中国台湾地区高血压管理指南介绍》中也指出，合并 COPD 并非禁忌证[1]。

一直以来，β 受体阻滞剂禁用于支气管哮喘。但是，近年已有 meta 分析和相关文献提示，对于具有应用 β 受体阻滞剂适应证且合并支气管哮喘的患者，尽量选择高选择性 β₁ 受体阻滞剂并应用尽可能小的剂量，是保证患者安全的有力措施。尽管如此，建议在合并支气管哮喘的患者中仍需谨慎使用 β 受体阻滞剂。

第二节　高血压合并前列腺疾病时，α 受体阻滞剂应用的注意事项

良性前列腺增生（benign prostatic hyperplasia，BPH）与原发性高血压均是中老年人群常见病。研究发现，高血压是 BPH 发生和进展的独立危险因素之一，血管内皮功能失调被认为是 BPH 和高血压的共同发病机制之一，长期高血压尤其是高舒张压状态能够促进 BPH 的发生及临床进展。BPH 与原发性高血压之间的相关性主要通过肾素-血管紧张素系统（RAS）及交感神经系统发挥作用，RAS 和交感神经系统在高血压及 BPH 的发生、发展过程中均具有重要作用。α₁ 受体广泛分布在前列腺、尿道和膀胱颈中。当 BPH 患者合并原发性高血压时，其体内的交感神经系统被充分激活，从而导致前列腺、尿道和膀胱颈平滑肌细胞收缩和肥大，临床表现为下尿路症状和梗阻症状更加严重。

相关研究已提示，多沙唑嗪与特拉唑嗪等作为 α₁ 受体阻滞剂，拮抗 α 受体介导的血管阻力增加，这类药物能松弛平滑肌，不仅能起到降压的作用，还能抑制去甲肾上腺素引起的前列腺组织痉挛，减轻前列腺肥大患者排尿困难的症状。此类药物通过选择性阻断交感神经末梢的突触后 α₁ 受体发挥作用，对突触前 α₂ 受体无作用，一般不会引起反射性心动过速以及肾素分泌增加，对心率及心输出量均无明显影响。其作用特点为：

①对不同年龄、性别和种族的高血压患者均有治疗作用；②降低外周阻力，增加心输出量但无反射性心动过速；③对血脂代谢有良好的改善作用；④长期用药后血浆肾素活性、肾上腺素水平、去甲肾上腺素清除率均无明显改变等。国内研究表明，多沙唑嗪、特拉唑嗪能明显改善良性前列腺增生所致的梗阻和刺激症状，提高患者的生活质量，并可辅助控制血压，具有良好的安全性和依从性，适用于伴有良性前列腺增生的轻、中度原发性高血压患者。

目前，对于伴有前列腺肥大的中老年高血压患者，常使用哌唑嗪、多沙唑嗪、特拉唑嗪等 α 受体阻滞剂进行治疗。对于合并良性前列腺增生的高血压患者也可选用，在降低血压的同时有助于缓解下尿路梗阻症状。此类药物常具有首剂效应，可致头晕、心悸、直立性低血压等，故起始治疗应从小剂量开始并逐渐加量。

《中国高血压防治指南（2010 年修订版）》中指出：α 受体阻滞剂不作为一般高血压治疗的首选药，适用于高血压伴前列腺增生患者，也用于难治性高血压患者的治疗。开始给药应在入睡前，以预防直立性低血压发生，使用中注意测量坐立位血压，最好使用控释制剂，直立性低血压者禁用，心力衰竭者慎用[2]。

第三节　高血压合并慢性肾疾病时（不同时期），血管紧张素转化酶抑制剂及血管紧张素受体拮抗剂类药物的应用

慢性肾疾病（chronic kidney disease，CKD）与高血压的关系非常密切。高血压是 CKD 进展的主要危险因素，也是 CKD 患者发生脑卒中和心血管疾病的重要危险因素之一。控制高血压是

延缓 CKD 进展、降低心血管病发病、提高 CKD 患者生存率和生活质量的重要手段。大量研究表明无论肾病变合并高血压还是高血压合并肾损害，单用血管紧张素转化酶抑制剂（ACEI）或

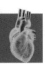
血管紧张素受体拮抗剂（ARB）都具有明显的益处。CKD患者的降压药首选ACEI/ARB，或多类药物联合应用（ACEI/ARB＋钙通道阻滞剂＋利尿剂）。

首先，ACEI或ARB是减少蛋白尿的需要。蛋白尿不仅是肾预后的最大危险因素，也是心血管事件的重要危险因素。ACEI、ARB除具有降压作用外，还能通过扩张出球小动脉降低肾小球内的压力，减轻肾小球高灌注状态，从而减少白蛋白尿。研究也发现，ARB能拮抗血管紧张素Ⅱ（Ang Ⅱ）对足细胞的损伤作用，具有减少蛋白尿和抑制肾小球硬化的作用。因此，对有蛋白尿的CKD患者，降压药物首选ACEI或ARB，而且常选择大剂量，或ACEI与ARB联合用药。其次，ACEI或ARB具有降压以外的靶器官保护作用，阻断RAS可有效减少血管病变和心血管事件的发生。RENAAL（血管紧张素拮抗剂氯沙坦减少非胰岛素依赖型糖尿病终点事件的研究）试验结果显示，氯沙坦钾显著降低2型糖尿病且有白蛋白尿患者的尿白蛋白水平。ORIENT（奥美沙坦降低糖尿病肾病患者ESRD发生率的研究）试验中，虽然奥美沙坦并未明显改善肾复合终点的发生，但尿蛋白/肌酐比值降低，能减缓eGFR的下降，且奥美沙坦有很好的耐受性。AASK（雷米普利与氨氯地平对高血压肾动脉硬化患者预后的影响）、ESPIRAL降压治疗对非糖尿病患者肾功能不全进展的作用）、AVER（氨氯地平与依那普利治疗肾衰竭的比较）的研究结果显示，RAS阻断剂治疗可显著改善肾预后，强化了RAS阻断剂在CKD患者治疗中的重要地位。另外，对于血液透析患者而言，有效降压治疗可以降低心血管事件的发病率和死亡率。血液透析患者在选用降压药物时需考虑药物是否经透析清除，长效钙通道阻滞剂（CCB）、ARB及β受体阻滞剂透析清除较少。Suzuki等针对ARB对血液透析患者心血管事件发生及死亡的影响进行了一项随机对照研究，结果表明，使用ARB治疗可以减少血液透析患者心血管事件的发生。

有关ACEI与ARB是否可以合用的问题一直存在争论。有资料表明，ARB与ACEI联合使用时不良反应的发生率会大大地增加，主要表现在停药率和肾功能恶化、高钾血症的发生率上升。Fernandez等研究显示，在延缓2型糖尿病肾病进展方面，赖诺普利与厄贝沙坦联用并不比单药使用更有效。其他研究显示，联用缬沙坦和卡托普利后，由于肾原因而降低药物剂量或永久停药更为常见。一项样本量68 405的meta分析则显示，与单药相比，联合用药可使血钾升高55％，低血压的概率上升66％，肾衰竭风险高达41％。但近年一些研究表明，ACEI和ARB联合用药比单一用药治疗有更好的肾保护作用，在《慢性肾病高血压及抗高血压药物临床实践指南》中指出，ACEI/ARB应作为CKD患者的首选降压药物，ACEI和ARB联合应用效果更佳，有关ACEI/ARB在CKD中的应用剂量，可从中等剂量开始，每4～8周增加一次，除非有不良反应。另外，老年患者在使用RAS阻断剂类药物时更易出现肾小球滤过率下降、高钾血症、低血压等不良反应；因此，老年患者在临床使用时需要特别平衡使用该类药物的利弊。

2012年有关肾病与透析患者生存质量指导的指南和2013年欧洲心脏病学会及欧洲高血压学会相关指南奠定了RAS阻断剂在伴有蛋白尿的CDK患者中的基石地位[3-4]。JNC-8中指出，合并肾病的高血压患者，降压药首选ACEI或ARB[5]。《2014年成人高血压循证管理指南》中指出：针对CKD患者的药物选择方面，在年龄≥18岁的CKD患者中，起始（或加用）降压治疗应包括ACEI或ARB，以改善肾预后[6]。《中国高血压防治指南（2010年修订版）》中指出，伴微量白蛋白尿的患者首先考虑使用ACEI或ARB，对肾有保护作用，且有改善糖、脂代谢的益处，当需要联合用药时应以ACEI或ARB为基础；对于终末期肾病的降压治疗，未透析者一般不用ACEI或ARB；ACEI或ARB两类药物联合应用对于减少白蛋白尿可能有益，但尚缺乏足够的循证依据[2]。

第四节　有出血病史的高血压患者，阿司匹林与华法林的应用及注意事项

一、有出血病史者，阿司匹林的应用及注意事项

心血管疾病多与血栓形成密切相关，阿司匹林作为经典的抗血小板药物，在心血管疾病一、二级预防中发挥着举足轻重的作用。但是，关于有出血病史的患者如何使用阿司匹林是临床中需密切关注的问题。

目前，部分研究针对出血情况，对消化性溃疡出血后继续服用阿司匹林的影响进行了探讨，结果显示，虽然消化性溃疡出血风险非显著性增高，但全因性死亡却显著减少。为进一步降低抗血小板药物相关的消化道损伤，《抗血小板药物消化道损伤的预防和治疗中国专家共识（2012更新版）》强调，在规范应用抗血小板药物的同时，应对易发生消化道损伤的高危人群进行评估和筛查，对于高危患者，可在抗血小板治疗的同时预防性使用质子泵抑制剂（PPI）以降低出血风险[7]。共识推荐的需预防性使用质子泵抑制剂的人群包括：存在消化道溃疡及并发症病史、消化道出血史、双联抗血小板治疗或联合抗凝治疗3项中的至少1项者；或存在年龄≥65岁、使用糖皮质激素、消化不良或胃食管反流病3项危险因素中的至少2项者。对于阿司匹林与质子泵抑制剂的联合应用时间，共识建议应根据患者具体情况来决定，高危患者可在抗血小板药物治疗的前6个月联合使用质子泵抑制剂，6个月后改为 H_2 受体拮抗剂（H_2RA）或间断服用质子泵抑制剂。此外，对于长期服用小剂量阿司匹林的患者，幽门螺杆菌感染是消化道出血的独立危险因素，应在长期阿司匹林治疗前检测幽门螺杆菌，阳性者应根除。在阿司匹林长期治疗的过程中，应重视随访监测和观察消化道不适和出血等不良反应，注意有无黑便或不明原因的贫血，以早期发现不良反应。简单、经济、有效的方法是对长期接受阿司匹林治疗的患者进行指导，监测粪便颜色，及时发现柏油样便，每1～3个月定期检查便隐血及血常规，若出现异常及时诊治。

由于脑出血患者通常存在缺血性卒中的危险因素，故脑出血后幸存者往往同时面临脑出血复发和缺血性卒中的高危风险。目前，高血压性脑出血患者应长期服用阿司匹林已基本达成共识，但是，是否脑出血患者均应进行抗血小板治疗始终存在着争论。部分学者认为，脑出血后可坚持抗血小板治疗。首先，有 TIA 史的高龄患者，采用阿司匹林进行血管病的二级预防可使全部严重血管事件、全部卒中和冠状动脉事件显著减少，并可抵消颅内出血风险的非显著性增高，即其风险-效益比是可以接受的。因此，应对有 TIA 病史的患者进行阿司匹林抗血小板治疗。其次，目前并不能肯定服用阿司匹林在脑出血发病中具有多大作用，但部分学者在消化性溃疡出血后患者中的研究至少提供了服用阿司匹林相对安全的佐证。再次，观察性研究显示，脑出血后服用阿司匹林并不会显著增高有症状脑出血的风险。最后，鉴于观察性研究均未显示有显著的有害影响，因此不能排除重新开始阿司匹林为患者带来的潜在益处。但是，另有学者认为，部分脑出血幸存者始终面临脑出血复发的巨大风险，对于这类患者应终止阿司匹林治疗，继续抗血小板治疗很可能对患者有害。随着更深入和更有针对性的随机试验的完成以及先进神经影像学技术的广泛应用，相信会进一步促进对脑出血后是否应该进行抗血小板治疗的认识，进而优化这些患者的二级预防。

二、有出血病史者，华法林的应用及注意事项

华法林是目前临床中最常用的抗凝药物，虽然已有许多新型抗凝药物上市，但仍然不能取代

华法林在血栓栓塞性疾病治疗中的地位。华法林通过干扰维生素 K 依赖的凝血因子 Ⅱ、Ⅶ、Ⅸ 和 Ⅹ 羧基化而起到抗凝作用。因个体基因多态性的影响、与药物和食物的相互作用等原因，华法林剂量的个体差异极大，需要监测凝血酶原时间的国际标准化比值（INR）来调整剂量。华法林的适应证包括：预防和治疗静脉血栓栓塞症、心脏瓣膜病、非瓣膜性心房颤动、心腔内血栓形成等。临床试验表明最佳的抗凝强度为 INR 2.0～3.0，此时出血和血栓栓塞的风险均最低。

抗凝治疗可增加患者出血性并发症的风险，因此在治疗前以及治疗过程中应注意对患者的出血风险进行评估，并根据评估结果确定相应的治疗方案。目前有多种评估方法应用于临床，其中 HAS-BLED 评分系统（高血压 1 分，肝肾功能不全各 1 分，卒中史、出血史或出血倾向、年龄 ≥65 岁各 1 分，INR 波动大 2 分，药物和酗酒各 1 分）被认为是最简便可靠的方案。评分为 0～2 分者属于出血低风险患者，评分 ≥3 分时提示患者出血风险增高，需要注意的是 HAS-BLED 评分增高不是抗凝治疗的禁忌证。若患者具备抗凝治疗适应证（CHADS2 评分 ≥2 分）但 HAS-BLED 评分增高时，需对其进行更为审慎的获益风险评估，制订适宜的抗凝治疗方案。

HAS-BLED 评分系统中，出血史或出血倾向 1 分，用于华法林使用的出血风险评估。特别是关于出血性脑卒中后的治疗，对于有颅内出血病史的患者，参考国外指南给出如下建议：如果患者有原发性颅内出血病史，通常不建议长期应用抗栓治疗来预防缺血性卒中；某些患者如果颅内出血危险较低（如深部出血）而血栓的危险极高，如机械瓣植入术后或心房颤动 CHADS2 评分大于 4 分的患者，仍然可考虑抗凝治疗。此时，应该严密监测，尽量降低出血风险。原发性颅内出血主要指高血压脑出血和脑血管淀粉样变性导致的出血，也包括服用抗血小板药物和服用治疗强度范围内的抗凝药物时发生的出血。原发性颅内出血不包括那些存在颅内血管畸形或肿瘤的患者，也不包括抗凝治疗过量导致出血的患者[8-9]。

第五节　高血压合并糖尿病时，利尿剂、β 受体阻滞剂的应用及注意事项

随着社会的发展，糖尿病患病率不断攀升。尤其在我国，近 30 年来糖尿病患病率升高了十多倍。糖尿病易于合并高血压、冠心病等心血管疾病。

一、合并糖尿病时，利尿剂的应用及注意事项

根据国内的相关报道，糖尿病患者中约 50% 患者合并高血压，而糖尿病和高血压同时存在则加速血管病变的进展。利尿剂作为一种治疗高血压、心力衰竭等心血管疾病治疗中的常用药物，在临床中应用较为广泛。

依据国际糖尿病联盟（IDF）2013 年发布的《老年 2 型糖尿病管理全球指南》推荐，对于合并糖尿病的高血压患者，血管紧张素 Ⅱ 受体拮抗剂（ARB）不达标者首先加用利尿剂或 CCB。尽管利尿剂早期应用可使血容量减少和心排出量降低，但 2 周后即可恢复正常，此时总外周阻力开始下降，小剂量利尿剂（氢氯噻嗪 12.5～25 mg/d）具有与大剂量相同的降压效果，但对代谢和电解质的影响较低，故目前推荐使用小剂量利尿剂。某些利尿剂如吲达帕胺还可通过扩张血管而降低血压[10]。

但是，利尿剂的不良反应较多，包括电解质紊乱、高尿酸血症等，以及对血糖、血脂等的影响。目前部分研究提示，利尿剂的应用是高血压患者新发糖尿病的独立危险因素，其增高血糖的作用可能与药物诱导的低钾血症相关，因此应尽量防止发生低钾血症。尽管有对血糖的影响等不良反应，对于许多合并糖尿病的患者，利尿剂也

是临床中常用药物之一。因此，对于合并糖尿病的患者，在长期使用利尿剂的过程中，应注意监测电解质、血糖和血脂等，需关注血容量不足、低钾血症和高尿酸血症等情况。

二、合并糖尿病时，β受体阻滞剂的应用及注意事项

目前，β受体阻滞剂在心血管疾病中的适应证非常广泛，包括收缩性心力衰竭、心肌梗死后、心肌梗死后室性心律失常（证据水平A），以及其他心律失常、ST段抬高与非抬高的心肌梗死、不稳定型心绞痛或非ST段抬高的心肌梗死或慢性稳定型心绞痛、肥厚型心肌病、二尖瓣狭窄、二尖瓣脱垂、主动脉夹层、动脉瘤、马方综合征（累及主动脉根部）、神经-心脏综合征、法洛四联症、遗传性心律失常、控制心脏速率、控制心房颤动的心室率等（证据水平B）[11]。目前，国内外相关指南也给予相应的推荐。国际糖尿病联盟（IDF）2013年发布的《老年2型糖尿病管理全球指南》中指出，基于β受体阻滞剂能对抗儿茶酚胺类物质，降低心率，减少心搏量，对心率快或有心绞痛、心肌梗死的糖尿病患者较为适用[12]。

但是，有些医生在临床使用过程中，过度考虑其对血糖的影响而在较大程度上限制了β受体阻滞剂在合并糖尿病患者中的使用。实际上，β受体阻滞剂包括一大类药物，其中真正影响糖、脂代谢作用的主要是传统应用的药物，如美托洛尔、阿替洛尔、普萘洛尔等，其主要机制是提高α_1肾上腺素能受体活性，诱导血管收缩，从而减少血流和心输出量，影响血糖摄取，并抑制胰岛β细胞的分泌和降低胰岛敏感性，从而增加了糖尿病发生的风险。相反，具有血管扩张作用的β受体阻滞剂如奈必洛尔、卡维地洛、拉贝洛尔、阿罗洛尔等，则同时具有阻断α_1肾上腺素能受体和扩张血管、抗炎的功能，并抑制氧化应激，促进外周组织摄取葡萄糖，从而改善糖脂代谢。

因此，合并糖尿病时，结合患者情况可选择适合的β受体阻滞剂进行治疗。另外，合并糖尿病患者在临床使用β受体阻滞剂的过程中，相关不良反应等问题也需给予适度的关注。例如，β受体阻滞剂具有负性肌力作用、减慢心率作用，以及对糖脂代谢的影响；β受体阻滞剂大剂量应用可发生一些严重不良反应，如可能掩盖低血糖的一些警觉症状如震颤、心动过速等。

第六节　高血压合并慢性肾疾病时，利尿剂的应用及注意事项

众所周知，慢性肾疾病（CKD）与高血压的关系非常密切。CKD患者高血压发生率远高于普通人群，随着肾小球滤过率（GFR）降低，高血压发生率递增，CKD 5期高血压发生率＞90%。高血压是CKD进展的主要危险因素，也是CKD患者脑卒中和心血管疾病发生的重要危险因素之一。控制高血压是延缓CKD进展、降低心血管病发病、提高CKD患者生存率和生活质量的重要手段。

2012年改善全球肾病预后组织（KDIGO）颁布了《KDIGO慢性肾疾病血压管理临床实践指南》。根据蛋白尿水平的不同而制订了不同的血压靶目标值：尿白蛋白排泄率（UAER）＜30 mg/24 h的非透析慢性肾疾病（CKD-ND）患者，无论是否合并糖尿病，若收缩压和（或）舒

张压持续超过140 mmHg和（或）90 mmHg，则推荐使用降压药物维持血压≤140/90 mmHg。UAER＞30 mg/24 h的非糖尿病CKD-ND患者以及UAER＞30 mg/24 h的糖尿病CKD-ND患者，若收缩压和（或）舒张压持续超过130 mmHg和（或）80 mmHg，则推荐使用降压药物维持血压≤130/80 mmHg[13]。

目前，CKD患者的降压药首选ACEI/ARB，同时强调联合使用利尿剂。但是，我国CKD患者血压达标率低，考虑主要有以下三方面的原因。首先就是利尿剂使用不足。虽然多个指南建议CKD患者的降压药首选血管紧张素转换酶抑制剂（ACEI）或血管紧张素Ⅱ受体拮抗剂（ARB），但我国CKD以肾小球肾炎为主，水钠潴留和容量负荷过多在高血压的发生中起重要作

用。因此，大多数患者的降压治疗需要联合利尿剂。但是，利尿剂在我国 CKD 患者中的使用比例仅为 16.6％。其次，降压药物联合治疗比例低。CKD 高血压的发生涉及容量负荷过多、肾素-血管紧张素系统（RAS）激活、血管内皮功能障碍、交感神经系统兴奋等多个发病机制。因此，控制高血压往往需要 2 种或 2 种以上降压药的联合。指南推荐 2 级及 2 级以上高血压的起始采用 2 种降压药物联合治疗。但临床调查数据表明，我国 CKD 高血压患者联合降压用药比例较低，30％左右 CKD 3～4 期的高血压患者仅使用一种降压药。甚至在严重高血压，仍可能使用单药降压。第三，降压治疗方案制订不合理。联合降压的治疗方案不是任意几种药物的联合，而是作用机制不同的降压药物联合，使其能发挥协同作用，提高降压效果，又能相互减少或抵消不良反应。其中，ACEI/ARB 或钙通道阻滞剂（CCB）常与利尿剂联合，利尿剂可减轻 ACEI/ARB 或 CCB 带来的水钠潴留，而 ACEI/ARB 则可抵消由利尿剂引起的 RAS 激活。

综上所述，利尿剂在 CKD 患者的治疗过程中具有重要的作用。但是，在临床治疗过程中，仍需密切关注以下相关问题。在使用利尿剂的过程中，应密切监测肾功能的改变，如肾小球滤过率（GFR）等。另外，各种利尿剂均可直接或间接引起肾血流动力学的异常、肾血流灌注量显著减少和肾小球滤过率下降，导致肾前性氮质血症甚至急性肾小管坏死。潜在肾血供不足的患者使用利尿剂应密切注意尿量的改变，并及时给予纠正。

第七节　高血压合并肝功能异常时，降压药物的选择

目前，临床上治疗高血压的常用降压药包括利尿剂、钙拮抗剂、β 受体阻滞剂、血管紧张素转换酶抑制剂和血管紧张素受体拮抗剂等，剂型则包括口服降压药及静脉注射或肌内注射用降压药[2]。对于合并肝功能异常的患者，在使用上述药物过程中需注意依据患者的肝功能情况，选择合适的降压药物。总体来说，合并肝功能异常的患者，应选择经肾代谢或肝肾双通道代谢的降压药物。

1. 利尿剂

（1）氢氯噻嗪：因水电解质紊乱可诱发肝性脑病，严重肝功能损害者应慎用。

（2）吲达帕胺：在肝内代谢，轻中度肝功能不全时慎用，肝性脑病或严重肝功能不全时禁用。

（3）呋塞米：因水电解质紊乱时可诱发肝性脑病，严重肝功能损害时慎用；肝性脑病患者禁用，晚期肝硬化慎用。

（4）阿米洛利：肝功能不全禁用。

（5）氨苯蝶啶：在肝代谢，严重肝功能不全者禁用。

2. 醛固酮拮抗剂

（1）螺内酯：经肝代谢，因可引起电解质紊乱而诱发肝性脑病，肝功能不全时慎用。

（2）依普利酮：暂无特殊建议。

3. β 受体阻滞剂

（1）比索洛尔：经肝肾双通道排泄，轻中度肝功能不全者不需调整剂量，严重肝功能异常者每日剂量不超过 10 mg。

（2）美托洛尔：经肝代谢，肝功能不全者慎用。

（3）卡维地洛：严重肝功能不全者禁用。

（4）阿罗洛尔：严重肝功能障碍患者慎用。

（5）阿替洛尔、普萘洛尔、倍他洛尔及拉贝洛尔等暂无特殊建议。

4. 二氢吡啶类 CCB

（1）氨氯地平：经肝代谢，肝功能损害者可使半衰期延长，应慎用。

（2）拉西地平：高亲脂性，肝功能不全时生物利用度可能增加从而增强降压作用，肝功能不全者应慎用或减量。

（3）尼卡地平：经肝代谢，肝功能不全者慎用，必要时从低剂量开始使用。

（4）尼群地平：经肝代谢，肝功能不全时血药浓度可增高，应慎用。

（5）贝尼地平：仅 10％左右在肝代谢，严重肝功能不全者慎用。

（6）乐卡地平：经肝代谢，严重肝功能不全者禁用。

（7）硝苯地平和非洛地平：主要经肝代谢，暂无特殊建议。

5. 非二氢吡啶类 CCB

（1）维拉帕米和地尔硫䓬：均经肝代谢，肝功能损害时慎用。

6. 血管紧张素转换酶抑制剂（ACEI）

（1）贝那普利：肝功能不全者的药代动力学不受影响，因此不需调整剂量。

（2）雷米普利：尽管缺乏相关经验，暂禁用或慎用于肝功能受损。

（3）卡托普利、依那普利、福辛普利、西拉普利、培哚普利、咪达普利、赖诺普利等，几乎均经肝代谢，但肝功能异常时暂无特殊建议。

7. 血管紧张素 II 受体拮抗剂（ARB）

（1）氯沙坦：肝硬化患者的血浆浓度明显增加，对肝功能损害的患者应考虑使用较低剂量。

（2）缬沙坦：肝功能不全慎用，非胆管源性、无淤胆的肝功能不全者无需调整剂量。

（3）厄贝沙坦：轻中度肝功能损害者无需调整剂量，严重肝功能不全者暂无经验。

（4）替米沙坦：胆汁排泄，肝功能不全者清除率降低，因此严重肝功能障碍禁用，轻中度肝功能受损者慎用。

（5）坎地沙坦：严重的肝功能不全者禁用。

（6）奥美沙坦：暂无特殊建议。

8. α 受体阻滞剂

（1）多沙唑嗪：肝代谢，肝功能受损者慎用。

（2）哌唑嗪：肝代谢，肝功能不全时应减小剂量。

（3）特拉唑嗪：经肝代谢很少，暂无特殊建议。

9. 中枢作用药物

（1）甲基多巴：肝代谢，肝功能异常者慎用，活动性肝病者禁用。

（2）利血平、可乐定：暂无特殊建议。

10. 直接血管扩张药

（1）肼屈嗪：严重肝衰竭者禁用。

（2）米诺地尔：暂不明确。

11. 肾素抑制剂

（1）阿利吉仑：轻至重度肝功能受损者无需调整剂量。

12. 静脉降压药

（1）硝普钠：经肝代谢，肝功能损害时，可能加重肝损害，应慎用。

（2）地尔硫䓬：严重肝功能障碍者慎用。

（3）尼卡地平：肝功能异常者慎用。

（4）拉贝洛尔：肝功能不全慎用。

（5）硝酸甘油、酚妥拉明、艾司洛尔、乌拉地尔、二氮嗪、依那普利拉、非诺多泮：暂无特殊建议。

第八节　妊娠期降压药物应用的注意事项

妊娠期高血压疾病是指妊娠妇女出现的血压异常增高。妊娠期高血压疾病包括孕前高血压以及妊娠期出现的高血压、子痫前期以及子痫等。妊娠期高血压疾病患者启动药物治疗的血压界值比一般高血压患者更高。对于血压轻度升高的孕妇（血压＜150/100 mmHg）可密切观察，暂不应用降压药物治疗。只有当收缩压≥150 mmHg和（或）舒张压≥100 mmHg 或出现靶器官受损时方考虑应用药物治疗。妊娠前已接受降压药物治疗的慢性高血压患者，应将血压控制在适当水平，避免低血压的发生。

1. 甲基多巴

该药广泛用于治疗妊娠高血压各期，未发现对胎儿有严重不良影响，是唯一长期随访至儿童期并证明是安全的药物。但是由于此药在我国市场很少供应，因此我国实际应用甚少。

2. β 受体阻滞剂

（1）拉贝洛尔：拉贝洛尔是兼有 α、β 受体阻滞作用的药物，降压作用显著且不良反应较少，故可优先考虑选用。

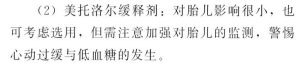

（2）美托洛尔缓释剂：对胎儿影响很小，也可考虑选用，但需注意加强对胎儿的监测，警惕心动过缓与低血糖的发生。

（3）普萘洛尔：为非选择性β受体阻滞剂，可导致孕妇早产、胎儿宫内发育受限、新生儿呼吸暂停，因此不推荐选用。

（4）阿替洛尔：可影响胎儿血流动力学状态而导致妊娠早期胎儿宫内发育受限，因此不推荐选用。

3. 钙拮抗剂

（1）硝苯地平：研究显示妊娠早中期服用硝苯地平不会对胎儿产生不良影响，可用于妊娠早、中期患者。

（2）氨氯地平、非洛地平、地尔硫䓬、维拉帕米：目前尚无关于此类药物导致胎儿畸形的报道，但其对胎儿的安全性仍有待论证。

4. 利尿剂

利尿剂在妊娠期高血压疾病治疗中的价值仍存在争议。目前建议妊娠前已服用噻嗪类利尿剂治疗的孕妇可继续应用。妊娠期间发生全身性水肿、急性心力衰竭或肺水肿者也可选用。如并发子痫前期则应停止服用。

5. 血管紧张素转换酶抑制剂（ACEI）与血管紧张素受体拮抗剂（ARB）

ACEI 与 ARB 是妊娠期禁用的药物。妊娠早期服用 ACEI 可致胎儿心血管畸形、多指（趾）畸形、尿道下裂、自发性流产，并导致妊娠中晚期孕妇的胎盘血流灌注下降、羊水过少、胎儿宫内生长受限、肾衰竭、低出生体重、胎儿肺发育不全、颅骨面骨发育不全等。ARB 作用机制以及不良反应均与 ACEI 相似，也禁用于妊娠妇女。正在服用此类药物的慢性高血压妇女在计划妊娠前应停止服用。

6. 静脉注射药物的选择

拉贝洛尔、尼卡地平、乌拉地尔的注射剂型可用于静脉注射，但均应从小剂量开始并加强监测，避免引起低血压反应。硝普钠可增加胎儿氰化物中毒风险，除非其他药物疗效不佳时，否则不建议使用；常用于重症高血压患者（血压＞180/110 mmHg）。

对于孕妇而言，目前没有任何一种降压药物是绝对安全的。多数降压药物在美国食品和药品监督管理局的安全性评价中属于 C 类水平（即不能除外对母儿具有风险）。因此为妊娠期高血压疾病患者选择药物时应权衡利弊。妊娠期高血压疾病患者的最佳降压策略仍需大规模、设计严谨的临床试验进一步探讨。硫酸镁常被用于子痫前期或子痫患者，现已证实硫酸镁在预防抽搐发作和复发、降低孕妇死亡率方面优于镇静药。《妊娠期高血压疾病血压管理中国专家共识》中关于妊娠期高血压疾病降压药物的选择详见表 3-1[14]。

表 3-1 妊娠期高血压疾病降压药物的选择参考

降压药物	推荐情况			妊娠期使用时间		
	推荐	不推荐	无证据	早期	中期	晚期
普萘洛尔	—	+++	—	0	0	0
阿替洛尔	—	++	—	0	+	+
美托洛尔缓释片	++	—	—	+	++	++
拉贝洛尔	+++	—	—	+++	+++	+++
硝苯地平	+++	—	—	++	+++	++
氨氯地平	—	—	+	0	++	++
非洛地平	—	—	+	0	++	++
ACEI 或 ARB	—	+++	—	0	0	0
甲基多巴	+++	—	—	+++	+++	+++
氢氯噻嗪	+	—	—	+	++	++
吲达帕胺	++	—	—	+	++	++
呋塞米	+	—	—	+	+	+

总之，妊娠期高血压疾病降压一线治疗药物首选甲基多巴，拉贝洛尔可作为一线药物甲基多巴的替代药物，肼屈嗪也是妊娠期较为理想的药物；钙通道阻滞药作为二线治疗药物，降压效果明显；β受体阻滞剂在妊娠后期应用较安全有效，但不宜用于妊娠早期；因有新生儿氰中毒危险，应慎用硝普钠；血管紧张素转换酶抑制剂及血管紧张素受体拮抗剂通常是妊娠期高血压的禁忌；预防和治疗子痫首选硫酸镁。

第九节　高血压透析患者降压药物的应用

75％血液透析患者合并有高血压，其中69％～83％的患者应用降压药，但多数患者降压效果并不理想。持续高血压是血液透析患者发生心血管病变的主要危险因素，也是导致透析患者死亡的重要因素。透析是治疗终末期肾病的有效方法之一，但它在清除肾病患者体内累积毒物的同时，也清除了部分药物。

大多数尿毒症透析患者需联合应用几种降压药，不同种类降压药的理化特性各有特点，需结合药物的理化因素、被透析清除能力及不同透析膜等因素筛选药物。透析患者是否需要调整降压药剂量，很大程度上取决于药物的新陈代谢、排泄方式及排泄能力。

1. 钙通道阻滞剂类

钙通道阻滞剂类降压药是目前血液透析患者最常用的一类降压药。研究结果表明，氨氯地平基本不被透析清除。硝苯地平经透析后血药浓度显著下降达60％，这表明其能被透析清除。贝尼地平虽然可以被透析清除，但贝尼地平并非依靠其在血浆中的分布达到持续降压的作用，所以透析后可不用追加药量。

2. ACEI 及 ARB

研究显示，高血压患者中，依那普利较咪达普利和喹那普利更容易被透析清除。其他研究结果表明，奥美沙坦酯的血药浓度在血液透析过程中并不降低，坎地沙坦酯也不能通过透析被清除。

3. α、β受体阻滞剂

β受体阻滞剂作为血液透析患者常用降血压药物，尤其适合于伴有心绞痛、心肌梗死病史、快速型心律失常的血液透析患者。该类药物中，水溶性类（如纳多洛尔、阿替洛尔）均为长效制剂，多以原形从肾排出，并可经过透析清除，应在透析后给药；脂溶性类（如普萘洛尔、美托洛尔）主要在肝代谢，作用时间较短，透析后可以不用追加剂量。α、β受体阻滞剂是理想的治疗药物之一。α、β受体阻滞剂在慢性血液透析患者中应用具有独特的优点，如其脂溶性高，蛋白结合率高达90％，血液透析不能清除；主要经过肝代谢，2％经肾排泄，在血液透析患者中应用不需调整剂量。

总之，透析患者在降压药物的选择方面应该考虑透析对药物的清除，选择蛋白结合率高和透析清除率低的降压药物，长效钙通道阻滞剂、血管紧张素受体拮抗剂和 α、β 受体阻滞剂类药物在血液透析高血压治疗中占有重要地位。

（喜杨）

参考文献

[1] 刘丰，李雯曦. 从 2015 年中国台湾地区高血压管理指南看 β 受体阻滞剂之降压地位. 中国高血压杂志，2015，23：117-119.

[2] 中国高血压防治指南修订委员会. 中国高血压防治指南 2010. 中华高血压杂志，2011，19：701-743.

[3] Kidney Disease：Improving Global Outcomes（KDIGO）Blood Pressure Work Group. KDIGO clinical practive guideline for the management of blood pressure in chronic kidney disease. Kidney Int Suppl，2012，2：337-414.

[4] Mancia G，Fagard R，Narkiewicz K，et al. 2013 ESH/ESC guidelines for the management of arterial hypertension：the task force for the management of arterial hypertension of the European Society of Hypertension（ESH）and of the European Society of Cardiology

(ESC). Eur Heart J，2013，34：2159-2219.

［5］ Jamed PA，Oparial S，Carter BL，et al. 2014 evidence based guideline for the management of high blood pressure in adults：report from the panel members appointed to the eighth Joint National Committee (JNC8). JAMA，2014，311：507-520.

［6］ James PA，Oparil S，Carter BL，et al. 2014 evidence based guideline for management of high blood pressure in adults. JAMA，2014，311：507-520.

［7］ 抗血小板药物消化道损伤的预防和治疗中国专家共识组. 抗血小板药物消化道损伤的预防和治疗中国专家共识（2012 更新版）. 中华内科杂志，2013，52：264-270.

［8］ 康俊萍. 华法林临床应用要点. 中国医刊，2014，49：11-14.

［9］ 中华医学会心血管病学分会，中国老年学学会心脑血管病专业委员会. 华法林抗凝治疗的中国专家共识. 中华内科杂志，2013，52：76-82.

［10］ Ferrannini EL，Cushman WC. Diabetes and hypertension：the bad companions. Lancet，2012，380：601-610.

［11］ 惠汝太. β受体阻滞剂临床应用进展. 中国实用内科杂志，2015，35（4）：282-286.

［12］ 刘玥明，苏青. 老年糖尿病患者的血压管理. 中华内分泌代谢杂志，2014，30：1024-1026.

［13］ 杨柯君. 慢性肾脏病的血压管理. 上海医药，2013，34：59.

［14］ 中国医师协会高血压专业委员会. 妊娠期高血压疾病血压管理中国专家共识. 中华高血压杂志，2012，20：1023-1027.

第四章　特殊类型高血压的康复治疗

第一节　心脏康复在高血压治疗中的价值

近些年来，随着人们生活便捷性的提高，久坐少动、体力活动下降已经成为我们日常生活中一种常见现象，同时人们对饮食的要求也越来越高。然而在这"舒适"的背后，隐藏着许多致病的"杀手"，如肥胖、高血压等，长此以往，发生一系列的心血管疾病。

2010年《中国高血压防治指南》[1]指出，中国人群高血压患病率仍呈增长态势，每5个成人中就有1人患高血压，估计目前全国高血压患者至少2亿。在我国高血压人群中，绝大多数是轻、中度高血压（占90%），轻度高血压占60%以上。然而，我国正常血压人群（<120/80 mmHg）所占比例不到总人口的50%。血压正常高值人群占总成年人群的比例不断增长，尤其是中青年，从1991年的29%增加到2002年的34%，是我国高血压患病率持续升高和患病人数剧增的主要来源。估计我国每年新增高血压患者1000万人。据调查，60%以上的脑卒中由高血压引起。有研究表明，采取健康生活方式，可减少55%的高血压发病率。对高血压进行早期和规律治疗，可使高血压的严重并发症减少50%，也就是说很大一部分高血压及其并发症是可以预防和控制的。

目前我国治疗高血压仍以药物治疗为主，但药物的不良反应及其费用也给高血压患者带来了沉重的负担，并降低其生活质量。高血压的治疗应该是综合性的，药物治疗可对症降低血压，但不能预防高血压的发生，也无法完全控制高血压并发症的出现[2]。

因此，高血压需要采用多种协同的、有目的的干预措施，包括康复评估、运动训练、指导饮食、指导生活习惯、规律服药、定期监测各项指标和接受健康教育等，使患者降低血压的同时，改善生活质量，回归正常社会生活，并预防心血管事件的发生，此即高血压的心脏康复治疗。

一、高血压简介

心血管病包括卒中、冠心病、外周动脉疾病等，其中高血压是心脑血管病最主要的危险因素，是脑卒中、心肌梗死、心力衰竭及慢性肾疾病等发病及死亡的主要原因，致残、致死率高。

高血压是以体循环动脉压增高为主要表现的临床综合征（表4-1），是最常见的慢性病，分为原发性高血压（又称高血压病，95%）和继发性高血压（5%）。

二、体育锻炼防治高血压

久坐不动的生活方式是诱发高血压的主要因素之一，高血压患者如果坚持参加规律的有氧运动，如快步走（每周多数天中至少每天30 min），

表 4-1　血压水平分类和定义

分类	收缩压 （mmHg）	舒张压 （mmHg）
正常血压	<120	<80
血压高值	120～139	80～89
高血压	≥140	≥90
1级高血压（轻度）	140～159	90～99
2级高血压（中度）	160～179	100～109
3级高血压（重度）	≥180	≥110

注：当收缩压和舒张压分属于不同级别时，以较高的分级为准

其收缩压降低的大致范围是 4～9 mmHg。有数据表明，血压每降低 2 mmHg，可以降低心血管病风险 10%[3]。

锻炼缓解高血压的机制[4]主要包括：①降低体重，减少内脏脂肪；②改善胰岛素抵抗，降低胰岛素水平，减少脂毒性，降低全身炎症水平；③缓解精神压力；④改善血管内皮功能，改善外周血管弹性；⑤增加侧支循环；⑥提高组织耐缺氧能力。

第二节　高血压心脏康复治疗前的全面评估

在心脏康复治疗前，全面的评估非常重要，这关系到患者是否能够在安全、科学、有效的前提下进行可持续的康复治疗。

具体而言，评估内容包括临床医学检查、体质测试评估、心理评估、运动心肺功能试验（cardiopulmonary exercise testing，CPET），通过评估进而了解患者的锻炼习惯、身体情况、膳食偏好，帮助其纠正不良的生活方式，缓解病情，提高自身的健康水平。

一、临床医学检查

1. 通过问诊，了解患者的心血管疾病病史和其他脏器病史，是否规范使用降压药物，是否服用其他疾病的治疗药物，了解服药依从性和药物不良反应，了解未坚持服药的具体原因。

2. 通过测量患者的血压、心率以及血糖、血脂、肝功能、肾功能等生化指标，了解患者是否治疗达标及药物的不良反应。注意对高血压靶器官损害的筛查：①超声心动图了解左心室肥大和心脏功能；②眼底检查了解视网膜病变；③肾功能和尿蛋白检测了解肾状态；④颈动脉超声了解颈动脉内中膜厚度和斑块负荷等。

3. 通过量表评估患者的日常生活能力和生活质量，可选用 SF-36 量表、欧洲五维健康量表（EQ-5D）、西雅图心绞痛问卷等。

4. 通过问诊了解日常运动习惯，检查患者是否有限制运动的疾病（如肌肉骨骼系统疾病），检测有无贫血、电解质紊乱以及血糖水平异常等限制运动能力的因素。

二、体质测试的评估

体质检测不是为人们检查和诊断疾病。体质检测能够判断患者的生活方式是否已经对患者的身体造成了影响。不论是健康人体的防病，还是亚健康人体的康复、患病个体对疾病的控制，体质检测都非常重要。这种检测也是目前临床常用的体检不能代替的。医院体检有助于早期发现已经出现问题的身体，而在很多疾病发生之前，身体的体质已经发生了很大变化。生活方式病，是不良生活方式对身体的不良影响，逐渐累积，直到损伤人体的健康，造成发病，是一种发病在成年以后而实际上开始于青少年时期的一种疾病。不良生活方式对身体健康的侵蚀，就像温水煮青蛙，缓慢但渐进，后果严重。

根据体质检测结果，我们可以判断出威胁患者健康的生活因素，如不良饮食情况、缺乏体力活动等，并提供个性化科学健身的原则和方法。通过体质检测可以了解自己体能的强项、弱项，使得安排锻炼更有针对性。体质测试的内容主要包括如下。

1. 体征指数（BMI）

BMI 是身体体重（kg）除以身高（m）的平方。BMI 最好在 18.5～24 之间。BMI 小于 18.5 说明体重过轻，而 BMI 大于 24 说明体重超重。BMI 在 28 以上则说明身体肥胖。BMI 超标，提醒肥胖相关疾病的发病危险性增加。BMI 这个指标不能分清超出的体重是肌肉还是脂肪，因此，BMI 超标不一定是脂肪过多。例如运动员或者经常做力量锻炼的健美爱好者，由于肌肉发达，他们的BMI 很高，但并不肥胖。因此，BMI 要结合皮褶厚度、腰围或者体脂百分比来判断是否肥胖。

2. 体脂百分比

体脂百分比即身体成分中脂肪占体重的百分比，它与多种代谢性疾病的风险增加相关。比较常用的测量方法有：①皮褶测量法。用皮褶钳测量肱三头肌、肩胛下、腹部等处的皮褶厚度，通过公式推算全身脂肪含量。②使用阻抗式人体成分分析仪进行检测。由于体内脂肪的导电率低，而蛋白质和水分结合在一起导电率高，因此可以根据导电情况了解人体的肌肉含量（蛋白质和水分结合在一起）、身体脂肪重量及其占体重的百分比（体脂率，体脂百分比）。

体内脂肪、肌肉的绝对值没有比较的意义，因为人的身高等不同。经常锻炼可以增加肌肉、骨骼的重量，有效降低体内脂肪的含量及体脂百分比。体脂百分比反映身体内脂肪的量占体重的比例。有些人虽然体重大（如运动员），但肌肉发达、骨骼健壮，因此单纯体重大不能说明问题，需要参考脂肪比例来判断健康。一般来说，男性体脂百分比不要超过 25％，女性不要超过 28％。一般体脂百分比健康男性在 15％ 左右，女性在 20％ 左右。

3. 腰围及腹部脂肪比率

推荐男性控制腰围在 90 cm 以下，女性腰围控制在 80 cm 以下。超过这个值，就要提出健康警告。如果男性腰围大于 90 cm，女性大于 85 cm，则确认为腹型肥胖。

腹部脂肪比率（类似腰臀比，即腰围与臀围的比例）主要是说明身体内脂肪存储的部位。对身体不利的脂肪主要是堆积在腹部的脂肪，称之为内脏脂肪。这些脂肪的形成主要与胰岛素抵抗有关，更容易引起脂毒性。亚洲人肥胖往往先腰变粗，即腹型肥胖，因为亚洲人碳水化合物摄入比例大。腹部脂肪比率男子应该在 0.85 以内，女子应该在 0.80 以内。利用腹部脂肪比率和 BMI 这两个指标，可以更好地判断个体是否肥胖，以及肥胖的程度。

4. 力量指标

力量指标包括握力、伸膝力、屈肘力三项。力量素质测试能反映肌肉发达程度、参加体力活动的状况。测试时候，要摆正位置以最大力量来完成测试。屈肘力测量肱二头肌肌肉力量，伸膝力测量股四头肌肌肉力量。锻炼不足会导致肌肉力量下降。随着年龄的增加，体能下降先从腿部开始。肌肉力量下降以伸膝力下降更为明显。伸膝力是控制膝关节的主要力量。伸膝力不足往往膝关节不稳，容易造成膝关节疼痛。力量锻炼，会提高自我生活能力，提高自信心，有助于维持

身体平衡，防止跌跤。

5. 柔韧性

测量肩关节和髋关节的柔韧性。柔韧性对于防止肌肉拉伤很重要。

6. 平衡能力测试

平衡能力测量站立在平衡器上的时候，身体前后、左右晃动的频率和幅度，也就是个体控制身体平衡的能力。反映平衡能力的主要指标是速度动量值。速度动量值越小，说明平衡能力越好。一个人在 30 s 之内保持身体重心的稳定要靠多达数百块肌肉及其他感觉器官的协调工作才能完成。因此平衡能力反映的是前庭功能、各种感觉器官的功能、腿部肌肉力量及其协调能力。对中、老年人来说，平衡能力不足，会增加跌倒的危险，应提高警惕。

7. 骨密度测试

一般使用临床超声波骨密度仪进行测试。测试内容是跟骨的骨密度。骨密度，全称是骨骼矿物质密度，以 g/cm^2 来表示。骨密度是一个绝对值。不同年龄、性别的绝对值不同。为了便于和同性别、同年龄的人进行比较，通常用 T 值来判断骨密度是否在同性别、同年龄中属于正常。正常骨密度 T 值应该在 −1 以上。当 T 值低于 −2.5 时为骨质疏松。

三、运动心肺功能试验（CPET）

运动心肺功能试验是指伴有代谢测定［摄氧量（VO_2）、二氧化碳排出量（VCO_2）等气体交换指标］的心肺运动试验。它不同于一般单纯观察 ST-T 变化或心率变化的运动试验，也不同于静态肺功能。CPET 通过综合心与肺的监测指标，观察在一定功率负荷下 VO_2 及 VCO_2 等代谢指标、通气指标以及心电图变化[5]。同时，也可以观察运动中的血压和心脏功能变化，从而更加安全有效地指导患者康复。

四、心理评估

高血压的发病和控制与精神心理状态密切相关。通过问诊来了解患者的一般情绪反应，如是否情绪低落、急躁、紧张、失眠等。进一步可使用心理筛查自评量表，推荐采用躯体化症状自评

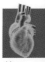

量表（SSS）、患者健康问卷抑郁量表-9（PHQ-9）、广泛性焦虑量表（GAD-7）、综合医院焦虑/抑郁量表（HAD），这4个自评量表在心血管科经过效度和信度检测，有较好的阴性预测值，同时条目少，简单方便。自律神经测定仪和心理量表软件可以作为补充工具。评估结果提示为重度焦虑或抑郁的患者，需请精神专科会诊；评估结果为轻度或中度的患者，可以给予对症治疗，包括正确的疾病认识教育和对症药物治疗。

五、营养状态评估

膳食营养与高血压的关系密切。减少每日钠的摄入，不超过 100 mmol/L（2.4 g 钠或 6 g 氯化钠），可以降低血压 2～8 mmHg。多摄入水果、蔬菜以及总脂肪含量少的低脂奶产品，可以降低血压 8～14 mmHg。

膳食日记和膳食习惯分析是评价患者营养状态的金标准，但耗费时间，不建议常规使用。目前没有统一的营养膳食结构测评量表，可以使用食物频率问卷，也可以通过问诊，了解患者一日蔬菜、水果、肉类、蛋白质、油、盐的用量，以及饮酒量、家庭饮食习惯、外出就餐次数。

六、睡眠状态评估

睡眠呼吸暂停与高血压的发病和控制差均密切相关。通过问诊了解患者自己对睡眠质量的评价，通过他人了解患者的睡眠状态，是否存在睡眠呼吸暂停。采用匹兹堡睡眠质量指数量表客观评价患者的睡眠质量；对高度怀疑有睡眠呼吸暂停的患者，采用多导睡眠监测仪或便携式睡眠呼吸暂停测定仪了解患者夜间缺氧程度、睡眠呼吸暂停时间及次数。中度和重度睡眠呼吸暂停的患者需要积极治疗。

通过以上相对全面的评估之后，我们就可以有针对性、有目的性地指导患者的高血压康复治疗。

第三节　高血压心脏康复治疗

一、高血压心脏康复的目标和内容（表 4-2）

表 4-2　高血压病心脏康复的目标和内容

	目标	内容
初级阶段（第1～3月）	1. 了解高血压如何发病、治疗和监测 2. 了解科学锻炼和运动营养的内涵 3. 掌握基本的动作技能 4. 增强体质，预防运动损伤，提高自信心	1. 评估风险，监测血压，调整药物 2. 制订力量、柔韧性、平衡性练习等运动方案，营养处方
中级阶段（第4～5月）	1. 进一步掌握科学锻炼和运动营养相关知识 2. 提高身体的综合运动能力，在实践中实现运动营养一体化 3. 能够独自进行康复锻炼，实现院内康复与家庭康复的统一	1. 针对疾病进行重点强化 2. 增强心肺功能的锻炼 　增强骨质的锻炼 　关节保护性锻炼 　肌肉放松的方法 　防跌倒锻炼 3. 针对个人爱好进行锻炼指导
高级阶段（第6个月）	1. 熟练掌握科学锻炼与运动营养在生活中的应用 2. 建立良好的动作模式，增强身体功能能力，实现运动生活化，合理膳食 3. 整体提高自身对疾病的管理能力，全面促进健康，明显纠正不良生活方式	1. 让患者熟练掌握自我管理 2. 了解运动营养在不同锻炼中的应用 3. 熟知生活中的运动方法

二、运动治疗

运动不足、静态生活方式都是心血管病的独立危险因素，经常锻炼的个体心血管病发病率较不运动的个体降低 50%。短期运动不能抵消静态生活方式对身体造成的危害，原来的运动对于今后的生活不是保护因素，因此长期坚持适当的体育锻炼才能促进身体健康[6]。

科学的训练方法可以改善患者的身体状况，保持健康的能量代谢平衡，保持骨骼健康和肌肉质量，预防由于不运动产生的继发疾病，而且在康复过程中伴随的自信心、人际关系的提升可以提高患者的生活质量和生活满意度，这些作用都是药物、膳食代替不了的。但是疾病对健身的种类和强度都有所限制，并非所有的疾病都能够通过科学健身预防，所以了解健身能够预防疾病的类型、机制以及对应的禁忌证非常必要。

（一）高血压患者运动的注意事项

高血压患者应注意避免剧烈的静力锻炼，避免饱餐后剧烈运动以及极度疲劳后运动。运动时发现以下情况要停止锻炼：胸痛，不能耐受的呼吸困难，下肢痉挛，走路摇晃，全身出虚汗，面色苍白或灰白。

禁忌证：不稳定型心绞痛或心肌梗死急性期；静息状态心率超过 120 次/分，收缩压超过 180 mmHg，舒张压超过 100 mmHg。

（二）高血压患者有氧运动强度的监控

高血压患者的锻炼不仅需要时间达到一定的量，更需要锻炼强度，锻炼没有强度，就缺乏对身体的有效刺激，无法实现有效改善内皮功能、改善脂质代谢、改善血管弹性等目标，只是消耗能量。丹麦一项研究，对 5106 名自行车运动爱好者进行了 18 年的长期观察。对于男性来说，骑得最快的个体活得最长，比平均时间长 5.3 年。骑得普通快的个体比骑得慢的个体寿命长 2.9 年。对于女性来说，这些数字分别是 3.9 年和 2.2 年。作者认为，锻炼的强度，而不是锻炼的时间，与全因死亡率以及冠心病死亡率的关系更加密切[7]。

在保障安全的情况下，高血压患者锻炼强度

大，对身体健康的益处也越大。其作用机制与缺血预处理防止缺血再灌注损伤的原理有关[8]。缺血预处理是指连续数次短暂的缺血再灌注，以提高组织器官对随后较长时间缺血的耐受性，它不仅存在于心脏，也表现于其他器官，如肺、脑、骨骼肌、肝、肾、小肠等[9]。人体在剧烈运动中，骨骼肌内血管管径增粗，血管网开放，血液涌入运动的骨骼肌，全身血液再分配，导致内脏如胃肠道、肾等器官缺血。运动强度越大、时间越长，缺血程度越大。经常大强度运动，经常有这种类似缺血预处理的效果，使得身体对缺血有很强的耐受能力，也是增加高血压患者身体健康的机制之一。流行病学调查表明，经常运动可以显著降低冠心病的发病率、死亡率，与大强度运动的缺血预处理作用有关。临床研究也发现，刚开始运动时出现的心绞痛，在重新运动时并没有进一步发展。Jaffe 等对 34 名心绞痛患者进行运动负荷试验时发现，相继两次运动时，第 2 次比第 1 次 ST 段抬高的程度明显降低，即第二次心脏缺血状态明显改善。关于运动预处理效应的研究，目前尚没有发现抗阻力训练方面的资料。

高血压患者的有氧运动不能完全用心率反映锻炼强度。可以用自感用力度等级评定（rating perceived exertion，RPE）（表 4-3）等来判断运动强度。因为降压药的使用，往往抑制心率。伴随糖尿病时，往往自主神经调节紊乱，出汗、心率都不准确。有些高血压患者心脏变时性功能差，也影响心率。

（三）高血压患者的力量练习

力量练习目的是保持肌肉力量，提高自信心，

表 4-3　对自我感知劳累用力程度进行计分的 Borg 评分表

Borg 计分	自我感知的用力程度
6，7，8	非常非常轻
9，10	很轻
11，12	轻
13，14	有点用力
15，16	用力
17，18	很用力
19，20	非常非常用力

提高生活质量，保障有氧运动安全。患者应先开始有氧锻炼，血压得到有效控制后再开始力量练习。高血压患者力量练习，强调叮嘱患者避免用力时屏气！用力时呼气，放松归到原位时再吸气，可以避免屏气时胸腔压力增加对血压的影响。高血压患者的力量练习，以小重量、多组数为好，每组 15～20 次。两组力量练习之间，需间隔 2～3 min，让肌肉充分地恢复，然后再进行下一组练习，尤其对于服用 β 受体阻滞剂的高血压患者（心脏收缩力度减小，肌肉血液供应差）。

（四）高血压患者锻炼时的用药选择

降压药物对于维持高血压患者的正常血压水平常常是必需的。高血压患者如有大运动量的需求，根据病情，起始用药可以考虑首选针对肾素-血管紧张素系统的药物或二氢吡啶类钙通道阻滞剂。因为服用 β 受体阻滞剂或非二氢吡啶类钙通道阻滞剂对心脏的变时和变力功能有影响，使锻炼强度不足，影响肌肉恢复；而服用利尿剂会影响体能，造成身体脱水。扩张血管的降压药，如钙通道阻滞剂、α 受体阻滞剂和针对肾素-血管紧张素系统的药物，可能导致运动后血压的骤然下降，因此高血压患者运动时避免运动强度过大，如需做间歇高强度运动治疗，需在医务人员监测下进行。通过降压药物降低血压，可以使心血管获益，但对于运动来说，却是一个限制因素[10]。降低血压后，身体给缺血器官供血的能力会受到严重影响。有些降压药物的作用是降低心率、降低心脏泵血能力。而在运动中，需要提高心率、增加心脏泵血能力，给运动的肌肉供血。运动初期要加强运动前后的血压监测。

某些降压药含有利尿剂，因此，运动前、中、后要注意补足水分，尤其天热的时候。合并糖尿病的高血压患者，使用利尿剂降压，导致脱水，高血糖也导致脱水，自身排汗功能紊乱，运动时出汗过多，都可能导致身体脱水。而糖尿病患者对脱水、脱水后体温的升高不敏感，容易造成危险。1 h 以内的运动，补充白开水就足够了。超过 1 h 的运动，需要补充含糖水，最好用含糖量 6％～8％的运动饮料，因为运动饮料比其他饮料或果汁（一般含糖量在 13％～14％）更容易被吸收。

（五）运动处方的建议（表 4-4）

三、心理康复

从进化角度来讲，人类是群居动物，人的心理、社会适应能力的健康离不开与人相处的经历，否则将无法形成健康的心理和社会适应能力。任何疾病的恢复都应该是一个相对全面的恢复，高血压病等心血管疾病的康复也不例外，它不仅仅包括身体本身的恢复，也包括心理和社会适应能力方面的提高，这也正是"健康"的内涵所在。

高血压病不仅是最常见的心血管疾病，而且是最早被公认与心理、行为、社会因素相关的心身疾病。大量的临床观察、流行病学调查及实验室研究证实高血压的发生、发展及转归与心理行为因素密切相关，而抑郁是影响高血压的主要心理因素之一[11]。合理科学的康复运动带给人们的不仅仅是强壮的身体，更有健全的心理。

科学的运动促进身体健康已被人们熟知，而科学的运动在促进心理健康、提升社会适应能力方面的显著作用往往被大家忽视。越来越多的研究不断证明体育锻炼不仅能改善身体健康，而且

表 4-4 运动处方的建议	
训练要素	建议
频率	有氧运动：一周 5～7 天 力量练习和柔韧性练习：一周 2～3 次间断练习即可 神经运动能力（平衡性练习、灵活性练习）每天进行
强度	有氧运动：至少中等强度（如快走），达到最大摄氧量的 40％～80％，最大心率的 50％～85％ 力量练习：中等强度，达到最大力量的 50％～70％（1-RM）
时间	有氧运动：每天 30～60 min 不间断运动为最佳；或至少每次运动 10 min，每天总运动时间不少于 30 min 力量练习：根据锻炼需要选择对应的负荷量和负荷强度，一般从 8～12 次开始
类型	有氧运动：快走、自行车（如卧室固定自行车）、椭圆机、游泳、跳绳
计划	根据患者的身体反应阶段性地调整运动方案

1-RM：1 次最大用力强度

在改善心理状态、改善社会适应能力方面作用同样显著。我国著名心血管专家胡大一教授提出了"双心疗法"，即心脏和心理都要重视。这种"双心疗法"的诞生推动了心脏康复，这种疗法开拓了心脏康复的康复范围，更加完善了当今的心脏康复体系。

初步证据表明，心脏康复治疗可能是治疗高血压病患者精神心理问题的有效途径。具体的干预措施包括：①在高血压病认知、行为层面进行干预，发现并解决高血压患者的错误认知和对疾病的误解，树立良好的健康信念。②将体育活动进行小组设置，积极组织合作和展开竞争性的游戏。

通过一定时间的心脏康复，患者对自己的身体会重新树立起信心。身体的自信将逐渐对患者起到良好的作用，同时也将影响更多的人。系统的心脏康复，终将达到使患者回归正常社会生活的目的，实现真正意义上的健康。

四、饮食疗法

体育锻炼是对身体的刺激，是对身体的破坏和重建，身体在应对刺激、修复破坏、适应刺激后，健康水平才得到提升。健康水平的提升并不是在运动中产生，而是在运动后的恢复过程中产生的。因此，体育锻炼促进健康必须重视锻炼后的恢复过程。营养是促进恢复的重要手段。

运动讲究强刺激，刺激强度大，才能达到有效锻炼的目的。营养也有类似的道理：已知减少食物能量的摄入，能够减轻体重、降低血脂等，但天天控制饮食摄入量效果好呢，还是阶段性断食而其他时间正常饮食效果好呢？大量研究显示，间断饥饿疗法效果更好[12]。间断饥饿疗法对于降低体重、降低血糖、降低血脂、降低血压、预防心肌梗死等都有显著作用，比持续减少食物量作用明显。充分饥饿对身体是强刺激，激发了身体的应急能力。

间断饥饿疗法怎么做呢？每周正常饮食 5天，其余 2 天（不能是连续两天）减少进食量至500 卡（cal）以内（普通人每天食物摄入 1800～2100 cal）。这里的"正常饮食"，指健康饮食，只是不需要刻意减少热量而已，应该是充足的水

果、蔬菜、全谷类、豆类、坚果类等，也可以吃些鱼或者鸡肉，但一定要限制红肉（如猪、牛、羊肉等），限制加工过的肉，限制含糖饮料。

2016—2020 最新美国指南在 2010 年的基础上进一步强调了饮食模式而不是个体食物，指南要求人们注意摄入不同种类的蔬菜、水果、谷类（其中一半以上是全谷物）、去脂或低脂的奶制品、蛋白质食物、植物油和坚果基油。

（一）目前国际推崇的饮食模式——DASH饮食

DASH 饮食，即降压治疗饮食疗法（dietary approaches to stop hypertension，DASH），是近年来国际上极为推崇的一种饮食模式，它是唯一被纳入最新《美国高血压教育计划》手册的一个经科学及临床试验证实能有效降低血压的饮食疗法，与减钠、减重、运动、节制饮酒并列在生活疗法中。依照 DASH 饮食，2 周内血压明显下降，8 周后降压药物可以减量。美国国立心肺血液研究所主持的两个大型多中心试验表明 DASH饮食可明显降低血压[13]。

传统的生活形态与膳食疗法，主要包括减重和减钠（不吃太咸）。一般而言，肥胖型高血压患者若能成功减重，并维持体重，降压的效果很好。减少盐的摄取，一般而言，有中度降低血压的效果。以上两种做法，若要达到一个理想的降压状态，对许多人都有一定的难度。

DASH 饮食[14]强调高血压病患者应多吃的东西，而不只是一味地强调这个不能吃、那个不能吃。DASH 是一种强调增加水果、蔬菜和低脂奶饮食，减少肉类、饱和脂肪和含糖饮料摄入的饮食模式。DASH 饮食的原理是使用高钾、高镁、高钙、高膳食纤维、不饱和脂肪酸丰富、饱和脂肪酸节制的饮食，以多种营养素的搭配，全方位地改善健康来达到降血压的目的。虽也强调清淡饮食，但并不涉及强力地减钠（减盐到完全无味道的状况）或减重（体重控制）这两个一般人比较难做到的项目。当然在执行 DASH 饮食的同时，若也能更进一步减钠并减重，降血压的效果会更好。

DASH 饮食包含了六大类食物（蔬菜类、水果类、脱脂/低脂奶类、蛋白质含量高的食物类、

五谷杂粮类、油脂及核果种子类），强调多吃食物的天然滋味，少放盐。各大类食物的比例和可选择的食材简单说明如下。

1. 提倡多进食蔬菜、水果、高蛋白质食物，比一般人再多些。

2. 五谷杂粮建议比一般人的饮食略少些，而且尽量选用含麸皮的全谷类（未加工的谷类）。

3. 奶类的量和一般人相当，但最好是使用脱脂产品，因为全脂奶中的脂肪含饱和脂肪酸太多。

4. 蛋白质丰富的食物以豆制品、鱼肉、家禽、海鲜、虾等白肉为主，少吃红肉（也就是家畜类），蛋（或鱼卵/带壳海鲜）要适量。

5. 核果、种子等坚果类食物每天最好进食一小把（约一汤匙）。

6. 烹饪时尽量不使用动物油脂，而是使用植物油，如葵花子油、橄榄油、红花油、玉米油等都不错。用油量要少，高血压患者或高危险人群应多选择烹饪用油少的菜肴，如凉拌、清蒸、水煮、汤涮的菜肴，油炸食物少吃或不吃，炒的菜肴一餐一道即可。

（二）食物的选择和食用方法

明确以上 DASH 饮食原则，食物的选择和食用方法建议如下。

1. 五谷杂粮类

（1）每天至少 2/3 是全谷类。主食尽量（三餐中有两餐）选用未经精制的全谷类，例如糙米饭、五谷米、麦片粥、全麦土司、全麦馒头、杂粮面包。

（2）豆类和根茎淀粉类食物算作非精制主食，也可搭配使用，例如红豆汤、绿豆薏仁粥、黄豆饭、烤地瓜、蒸芋头、烤马铃薯等。

（3）每天可以有一餐的主食少量食用精米精面的食物，如米饭、面条、米粉等。

（4）也可以在白米中加入 2/3 的全谷米、豆类、根茎类来达到"尽量使用全谷类"的目的。

2. 奶类

（1）以低脂或脱脂乳类及乳制品为主，如脱脂奶粉、低脂鲜奶、低脂酸奶、低脂奶酪等。

（2）除了直接喝牛奶外，亦可将低脂鲜乳或脱脂奶粉加入燕麦、麦片煮成牛乳燕麦粥、麦片牛奶粥。

（3）也可将三汤匙奶粉加入百分之百蔬菜汁做成一杯蔬菜牛奶汁。

（4）可将低脂奶酪覆盖在蔬菜上做成焗烤蔬菜。

（5）低脂鲜乳也可入汤，如玉米浓汤。

（6）不耐乳糖的患者，建议可选取零乳糖的低脂奶类产品。

3. 蔬菜

（1）每餐 2～3 样蔬菜，要多样化。

（2）深绿色的蔬菜，每天不可少。

（3）为避免蔬菜太多的感觉，除了叶菜类还可以选择各种不同口感的蔬菜，如瓜类滑脆，菇蕈类柔软多汁，根茎类、笋类有嚼劲。可以将 1～2 样蔬菜与水果打成蔬果汁，或者将菜入饭，做成菜饭，减少吃很多菜的感觉。

4. 水果

（1）每天 5 份，新鲜水果、果干搭配使用。

（2）一两份果干，如葡萄干。仔细检查标示，没有加糖才好。

5. 油脂类

（1）烹调油选择好的植物油，如色拉油、葵花油、橄榄油、玉米油、花生油，这些常见植物油均可用来烹饪。

（2）奶油、猪油等动物油最好减少使用。

（3）不吃油炸食物。

（4）每餐一道油炒的食物即可，凉拌、清蒸、水煮、汤涮的烹饪方法均可搭配使用。

6. 蛋白质丰富的食物

（1）每天 5～7 份，以豆制品、不带皮家禽、鱼虾为主，平均分配，多使用植物蛋白更佳。

（2）家畜类红肉少吃。

（3）鱼虾以外的海产、动物内脏、蛋类胆固醇含量高，不建议多食（血胆固醇不高的人，可以弹性一些）

7. 坚果种子类

（1）每天 1 份（约 10 克，不含壳重），作为零食、打入果汁或入饭

（2）花生、松果、核桃、杏仁果、开心果、葵花子、腰果等，直接吃，或洒在沙拉、菜肴中。

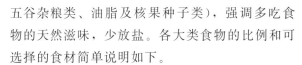

（3）炒熟的黑、白芝麻洒在米饭、蔬菜或肉类菜肴上。

（4）芝麻粉、花生粉拌入牛奶。

（5）一些核果种子，可建议患者装在小盒子内，随身携带，当作点心食用。

（6）选购时避免过咸或含糖的坚果。

需要注意的是，DASH饮食概念强调多摄取钙、镁、钾，然而高钾饮食不适合肾病患者，肾病患者应该先咨询医师与营养师。

（丁荣晶　范晓绵）

参考文献

［1］《中国高血压防治指南》修订委员会. 中国高血压防治指南（2010年修订版）. 北京：人民卫生出版社，2012.

［2］武苗，陈晓军. 高血压运动疗法的研究进展. 实用心脑肺血管病杂志，2013，21（3）：1-3.

［3］科学健身新理论与新方法. 黑龙江体育科学学会（翻印），2014.

［4］Lewington S，Clarke R，Qizilbash N，et al. Age-specific relevance of usual blood pressure to vascular mortality：a meta-analysis of individual data for one million adults in 61 prospective studies. Lancet，2002，360（9349）：1903-1913.

［5］Thompson PD，Buchner D，Pina IL，et al. Exercise and physical activity in cardiovascular disease. Circulation，2003，107：3109-3166.

［6］黄思贤，谭新洪. 心肺运动试验的临床应用. 北京：人民卫生出版社，2007.

［7］Powell KE，Thompson PD，Caspersen CJ，et al. Physical activity and the incidence of coronary heart disease. Annu Rev Public Health，1987，8：253-287.

［8］Schnohr P，Marott JL，Jensen JS，et al. Intensity versus duration of cycling，impact on all-cause and coronary heart disease mortality：the Copenhagen City Heart Study. European Journal of Preventive Cardiology，2012，19（1）：73-80.

［9］彭峰林. 运动预处理的缺血心肌保护作用及机制. 心脏杂志，2010（05）：788-790，794.

［10］张郁林，黄烨，周波，等. 缺血预处理对肺缺血再灌注损伤保护作用的研究进展. 现代医学，2011（04）：498-501.

［11］Thompson WR，Neil F Gordon NF，Pescatello LS. Exercise prescription for other clinical populations//American College of Sports Medicine. ACSM's guidelines for exercise testing and prescription. 8th edition. Philadelphia（US）：Wolters Kluwer Health/Lippincott Williams & Wilkins，2010：249.

［12］周建妹，于恩彦，任爱华，等. 抑郁与高龄高血压相关因素的关系研究. 解放军医学杂志，2011，36（4）：395-396.

［13］Avanzas P，Bayes-Genis A，Deisla L，et al. Summary of the clinical studies reported in the Annual Scientific Sessions of the American College of Cardiology（New Orleans，LA，USA，April 2-5，2011）. Revista Espanola De Cardiologia，2011，64（6）：508. e1-e8.

［14］王川，傅祖植. DASH饮食在高血压控制中的作用. 国际内科学杂志，2006，33（1）：7-9.

第五章　特殊类型高血压患者的心理问题

第一节　心理障碍的概述、流行病学及危害

一、心理障碍的概述

生物-心理-社会医学模式转变了人们对疾病认识的理念，人们认识到心理障碍在疾病发生中的重要作用。心理障碍与长期无法摆脱内心冲突、悲伤、苦恼等情绪有关，对人的身体、生活、社交产生负面影响。心理障碍主要包括躯体化和躯体形式障碍、焦虑障碍、抑郁障碍等。

1. 躯体化和躯体形式障碍

躯体化是指患者以躯体不适为主诉的心理障碍；躯体形式障碍则是一类以多种系统的躯体症状为主要临床表现，未证实有器质性损害而与心理因素密切相关的精神疾病。2001年《中国精神障碍分类与诊断标准（第3版）》（CCMD-3）列出躯体形式障碍包括以下亚型：①躯体化障碍；②躯体形式疼痛障碍；③疑病症；④躯体形式自主神经紊乱。

2. 抑郁障碍

抑郁障碍主要表现为情感低落、兴趣减低、悲观、思维迟钝、缺乏主动性、自责自罪、全身不适、言语动作迟缓等，可伴有躯体症状、自杀观念和行为等。

3. 焦虑障碍

焦虑障碍主要表现为心情紧张、过度担忧、缺乏安全感、心烦意乱、坐立不安，伴自主神经症状，如脸红汗出、心慌气短、血压不稳、胃肠不适等。焦虑障碍分为慢性焦虑（广泛性焦虑）和急性焦虑发作（惊恐障碍）两型。临床最常见的是急性焦虑发作，其发病率高，占心内科患者

的 $31\% \sim 65\%$。

二、心理障碍的流行病学

世界卫生组织（WHO）1993年开展的一项以15个城市为中心的全球性合作研究显示，综合医院就诊者中抑郁症和恶劣心境患病率达 12.5%。大多研究均显示女性抑郁症患病率为男性的2倍。女性抑郁症终身患病率为 25%，男性为 12%。然而，即便是三级综合医院对此病的识别率也不到 20%。治疗率更低，在我国治疗率仅为 2%。

2005年北京10家医院心内科门诊调查显示，焦虑发生率为 42.5%，抑郁发生率为 7.1%。2014年，我们在国内5个城市（北京、上海、广州、成都、长沙）的14所大型综合医院心内科进行了调查，在2123例门诊患者中，抑郁和（或）焦虑障碍的现患病率和终生患病率达 14.37% 和 17.00%，抑郁的现患病率和终生患病率达 10.55% 和 13.75%，焦虑障碍的现患病率和终生患病率达 7.77% 和 8.53%[1]。

三、心理障碍的危害

《美国国家科学院学报》调查显示，焦虑和抑郁将在2020年成为导致全球劳动力丧失的普遍因素之一，可见焦虑和抑郁具有极大的杀伤力。然而，由于我国国情及大部分医生对心理障碍认识不足，导致以躯体症状为表现的心理障碍患者不能及时诊治。大量临床研究证实心血管疾病常常与焦虑、抑郁等心理问题共病存在，且两者之间往往互相影响、互为因果。国内外的很多

横向和纵向研究都提示，心血管疾病可以引起和加重抑郁和焦虑症，而抑郁和焦虑症也可以诱发和加重心血管疾病，并对心血管疾病的预后有严重影响。

第二节　心理障碍与高血压的相关性

高血压是最常见的心血管疾病，也是许多心血管疾病的基础疾病和危险因素。相比血压正常的同龄人，高血压患者共病抑郁的可能性增加了37%～46%。Huang 等[2]对 6 项研究进行了 meta 分析，发现高血压人群患抑郁的危险度是血压正常人群的 1.25 倍。国外资料显示，在高血压患者中，有明显不良心理因素者占 74.5%。张现国等[3]对广东省及宁波市共 4 所三甲综合医院心内科门诊原发性高血压患者进行调查，结果显示原发性高血压患者抑郁障碍的现患病率为16.6%（145/876）。综合国内外文献，高血压伴焦虑的患病率为 11.6%～38.5%，伴抑郁的患病率为 5.7%～26.1%，伴焦虑和抑郁的患病率为 1.7%～14.2%。高血压伴焦虑障碍的主要危险因素有吸烟、体力劳动者、失眠、体重指数 $>25 \text{ kg/m}^2$、高血压分级 2 级及以上、未规律治疗高血压等。高血压伴抑郁障碍的主要危险因素有女性、年龄 65 岁以上、服用利血平或含利血平成分的降压药、合并糖尿病、低收入、低教育程度、未婚、丧偶或离异等。

一、高血压与心理障碍共病的生理机制

当人体情绪紧张时，主要通过肾上腺髓质和下丘脑-垂体-肾上腺皮质两条通路对血压进行调节。一方面紧张刺激可使交感神经兴奋和肾上腺髓质分泌增加，另一方面紧张刺激通过下丘脑-垂体-肾上腺皮质系统使肾上腺皮质激素和醛固酮等分泌增加，使血浆中促肾上腺皮质激素、糖皮质激素（主要是皮质醇）和儿茶酚胺水平升高，心率增快，引起血压升高。下丘脑控制体温、血压、饥渴、情感、能量、性活动、睡眠和脂肪代谢。下丘脑功能异常，导致内脏功能和行为发生暂时或持久的变化，产生心因性疾病及心身疾病。

交感神经兴奋引起血压升高的机制是多方面的：①使小动脉收缩，增大外周阻力，舒张压升高；②使静脉收缩，增加回心血量，收缩压升高；③通过兴奋心脏的 β 受体使心脏收缩力增强，从而提高心排血量；④激活肾素-血管紧张素-醛固酮系统；⑤刺激血管平滑肌细胞增生、肥大；⑥糖皮质激素分泌增多使血管平滑肌细胞对儿茶酚胺更加敏感，增加儿茶酚胺的升压作用。愤怒时，由于动脉外周阻力增加，能引起舒张压显著升高；焦虑、恐惧时心排血量增加，以收缩压升高为主。

二、高血压与心理障碍共病的心理社会因素分析

患者一旦确诊高血压后，必须终身服药，长期监测血压，无形中给患者增加了心理负担和经济压力。由于对降压治疗没有科学的认识，部分患者常私自停药，造成血压波动，身体不适，严重者甚至发生卒中等危险，降低生活质量。长期服药者可导致患者心理上的悲观、焦虑，加上药物的不良反应，出现高血压合并焦虑、抑郁的发病率增高。我国学者对高血压患者伴发焦虑、抑郁的调查结果显示，高血压患病时间越长，焦虑、抑郁的发生就越明显，且高血压严重程度与焦虑、抑郁的严重程度成正比关系，中老年人高血压伴焦虑、抑郁的发病率明显高于其他年龄段人群。对中老年高血压患者的调查结果显示，焦虑症患病率为 11.6%，抑郁症患病率为 15.6%。国外有研究对 3000 名原无高血压的正常人群进行为期 7～14 年的随访观察后发现，明显的焦虑情绪是高血压发生和发展的一个独立预测因子，并可影响降压药物的疗效及高血压的预后。由此可见，高血压与心理障碍两者相互影响，产生恶性循环。

第三节 "双心"医学与"双心"治疗

一、"双心"医学的定义

"双心"医学即心理心脏病学，此类患者的特点表现为：有心血管疾病，并受到来自精神心理因素的干扰；或没有心血管疾病，有类似心脏症状的单纯精神心理问题。《在心血管科就诊患者的心理处方中国专家共识》[4]中提出，对于此类患者需进行必要的心理和药物治疗。

二、"双心"治疗对高血压患者的重要性

"双心"治疗即在治疗心脏疾病的同时进行心理治疗。由于高血压与焦虑、抑郁的密切关系，在降压的同时进行抗焦虑、抑郁的治疗，不但有利于稳定患者的血压，同时可以调节患者焦虑、抑郁状态，减轻心理因素对血压的影响，有助于改善患者的预后。

第四节 如何识别"双心"患者

一、评估流程

《在心血管科就诊患者的心理处方中国专家共识》[4]提出在门诊面对患者时，推荐采用以下流程。

（1）详细询问病史。在常规询问患者的现病史、既往病史及用药情况的同时，了解患者是否有躯体症状反复就诊而没有合理的病因（三问筛查中的一问）。另外，询问一般生活中的普通症状，如食欲、进食、二便、睡眠问题等，也有提示情绪问题的意义（其中睡眠也是三问中的一问）。在患者发现医生重视其生活中的困扰、关心他的生活情况时，适当问及情绪困扰（如遇事紧张或难以平复、兴趣活动缩窄等），可以理清症状发生与情绪背景，给患者提供机会梳理各种症状与情绪波动有无相关性，对帮助患者认识某些躯体症状与情绪的关系有帮助。

（2）做必要的相关心血管病检查，使对患者躯体疾病或生理功能紊乱的判断更有依据。例如主诉中哪些可用心血管疾病解释，哪些不能；针对心血管疾病的性质和程度，应有什么处理等。

（3）如果患者三问筛查中有2个以上给予肯定回答，或发现其他心理问题线索，可有针对性地进行躯体化症状自评量表（SSS）、患者健康问卷抑郁量表（PHQ-9）、广泛性焦虑量表（GAD-7）或综合医院焦虑/抑郁量表（HAD）等评估。

（4）如果精神症状存在已较长时间（1个月以上）或症状明显造成生活紊乱，在心理支持和征得患者认同情况下，及时给予抗抑郁/焦虑药物治疗。

（5）治疗过程中可以用量表评分，根据量表分值变化观察药物治疗是否有效、是否需加药或换药。

二、初步筛查

在临床工作中，如遇到血压波动较大且难以控制的高血压，在考虑有精神心理因素共病的情况下，问诊时可用简单的几个问题进行初步筛查。

1. 三问法

三问法包括：①是否有睡眠不好，已经明显影响白天的精神状态或需要用药？②是否有心烦不安，对以前感兴趣的事情失去兴趣？③是否有明显身体不适，但多次检查都没有发现能够解释的原因。3个问题中如果有2个回答是，符合精神障碍的可能性为80%左右。

2. 患者健康问卷抑郁量表-2（Patient Health Questionnaire-2，PHQ-2）

在过去2周，您是否感受到以下问题的困

扰：①做事时提不起劲或只有少许乐趣？②感到心情低落、沮丧或绝望？假如 PHQ-2 量表中任何一个问题或 2 个问题回答"是"，则建议使用下文中 PHQ-9 进一步评定。

第五节　如何进行心理干预及药物治疗

一、心理治疗

对于高血压伴心理障碍的患者，要进行适当的心理干预。心理治疗对于患者心理疾病的缓解具有重要意义：①减轻和缓解心理社会应激源的焦虑、抑郁症状；②改善患者对服药的依从性；③矫正情绪障碍继发的各种不良心理社会性后果，如婚姻不睦、自卑绝望、退缩回避等；④最大限度地使患者达到心理社会功能和职业功能的康复；⑤协同抗焦虑/抑郁药物治疗。心血管科医师在面对这类患者时应有耐心，多给患者鼓励和支持，可从以下两方面进行心理干预。

1. 健康教育

（1）倡导健康的生活方式。减轻体重、限盐、限制饮酒、增加体育锻炼、高纤维低脂肪饮食是治疗的基础。建议患者采取良好的生活方式并适当运动，如散步、慢跑、游泳等有氧运动。

（2）心血管科患者常因对疾病的不了解、误解和担忧导致心理障碍，需要从心理上帮助患者重新认识疾病，合理解释患者心脏疾病的转归和预后，纠正患者不合理的负性认知，恢复患者的自信心，这可使很多患者的焦虑抑郁情绪得到有效缓解。

2. 心理支持

在患者就诊以及随访的过程中运用心理学知识给予患者一定的心理疏导，同时建议患者亲属对患者的身心健康增加关注，使生活环境更加融洽，从而有利于患者的身心康复。

二、音乐疗法

此疗法目前在国内比较少见，根据音乐对人类情绪的影响，以及国外相关的研究，提示音乐对降低血压、缓解心理压力都有很好的疗效。因此，音乐疗法是可以尝试的。通过文献系统回顾可发现音乐疗法可减少焦虑紧张状态。Moon FaiChan 等[5]对社区抑郁情绪的老年人进行音乐治疗 1 个月，结果显示抑郁评分、血压、心率显著下降。

三、药物治疗

当非药物治疗难以控制病情时，需采取药物治疗。西医治疗在降压的基础上结合抗焦虑/抑郁药物治疗。此外，还可以结合中医药治疗。必要时转诊精神科。

（一）西医治疗

针对"双心"病患者，药物治疗原则可参考《在心血管科就诊患者的心理处方中国专家共识》[4]：①诊断要确切；②全面考虑患者的症状特点、年龄、躯体状况、药物的耐受性及有无合并症，个体化用药；③剂量逐步递增，采用最低有效量，使不良反应降到最低，提高治疗的依从性；④一般药物治疗在 2 周左右开始起效，治疗的有效率与时间呈线性关系，如果足量治疗 6~8 周无效，考虑换药；⑤治疗持续时间一般在 3 个月以上，根据病情决定用药时间；⑥如第一种药物治疗无效，可考虑换用同类另一种药物或者作用机制不同的另一类药物；⑦与患者有效地沟通治疗方法及药物的性质、作用、可能的不良反应和对策，增加患者治疗的依从性。

1. 常用的降压药物

常用降压药物的主要类型有：血管紧张素转化酶抑制剂（ACEI）、血管紧张素 II 受体拮抗剂（ARB）、钙通道阻滞剂（CCB）、利尿剂、β受体阻滞剂、α受体阻滞剂。由于"双心"病患者的特殊性，需要优先选择对焦虑、抑郁影响较小的药物。根据目前的临床研究显示，钙通道阻滞剂不推荐作为高血压伴焦虑/抑郁的一线抗高血压治疗；而 ACEI、ARB 类药物与抗焦虑、抑郁有良好的相关性，应用于高血压伴发焦虑、抑郁患者安全有效，推荐使用。

2. 抗抑郁/焦虑药物的选择

抗抑郁/焦虑药物按作用机制包括如下 8 类：单胺氧化酶抑制剂、三环类和四环类抗抑郁药、选择性 5-羟色胺再摄取抑制剂（SSRI）、5-羟色胺受体拮抗和再摄取抑制剂（SARI）、5-羟色胺和去甲肾上腺素再摄取抑制剂（SNRI）、去甲肾上腺素能和特异 5-羟色胺能抗抑郁剂（NaSSA）、多巴胺和去甲肾上腺素再摄取抑制剂、氟哌噻吨美利曲辛复合制剂。可安全应用于心血管病患者的抗抑郁/焦虑药物简介如下。

（1）选择性 5-羟色胺再摄取抑制剂（SSRI）：如氟西汀、帕罗西汀、舍曲林、西酞普兰等，是世界精神病协会（WPA）推荐的首选药物。由于一般 2 周以上起效，适用于慢性的焦虑和抑郁治疗。建议心血管病患者从最低剂量的半量开始，老年体弱者从 1/4 量开始，每 5～7 天缓慢加量至最低有效剂量。

（2）苯二氮䓬类药物：如地西泮、艾司唑仑、氯硝西泮、劳拉西泮、阿普唑仑、咪达唑仑、奥沙西泮等，用于焦虑症和失眠的治疗。特点是抗焦虑作用起效快。注意事项：有呼吸系统疾病的患者要慎用，易引起呼吸抑制，导致呼吸困难。长期使用会产生药物依赖，突然停药可引起戒断反应。建议连续应用不超过 4 周，逐渐减量停药。

（3）唑吡坦和佐匹克隆：这是在苯二氮䓬类药物基础上开发的新型助眠药物，没有肌松作用和成瘾性。特点是对入睡困难效果好，晨起没有宿醉反应。但缺乏改善中段失眠的作用，也不能改善早醒。没有抗焦虑作用。部分老年患者用唑吡坦后，可能出现入睡前幻觉（以视幻觉为主）。

（4）氟哌噻吨美利曲辛复合制剂（黛力新）：该药含有神经松弛剂（氟哌噻吨）和抗抑郁剂（美利曲辛），其中美利曲辛含量为单用剂量的 1/10～1/5，降低了不良反应，并协同调整中枢神经系统功能、抗抑郁和抗焦虑。

（二）中西医结合治疗

中医认为"心为君主之官""心主神明"，心与人的心理障碍有密切关系。中医治疗原则重视"辨证论治"，在选择中药或中成药治疗时，应根据患者寒热、虚实的具体情况选择相应的治则和合适的药物，调整人体的阴阳气血平衡，以调畅情志。如心气虚，则补益心气；心阳虚，则温养心阳等。

第六节　焦虑/抑郁量表的选择与应用

心理评估量表有助于更好地了解患者心理状况，识别焦虑/抑郁患者。综合医院常用的焦虑/抑郁量表按测定方式主要分为自评量表和检查评估量表，具体如下。

一、自评量表

1. 广泛性焦虑量表（Generalized Anxiety Disorder 7-item，GAD-7）

GAD-7 量表（表 5-1）共 7 个条目，用于焦虑症状的自评，具有广泛的适用性。标准为：0～4 分，无焦虑；5～9 分，轻度焦虑；10～14 分，中度焦虑；15 分以上，重度焦虑（表 5-2）。

2. 患者健康问卷抑郁量表-9（Patient Health Questionnaire-9，PHQ-9）

PHQ-9 共 9 个条目，反映抑郁状态的 4 组特异性症状：情感症状、躯体性障碍、精神运动性障碍和抑郁的心理障碍，可衡量抑郁状态的严重程度。标准为：0～4 分，无抑郁；5～9 分，轻度抑郁；10～14 分，中度抑郁；15～19 分，中重度抑郁；20～27 分，重度抑郁，需直接转诊至精神科。

3. 症状自评量表 SCL-90

症状自评量表（Self-reporting Inventory）又名 90 项症状清单（SCL-90），是世界上最著名的心理健康测试量表之一。该量表共有 90 个项目，包含有较广泛的精神病症状学内容，从感觉、情感、思维、意识、行为直至生活习惯、人际关系、饮食睡眠等均有涉及，并采用 10 个因子分别反映 10 个方面的心理症状情况。本测验适用对象为 16 岁以上患者。

表 5-1　GAD-7 量表

序号	题目	没有 (0 分)	有时有 (1 分)	超过一半的时间有 (2 分)	基本每天如此 (3 分)	评分
1	紧张、焦虑或愤怒					
2	易被激怒					
3	害怕什么可怕的事情发生					
4	担心很多事情					
5	疲劳，坐不住					
6	不能停止或不能控制的担心					
7	很难放松					
总分统计						

表 5-2　GAD-7 量表评定标准

	结果分析	治疗建议
0～4 分	无焦虑	无
5～9 分	轻度焦虑	观察、制订治疗计划，考虑咨询、随访或药物治疗
10～14 分	中度焦虑	积极药物治疗和（或）心理治疗
15～19 分	重度焦虑	立即首先选择药物治疗，若严重损伤或治疗无效，建议转至精神疾病专家处进行心理治疗和综合治疗

4. 抑郁/焦虑自评量表（Self-rating Depression/Anxiety Scale，SDS/SAS）

SDS/SAS 量表为患者自评量表，应用广泛，均由 20 个条目组成，都是抑郁或焦虑的表现。患者根据自己有无这些表现及严重程度打分，总分相加换算为标准分。但该量表只反映过去 1 周患者的心理状态，故需多次评估。

5. 综合医院焦虑/抑郁量表（Hospital Anxiety and Depression Scale，HAD）

HAD 共由 14 个条目组成，其中 7 个条目评定抑郁，7 个条目评定焦虑。共有 6 条反向提问条目，5 条在抑郁分量表，1 条在焦虑分量表，评分方式有些不均衡。采用 HAD 的主要目的是进行焦虑、抑郁的筛选检查，不宜作为流行学调查或临床研究中的诊断工具。

6. 躯体化症状自评量表（Somatic Self-rating Scale，SSS）

该量表用于评估患者躯体化症状表现，共列出 20 种躯体化症状，评估有无躯体化症状及严重程度。

二、检查评估量表

1. 汉密顿抑郁量表（Hamilton Depression Scale，HAMD）

HAMD 是临床上评定抑郁状态时应用最为普遍的量表。本量表有 17 项、21 项和 24 项 3 种版本，需要由受训合格的专业人员施测，不能由患者自填。

2. 汉密顿焦虑量表（Hamilton Anxiety Scale，HAMA）

HAMA 是最经典的焦虑评估量表。本表共 14 项，由躯体性焦虑和精神性焦虑两大类构成，以反映患者焦虑症状的严重程度和特征。

3. 精神科诊断与简易诊断

对心内科患者进行精神科简易诊断，医生可参照《国际疾病与相关健康问题统计分类（第 10 版）》（ICD-10）的普及版本进行初步预诊和处理，其中不仅有 WHO 推荐的简化诊断标准，而且有如何向患者和家属交代病情，如何初步处理的建议。

（刘梅颜）

参考文献

[1] 李果，姜荣环，郭成军，等. 综合医院心内科门诊患者抑郁和焦虑障碍患病率调查. 中华心血管病杂

志，2014，42（12）：1035-1038.

［2］Huang CQ，Dong BR，Lu ZC，et al. Chronic disea-ses and risk for depression in old age：a meta-analysis of published literature. Ageing Res Rev，2010，9：131-141.

［3］张现国，范强，方强，等. 三甲综合医院心血管内科门诊原发性高血压患者抑郁障碍的现患率及相关因素. 中国神经精神疾病杂志，2015（4）：193-198.

［4］中国康复学会心血管病专业委员会，中国老年学学会心脑血管病专业委员会. 在心血管科就诊患者的心理处方中国专家共识. 中华心血管病杂志，2014，42（1）：6-12.

［5］Chan，MF，Wong ZY，Onishi H，et al. Effects of music on depression in older people：a randomized controlled trial. Journal of Clinical Nursing，2012，21（5-6）：778-783.

第二篇

特殊类型高血压各论

第六章　老年高血压

我国已步入老龄社会，随着社会和卫生事业的发展，人类寿命延长，老年人及80岁以上的高龄老人也成为增长速度最快的一个群体。新近公布的第六次全国人口普查数据表明60岁及以上人口占13.26％，65岁及以上人口占8.87％。到2020年，我国老年人口将达到2.48亿，其中，80岁及以上老年人口将达到3078万，占老年总人口的12.4％。高血压是老年人最常见的疾病，是导致老年人心力衰竭、卒中、冠心病、肾衰竭、主动脉疾病发病率和病死率升高的重要危险因素，严重影响了老年人的生活质量和寿命。在Framingham研究中，65～94岁人群中收缩压＞180 mmHg者比＜120 mmHg的个体冠心病危险高3倍。与60岁以下的高血压患者比较，相似程度的血压升高，老年人发生心脑血管事件的危险显著升高。与中青年患者相比，老年人高血压的发病机制、临床表现和预后等方面均具有一定特殊性，成为高血压的一种特殊类型。因此，应重视老年高血压的特殊性，并根据老年高血压的个体特点进行治疗。

第一节　老年高血压及老老年高血压的定义

2006年世界卫生组织（WHO）全球人口健康报告中建议根据各国的社会经济学背景确定老年人的年龄切点，即发达国家（如欧美国家）以≥65岁作为老年人的年龄界限，而发展中国家则为≥60岁。1982年我国采用≥60岁作为老年期年龄切点，此标准一直沿用至今。

根据1999年世界卫生组织/国际高血压学会高血压治疗指南，年龄在60岁以上、血压持续或3次以上非同日坐位收缩压（SBP）≥140 mmHg和（或）舒张压（DBP）≥90 mmHg，定义为老年高血压。若收缩压（SBP）≥140 mmHg，舒张压（DBP）＜90 mmHg，则称为老年单纯收缩期高血压（isolated systolic hypertension，ISH）[1]。

目前国际将＞80岁的老年人称为老老年。2007年欧洲心脏病学会与欧洲高血压学会（ESC/ESH）的高血压指南指出，老老年高血压的诊断标准为：①年龄≥80岁；②血压持续或3次非同日测量结果为收缩压≥140 mmHg和（或）舒张压≥90 mmHg；③单纯收缩期高血压诊断标准为收缩压≥140 mmHg及舒张压＜90 mmHg。

第二节　老年高血压的病理生理特点

一、血管改变

老年人动脉壁组织结构发生明显变化，主要表现为内皮下和中层厚度随年龄增加而增厚。正常主动脉中层含丰富弹性纤维，具有较高的弹性和可扩张性。随着年龄增长，老年人主动脉及其主要分支的管壁胶原纤维增生，弹性纤维减少、断裂或变性，使动脉僵硬度增加和动脉扩张度降低，血管发生结构重构和功能改变，这种变化可独立于动脉粥样硬化而存在。升高的血压则进一步促进动脉硬化改变。

老年人动脉硬化，血管顺应性及弹性降低，

导致：①大动脉弹性回缩能力降低，使心脏收缩时左心室射血阻力增加，SBP升高；②大动脉顺应性降低，对血压升高的缓冲能力降低，血流反射波由舒张期提前到收缩期，导致舒张压降低，脉压加大；③弹性贮备血管的容受性下降，造成心收缩期内流至外周的血量增加及舒张早期弹性贮备血管中存留的血量减少，加之大动脉的弹性回缩能力降低，致使DBP下降。

另外，增龄导致的动脉内皮功能受损可以影响血管平滑肌的收缩，导致血管僵硬度增加。衰老时内皮依赖性血管舒张功能降低，主要与NO合成分泌减少和活性降低有关。

老年高血压患者，还存在血压调节功能受损。颈动脉窦和主动脉弓压力感受器敏感性因过大的脉压持续刺激而降低，使老年人对体循环血压波动的缓冲能力下降，对血压波动的调节能力及对抗重力效应的正常代偿机制减弱，使血压变异性增大。另外，血管僵硬度增加、顺应性减退、内皮功能受损等原因也使本身对血管内压力变化的调节功能下降。血压调节功能受损使得老年高血压患者血压变异性增大，不能适应心搏出量的微小变动，可显著增加发生严重心血管事件的危险。

二、心脏改变

随年龄增长，血管僵硬度增加，主动脉扩张，心脏前负荷增加。高血压患者左心室收缩末压升高、左心室射血负荷增加，心肌耗氧量增加，后负荷亦增加，心脏结构发生改变，左心室产生轻至中度的肥厚。另外，心肌间质纤维逐步堆积，使左心室顺应性下降，僵硬度增加，影响心脏舒张功能。

另外，老年人左心室肥厚、心壁胶原纤维增多及淀粉样变，使心脏收缩功能受损，表现为收缩时心室内压力上升速度变慢、等容收缩期延长，同时也表现为心脏每搏量容积-速度曲线的变化。老年高血压患者心脏舒张和收缩功能下降，使心排血量下降，易诱发心力衰竭。

三、肾改变

随年龄增大，肾血管硬化、狭窄，肾血流量减少，肾结构发生改变，表现为肾挛缩、肾皮质变薄，甚至肾髓质、肾单位减少，基底膜增厚、细胞外基质堆积，部分肾小管呈透明变性，肾小管也发生萎缩，近段肾小管上皮细胞相对减少。

肾功能损害既可能是高血压的发病因素之一，同时也可能是重要的病理生理改变。增龄相关的肾结构改变导致肾功能下降，表现为肾血流量减少、肾小球滤过率下降、肾小管浓缩和分泌功能受损、肾排钠功能减退、盐敏感性增加，上述改变导致细胞外容量增加和水钠潴留，加之老年人动脉顺应性降低，容量-压力曲线左移，轻度的容量增加就可使血压（尤其是收缩压）明显升高。

由于肾小球硬化和肾间质纤维化，肾小球滤过率降低，同时肾组织细胞膜的钠/钾ATP酶活性改变，导致细胞内钠增加，同时钠/钙交换降低，容量增加，而且肾小管总量降低，导致肾排钾功能降低，老年患者更易出现高血钾。

第三节　老年高血压的临床特点

一、收缩压增高为主

老年人收缩压水平随年龄增长而升高，而舒张压水平在60岁后呈现降低的趋势（图6-1）。在老年人群中，收缩压增高更常见，ISH成为老年高血压最为常见的类型，占60岁以上老年高血压的65%，70岁以上老年患者90%以上为ISH。SHEP、Syst-Europe、Syst-China 3个临床试验发现老年人收缩压与总死亡率呈显著正相关，舒张压则无明显相关性，说明收缩压是比舒张压更重要的心、脑血管危险因素。同样Framingham心脏病研究的报告也支持此观点，即在50岁以下，舒张压是最好的预测心血管事件危险的强预测因子，但是随着年龄的增长，收缩压和脉压就变得越来越重要。美国高血压监测和随访研究分析表明，60～69岁组除外其他危险因素，

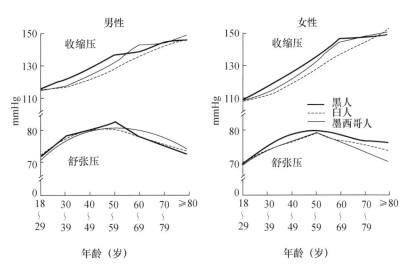

图 6-1 美国不同种族和性别人群随着年龄增长平均血压的变化情况（NHANES Ⅲ）

收缩压每升高 0.1 kPa（0.75 mmHg），年死亡率增加 1%。因此，在老年人中，收缩压比舒张压能更准确地预测死亡率和心血管疾病的并发症。

二、脉压增大

脉压是反映动脉弹性功能的指标。老年人收缩压水平随年龄增长而升高，而舒张压趋于降低，脉压增大是老年高血压的重要特点。脉压＞40 mmHg 视为脉压增大，老年人的脉压可达 50～100 mmHg。大量研究表明，脉压增大是重要的心血管事件预测因子。Framingham 心脏研究显示，老年人脉压是比收缩压和舒张压更重要的危险因素。大量老年高血压研究显示，60 岁以上老年人的基线脉压水平与全因死亡、心血管死亡、脑卒中和冠心病发病均呈显著正相关。我国脑血管病患者脉压水平与脑卒中再发的关系研究提示脉压水平与脑卒中复发密切相关，脉压越大，脑卒中再发危险越高。

三、血压波动大

随着年龄增长，老年人压力感受器敏感性降低，而动脉壁僵硬度增加，血管顺应性降低，这使老年高血压患者的血压更易随情绪、季节和体位的变化而出现明显波动，部分高龄老年人甚至可发生餐后低血压。老年人血压波动幅度大，进一步增加了降压治疗的难度，因此需谨慎选择降压药物。此外，老年高血压患者常伴有左心室肥厚、室性心律失常、冠状动脉以及颅内动脉病变等，血压急剧波动时，可显著增加发生不良心血管事件及靶器官损害的危险。

四、易发生直立（体位）性低血压

直立性低血压是指从卧位改变为直立体位的 3 min 内，收缩压下降≥20 mmHg 或舒张压下降≥10 mmHg，同时伴有低灌注的症状。美国国家联合委员会关于高血压预防、检测、评价和治疗第 7 次报告（JNC-7）则将其定义为：由卧位转换为直立位后收缩压下降≥10 mmHg 且伴有头晕或晕厥等脑循环灌注不足的表现。由于老年人自主神经系统调节功能减退，尤其当高血压伴有糖尿病、低血容量，或应用利尿剂、扩血管药物及抗精神病药物时更容易发生直立性低血压。因此，在老年人高血压的诊断与疗效监测过程中需要注意测量立位血压。

五、常见血压昼夜节律异常

健康成年人的血压水平表现为昼高夜低型，夜间血压水平较日间降低 10%～20%（即杓型血压节律）。老年高血压患者常伴有血压昼夜节律的异常，表现为夜间血压下降幅度＜10%（非杓型）或＞20%（超杓型），甚至表现为夜间血压不降反较白天升高（反杓型），使心、脑、肾等靶器官损害的危险性显著增加。老年高血压患者非杓型血压发生率可高达 60% 以上。与年轻患者相比，老年人靶器官损害程度与血压的昼夜节律更为密切。

六、常与多种疾病并存，并发症多

老年高血压常伴发动脉粥样硬化性疾病，如冠心病、脑血管病、外周血管病、缺血性肾病、血脂异常、糖尿病等疾患。若血压长期控制不理想，更易发生或加重靶器官损害，显著增加心血管病死亡率与全因死亡率。部分老年人的靶器官损害常缺乏明显的临床表现，容易漏诊，应进行综合评估并制订合理的治疗策略。这些疾病的存在降低了老年高血压患者的耐受性，不同疾病所服用药物的相互作用极大地影响了高血压的治疗效果。在老年患者中脑血管病变较常见，应注意筛查评估，若患者存在≥70%的双侧颈动脉狭窄伴有严重颅内动脉狭窄，过度降压治疗可能会增加缺血性卒中的危险。

七、易出现诊室高血压

诊室高血压又称为白大衣高血压。与中青年患者相比，老年人诊室高血压更为多见，易导致过度降压治疗。因此，对于诊室血压增高者应加强监测血压，鼓励患者家庭自测血压，必要时进行动态血压监测，评估是否存在诊室高血压。

八、注意"假性高血压"

老年及老老年患者的高血压病有时存在诊断问题。当老年患者血压升高，但视网膜血管损害轻，并且在谨慎治疗下仍出现严重体位性眩晕时，应考虑"假性高血压"的可能。有些情况下动脉内压力和袖带测量血压之间存在很大差异，袖带测量血压为假性升高。假性高血压是由肱动脉中层硬化导致的，这种情况下应测量腕部或手指血压，不推荐在其他部位进行血压测量。

九、老年高血压控制率低

60岁以上人群高血压的发病率是40～59岁人群发病率的2倍。虽然近年来老年高血压的知晓率有所改善，但是血压的控制率仍不理想（仅50%得到治疗）。王志军等对2593例老年高血压患者的调查显示，服药率和血压控制率分别为94.4%和32.9%。

第四节　降压治疗原则

一、何时启动降压药物治疗

既往老年高血压患者的临床研究入组患者收缩压均在160 mmHg或以上，接受降压治疗后获益（表6-1）。因此，2013欧洲心脏病学会/欧洲高血压学会（ESC/ESH）指南建议对于老年高血压患者，当收缩压≥160 mmHg时推荐药物治疗（推荐类别Ⅰ，证据等级A）（表6-2）[2]。

而老年1级高血压患者是否给予药物治疗？由于缺少相关的临床研究结果，因此，建议如果患者能够耐受，<80岁的老年高血压患者收缩压在140～159 mmHg之间也可考虑降压药物治疗。而JNC-8则认为，由于缺乏证据证明血压<140/90 mmHg比<150/90 mmHg更能保护患者免于伤害，因此不推荐对≥60岁人群使用更低的阈值，建议将收缩压≥150 mmHg、舒张压≥90 mmHg作为老年高血压患者起始药物治疗的血压值。

2016年ESH发表了关于老年高血压治疗的血压目标声明[3]，指出老年（大于65岁）及老老年（大于80岁）患者也应采用ESH-ESC指南中的方法计算总体心血管风险。合并其他心血管危险因素时，即使血压轻度升高，药物治疗也应更加积极，特别是吸烟、高胆固醇血症、糖尿病、靶器官损害（如左心室肥厚）、蛋白尿和（或）肾功能减低。HYVET研究显示在大于80岁的患者中，收缩压从170 mmHg降至140 mmHg可降低患者死亡、卒中及心力衰竭的发生率。对于老老年患者，仅一般状况良好的2级或以上高血压病患者需要接受降压治疗。对于一般状况良好的80岁以上患者，血压轻度升高者能否从药物治疗中获益仍需进一步研究证实。

表6-1 老年和老老年高血压患者的重要研究总结

研究	患者年龄（岁）	人数（例）	入选标准（收缩压；舒张压；mmHg）	目标收缩压/舒张压（mmHg）	治疗组	对照组	实际收缩压/舒张压下降值（mmHg）	临床获益	结果
SHEP	≥60	4736	（160~219）/<90	<160，↓20	利尿剂、β受体阻滞剂	安慰剂	−12/−4	+	↓CV事件（32%）、↓卒中（36%）、CV事件死亡率不变
STOP（亚组）	70~84	1627	≥180/≥90或舒张压>105	<160/<95	β受体阻滞剂、利尿剂	安慰剂	−19SBP	+	↓CV事件（40%）、↓卒中（46%）、↓CV死亡（43%）
HYVET	≥80	3845	>160/<110	<150/<80	利尿剂、ACEI	安慰剂	−15/−6.1	+	↓CV事件（34%）、↓卒中（30%）、↓CV死亡（23%）
SYSTEUR	≥60	4695	（160~219）/<95	收缩压<150	CCB、ACEI、利尿剂	安慰剂	−10/−5	+	↓CV事件（26%）、↓卒中（42%）、↓CV死亡（27%）
XCOPE	70~89	4937	（160~179）/（90~99）	<160/90	ARB	安慰剂	−4.7/2.6	+	↓CV事件（11%）、↓卒中（24%）、CV事件死亡率不变
LIFE-ISH	55~80	1326	（160~200）/<90	≤140/90	ARB	β受体阻滞剂	−16.7/−9	+	↓CV事件（27%）、↓卒中（43%）、↓CV死亡（47%）

注：ACEI. 血管紧张素转化酶抑制剂；ARB. 血管紧张素受体结抗剂；CCB. 钙通道阻滞剂；CV事件. 心血管事件

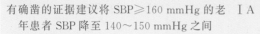

表 6-2 2013 年 ESC/ESH 指南对老年和老老年高血压治疗的建议

有确凿的证据建议将 SBP≥160 mmHg 的老年患者 SBP 降至 140～150 mmHg 之间	Ⅰ A
对于一般状况良好的＜80 岁老年患者，可考虑在 SBP≥140 mmHg 时开始降压治疗，如果患者对治疗耐受良好，目标 SBP ＜140 mmHg	Ⅱb C
建议初始 SBP≥160 mmHg 的一般状况良好的＞80 岁患者，SBP 降至 140～150 mmHg 之间	Ⅰ B
建议虚弱的老年患者接受基于合并症的治疗，并严密监测治疗反应	Ⅰ C
对降压治疗耐受良好的患者达到 80 岁以上时可考虑延续治疗	Ⅱa C
老年患者可应用所有类别的降压药物，但单纯收缩期高血压可首选利尿剂及钙通道阻滞剂	Ⅰ A

二、目标血压

回顾性分析显示收缩压的高低与心血管病和卒中的发病风险明显相关。但这并不意味着血压越低，心脑血管事件越少；过度控制血压也可以导致靶器官灌注不足。实际上，对于一个给定的收缩压，死亡风险随着舒张压的递减反而增加。这种相反的关系增加了老年高血压患者血压控制的复杂性，特别是当大多数老年患者存在 ISH 伴舒张压下降的情况。许多研究证实，血压和心血管事件之间存在 J 型曲线关系，过高或过低的血压都会增加心血管事件的发生（图 6-2）。

多数老年患者表现为 ISH 合并舒张压下降，而收缩压的升高是心血管危险因素，所以，治疗

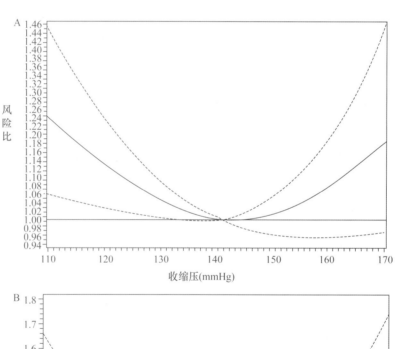

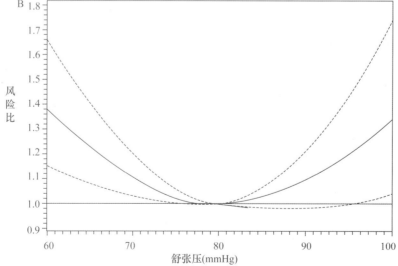

图 6-2　不同收缩压和舒张压下主要心血管事件的风险比

目标更多集中在收缩压的目标值上。

最近的 2 项关于亚洲老年高血压患者的研究表明，收缩压控制在 140 mmHg 以下并不能有额外的获益。SHEP 和 INVEST 研究发现，DBP≤60 mmHg 明显增加心血管事件。在 JASTO 研究中，4000 例高血压患者随机分配至目标收缩压＜140 mmHg 或在 140～159 mmHg 之间，主要使用钙通道阻滞剂（CCB），随访 2 年后，主要终点未观察到显著差异。VALISH 研究比较了严格收缩压控制（＜140 mmHg）和适当收缩压控制（≥140 mmHg 和＜150 mmHg）对心血管疾病发病率和死亡率的不同影响。随访 3 年后，两组的平均血压分别是 137/75 mmHg 和 142/77 mmHg（$P<0.001$）。严格控制组比适度控制组轻度降低复合终点的发生率，无显著差异（$P=0.38$）。从现有的证据来看，收缩压降低至＜150 mmHg 可降低心血管风险。进一步的血压下降（收缩压＜140 mmHg）并不能带来更多获益。

2011 年我国《老年高血压的诊断与治疗中国专家共识（2011 年版）》[4] 中指出，对于高血压合并心、脑、肾等靶器官损害的老年患者，建议采取个体化治疗、分级达标的治疗策略：首先将血压降低至＜150/90 mmHg，如果患者能够良好地耐受，可继续降低到＜140/90 mmHg。对于年龄＜80 岁且健康状况良好、能耐受降压的老年患者，可在密切观察下将血压进一步降低到 130/80 mmHg。对于 80 岁及以上的高龄患者，建议将＜140/90 mmHg 作为血压控制目标。

2013 年 ESC 指南推荐，对于≥80 岁的高血压患者，收缩压控制在 140～150 mmHg。对于＜80 岁的老年患者，在患者可以耐受的情况下，可以考虑收缩压控制在 140 mmHg 以下。最新的 JNC-8 指南则直接建议，在≥60 岁人群中，在收缩压＞150 mmHg、舒张压＞90 mmHg 时开始药物治疗，目标是收缩压＜150 mmHg、舒张压＜90 mmHg（证据等级 A）。

2016 年 ESH/欧洲老年医学会联盟（EU-GMS）发表了高龄、衰弱老年高血压管理的专家建议，建议中首次明确限定了高龄、虚弱老年患者降压治疗过程中收缩压的低限（即不低于 130 mmHg）。对于高龄且身体虚弱或并存多种疾病的患者，高血压有害，血压过低同样有害，因此为其设定降压治疗的低限是合理的。然而，该专家建议仅设定了收缩压低限，却未设定舒张压的低值。对于已发生严重冠状动脉病变的患者，舒张压过低可能对冠状动脉血液灌注产生不利影响。高龄患者常表现为单纯收缩期高血压，在控制收缩压的同时很容易导致舒张压过低，在临床上需要注意。一般来讲，在控制收缩压时应尽量避免舒张压低于 60 mmHg。

三、非药物治疗

限制钠盐摄入、减轻体重、适当运动等非药物治疗是降压治疗 ISH 的基础。TOHP 试验结果表明减轻体重、限制钠盐摄入可使血压下降且差异具有显著性，而其他措施对血压下降无显著性。

其他非药物治疗还包括调整膳食结构、减少脂肪及饱和脂肪酸摄入、增加不饱和脂肪酸摄入、增加膳食纤维摄入、戒烟、避免吸二手烟、限制饮酒、减轻精神压力、保持心理平衡。

需要注意的是，老年人（特别是高龄老年人）过于严格地控制饮食及限制食盐摄入可能导致营养不良及电解质紊乱（如低钠血症），应根据患者具体情况选择个体化的饮食治疗方案。过快、过度地减轻体重可导致患者体力不佳，影响生活质量，甚至导致抵抗力降低而易患其他系统疾病。因此，老年人应鼓励适度地逐渐减轻体重而非短期内过度降低体重。运动方式更应因人而异，需结合患者体质状况及并存疾病等情况，制订适宜的运动方案。

四、降压药物的选择

老年高血压患者降压治疗时降压药应从小剂量开始，降压速度不宜过快，治疗过程中需密切观察有无脑循环低灌注及心肌缺血相关症状、药物不良反应，对于高龄、体质较弱、多种疾病并存者尤应如此。老年高血压患者常同时存在多种心血管疾病的危险因素和（或）靶器官损害，应认真选择降压药物，避免因药物选择不当或矫枉过正对患者产生不利影响。多数老年高血压患者需要联合应用两种以上降压药物才能达到降压目标，强调老年人降压治疗应为多种药物联合，逐步使血压达标。多数患者联合应用降压药物时需从小剂量开始，逐渐增加药物种类及剂量。根据老年患者的个体特征、并存疾病及合并用药情况选择降压药物有助于获得更好的降压效果，在降压治疗的同时还应积极评估并干预患者的其他心血管危险因素。在药物治疗初期以及调整治疗方案过程中，应注意监测立位血压，避免因直立性低血压或过度降压给患者带来的伤害。对于体位效应明显者，应根据其坐、立位血压判断血压是否达标。动态血压监测有助于了解血压波动情况，条件允许时可作为老年高血压患者诊断及疗效监测的常规检查项目。家庭自测血压对于老年高血压患者监测血压及疗效评估有重要价值，应鼓励老年高血压患者选择使用合适的袖带式电子血压计，并掌握基本测量方法，加强血压的自我管理。老年高血压的理想降压药物应符合以下条件：①平稳、有效；②安全性好，不良反应少；③服用简便，依从性好。

1. 利尿剂

传统降压药物噻嗪类利尿剂治疗老年性高血压临床效果明确。JNC-7再次肯定了噻嗪类利尿剂的作用。EWPHE、SHEP等试验也证实了小剂量噻嗪类利尿剂比大剂量能更明显地降低脑卒中和冠心病事件的发生率及逆转左心室肥厚。小剂量利尿剂作为多数患者的初始用药，可单独或与一种其他类型的抗高血压药物联合使用，而且价格便宜，能减少其他联合药物的剂量及不良反应。

2. 钙通道阻滞剂（CCB）

CCB已经在老年人中广泛使用。长效CCB制剂是老年人的首选，特别适用于老年ISH患者以及合并冠心病、心绞痛的患者。其中氨氯地平和非洛地平在老年患者中能增强降压作用，增加耐受性和心血管保护力度。ALLHAT、VALUE等研究显示长效CCB与血管紧张素转化酶抑制剂（ACEI）、利尿剂、血管紧张素II受体拮抗剂（ARB）相比，在心血管事件主要终点方面无明显差异，但CCB均显示较好的降压疗效。当患者有血尿酸升高或服用利尿剂后出现低钾而不宜用利尿剂时，CCB更能显示在联合降压中的独特优势。

3. 血管紧张素转化酶抑制剂（ACEI）

ACEI能抑制心室重构、降低肾小球压力，减少慢性肾病患者尿蛋白排泄，有效保护心肾功能，目前在老年高血压治疗中应用最多。ACEI被推荐作为高血压合并心力衰竭、糖尿病及肾病患者的首选用药。ACEI用于老年高血压治疗，不但具有降低心脏前后负荷、不增加心率、不降低心脑肾等重要脏器的血液灌注、不引起直立性低血压、无停药后反跳现象等益处，还有延缓肾损害的作用。

4. 血管紧张素II受体拮抗剂（ARB）

ARB以前通常作为ACEI的替代药物。ARB抑制血管紧张素II，且不受ACE（血管紧张素转化酶）基因多肽性影响。因此，ARB更易为老年人耐受，且很少引起低血压。

5. β受体阻滞剂

β受体阻滞剂在降低心血管事件，特别是脑卒中方面与其他类型降压药相比，并无明显优势，另外β受体阻滞剂有引起肢端循环障碍、胰岛素敏感性下降、影响血脂代谢等副作用，故传统的β受体阻滞剂已不推荐在老年高血压患者中优先使用。

6. 联合用药

由于高血压的控制率低，单药治疗往往不能达到控制血压的目的，JNC-7指出，当血压≥目标值2.7/1.3 kPa（20.3/9.8 mmHg）时，即应联合治疗。两种低剂量的药物联用，不良反应比其中任一种单药大剂量使用要小；同时，复方联合制剂简化了治疗方案，改善了依从性，加强了血压控制，降低了高血压一线治疗的费用。ESH/ESC 2007指南推荐联合用药方案：CCB＋ACEI。ASCOT-ABLP研究显示ACEI联合CCB治疗，不仅降低了血压，还显著改善了大血管的动脉顺应性，因为动脉顺应性降低是ISH发生的重要机制。VALUE研究证实利尿剂＋ARB联合用药的有效性及安全性。JNC-7推荐老年ISH患者应首选利尿剂或长效钙通道阻滞剂，伴心力衰竭及肾病（糖尿病肾病等）患者宜用ACEI，伴心肌梗死患者可用β受体阻滞剂及ACEI。

第五节 指南解读

不同的国际高血压治疗指南中，对于老年尤其是老老年（年龄＞80岁）人群高血压的治疗存在分歧，可能导致这个特定的群体血压控制达标率较低。不同的国际高血压治疗指南存在认识分歧的原因可能如下：①只有少数国际高血压治疗指南为老年及老老年高血压患者提供了治疗建议。但在这些指南中新的临床试验数据没有得到很好的体现。②目标血压没有明确的界定值，主要是根据专家的意见来决定。③证据水平不同，导致不同指南的治疗建议之间具有很大的差异性。④缺乏统一的老年及老老年的年龄界定标准，各个指南都使用不同的定义来界定老年患者的年龄范围。⑤对药物不良反应的担忧，导致老年患者在治疗过程中不能坚持依嘱用药。

美国ACC/AHA于2011年老年高血压的专家共识[5]中指出老年高血压的降压目标值：①65～79岁老年高血压患者目标值是140/90 mmHg；②≥80岁老年人SBP控制在140～145 mmHg更为合适；③≥90岁老年人的理想血压以及降压治疗的效果还有待研究。另外，开始药物治疗的原则（图6-3）如下：①初始降压治疗，应从小剂量开始，依据血压降低情况逐渐加量，直至最大可耐受剂量。②若达到初始药物的最大耐受量，降压效果不理想，应加用第二种其他类型降压药。若患者对初始药物无治疗反应或有严重不良反应发生，可考虑用其他类型降压药物代替。若初始治疗药物非利尿剂，则通常选用利尿剂作为第二种药物。③若两种药物达到靶剂量后血压降低不理想，可考虑加用第三种药物。若治疗前血压大于目标值20/10 mmHg以上，往往需两种药

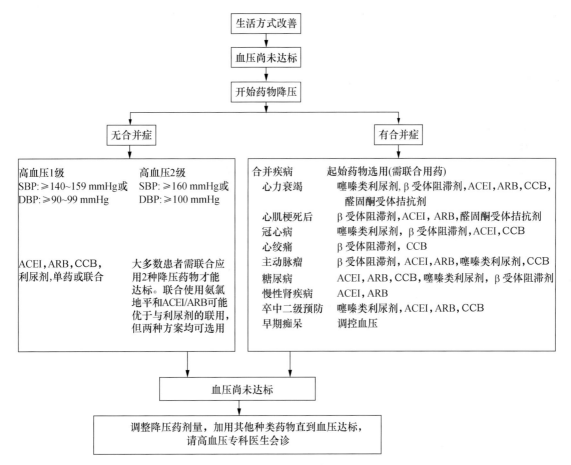

图6-3 美国ACC/AHA于2011年老年高血压的专家共识中对老年高血压的治疗建议

物联合使用作为起始治疗，且其中一种应为噻嗪类利尿剂。④需注意老年人起始降压药物的选择必须遵循个体化的原则，而且多药合用必须注意药物间相互作用。

对于老老年的降压方案，2016 年 ESH/EU-GMS 发表的高龄、衰弱老年高血压管理的专家建议中指出：①高龄、虚弱高血压患者具有诸多特殊性，因此其血压管理策略既不同于一般中青年患者，也不同于体质健康的高龄人群。②制订降压治疗方案时，除了考虑到血压水平外，还需对患者进行认知功能与衰弱程度的评估。③对于 1 级高血压（收缩压 140～159 mmHg）的高龄患者，降压治疗能否获益尚缺乏证据，因此建议将血压≥160 mmHg 作为启动降压治疗的界值。④高龄、虚弱老年患者的收缩压控制目标是＜150 mmHg，但不低于 130 mmHg。血压低于此值时应考虑减小降压药物剂量乃至停药。⑤降压治疗前应认真评估降压治疗所带来的获益-风险比，治疗过程中应密切关注血压过低和直立性低血压，以及由此所致的晕厥与跌倒相关性损伤和骨折风险。⑥重视家庭自测血压与动态血压监测在高龄患者中的应用价值。⑦钙通道阻滞剂、噻嗪类利尿剂与血管紧张素转化酶抑制剂应作为高龄患者的优选降压药物。⑧对于正在接受降压药物治疗且耐受性良好的患者，进入高龄阶段后仍可继续原治疗方案。

（吴寸草）

参考文献

［1］老年高血压诊断与治疗中国专家共识组. 老年高血压诊断与治疗 2008 中国专家共识. 中华内科杂志，2008，47（12）：1046-1050.

［2］Benetos A，Bulpitt CJ，Petrovic M，et al. An expert opinion from the European Society of Hypertension-European Union Geriatric Medicine Society Working Group on the management of hypertension in very old，frail subjects. Hypertension，2016，67（5）：820-825.

［3］Kjeldsen SE，Stenehjem A，OS I，et al. Treatment of high blood pressure in elderly and octogenarians：European Society of Hypertension statement on blood pressure targets. Blood Pressure，2016，25（6）：333-336.

［4］中华医学会心血管病学分会，中国老年学学会心脑血管病专业委员会. 老年高血压的诊断与治疗中国专家共识（2011 版）. 中华内科杂志，2012，51（1）：76-82.

［5］Aronow WS，Fleg JL，Pepine CJ，et al. ACCF/AHA 2011 expert consensus document on hypertension in the elderly：a report of the American College of Cardiology Foundation Task Force on clinical expert consensus documents. Circulation，2011，123（21）：2434-2506.

第七章　女性高血压

第一节　女性在不同阶段的生理和病理变化

女性在一生中经历育龄期、妊娠期、哺乳期、围绝经期、老年期等不同阶段，在这些不同阶段中女性的血压都会产生一定变化。雌激素、孕激素、雄激素水平的不同可能是导致血压性别差异的原因之一。有研究表明，雌激素能够作用于血管内皮细胞、血管平滑肌细胞的雌激素受体，扩张冠状动脉和外周血管，对心血管系统有保护作用。与育龄期女性相比，男性雄激素水平随年龄增长而增高时，男性血压也开始高于女性。高血压对女性与男性一样，都是一种重要的心血管危险因素，都可以导致心脑血管事件的发生。

第二节　妊娠期高血压

一、女性妊娠期高血压的特点

妊娠期高血压是妊娠期特有的疾病，可以严重影响母婴健康，是孕产妇和围生儿死亡的主要原因。流行病学调查发现，初产妇、孕妇年龄＜18岁或＞40岁、多胎妊娠、妊娠期高血压病史及有家族史的妊娠患者，高血压发生率明显增加。既往分类包括妊娠合并慢性高血压、慢性高血压并发先兆子痫、妊娠期高血压、先兆子痫和子痫，后三者以往属于妊娠高血压综合征的范畴[1]。2015年《妊娠期高血压疾病诊治指南（2015）》将妊娠期高血压分为妊娠期高血压、子痫前期-子痫、妊娠合并慢性高血压[2]，其以妊娠20周后高血压、蛋白尿和水肿为特征，并伴有全身多脏器的损害，重者可出现抽搐、昏迷、脑出血、心力衰竭、胎盘早剥和弥散性血管内凝血，甚至死亡，严重影响母婴健康。

高血压、蛋白尿和水肿曾经被作为子痫前期的三大主症，随后蛋白尿是继去除水肿后保留下来的与高血压同等重要的子痫前期诊断指标之一。但现有认识强调，子痫前期是以高血压为基本表现的疾病，在妊娠20周后孕妇出现高血压并存在任何一种器官或系统受累及，包括心、肺、肝、肾等重要器官，以及血液系统、消化系统、神经系统的异常改变，且胎盘-胎儿受到累及等，都可以诊断为子痫前期。有蛋白尿可以做出诊断，没有蛋白尿，只要有高血压，并有其他器官系统受累也可以诊断为子痫前期。基于子痫前期多因素发病的认识，可以理解这是对诊断范畴的扩展而不是缩紧。由于不同发病背景和个体异质性的影响，各系统和器官受累可以不平行，多表现为单器官受累，也可以多器官受累[3]。

目前，关于妊娠期高血压疾病的确切发病机制并不十分清楚，比较公认的机制是多因素作用下，子宫螺旋动脉滋养叶细胞功能受损、浸润能力下降和胎盘浅着床，进而引起胎盘缺血、缺氧，直接或间接导致血管内皮损伤，最终引起妊娠期高血压疾病。但是这种认识有其局限性，难以解释妊娠期高血压及其相关的一系列不良病理生理改变，包括胎盘早剥、死胎、早产和低出生体重等。因此，在孕期，对于一些存在高危因素的患者，需要每天监测血压，警惕妊娠期高血压的发生。妊娠期高血压患者需要监测血压至产后 12 周，哺乳期的女性血压也会有波动，要注意休息，保证充足的睡眠。

二、妊娠期高血压的药物使用

首先要评估妊娠期的血压增高对母亲及胎儿是否有影响。在妊娠初期 3 个月内血压持续在 160/100 mmHg 以上者建议终止妊娠，如持续妊娠会对母体及胎儿带来不利的影响，可导致自然流产，而且在此期间降压药物的治疗也会影响胎儿的正常发育。

降压治疗的目的是预防心脑血管意外和胎盘早剥等严重母胎并发症。收缩压≥160 mmHg（1 mmHg＝0.133 kPa）和（或）舒张压≥110 mmHg 的高血压孕妇应进行降压治疗；收缩压≥140 mmHg 和（或）舒张压≥90 mmHg 的高血压患者也可应用降压药。2013 版美国妇产科医师学会（ACOG）指南提出血压＜160/110 mmHg 不推荐给予降压药。ACOG 在 2015 年发布的关于妊娠及产后重症高血压急性发作的紧急处理意见中指出，妊娠期及产后严重和急性高血压需要紧急降压[4]，当收缩压≥160 mmHg 和（或）舒张压≥110 mmHg 时为重度高血压，无论是急性高血压还是慢性高血压，都需要降压处理[5]。

我国《妊娠期高血压疾病诊治指南（2015）》明确列出降压指征和血压控制的靶目标，对收缩压≥140 mmHg 和（或）舒张压≥90 mmHg 的高血压患者也可应用降压药，以避免发生母胎严重并发症，延长孕周。但要注意不良反应和剂量

调整，降压过程力求平稳，不可波动过大，血压不低于 130/80 mmHg，保证子宫胎盘血流灌注。在出现严重高血压或发生器官损害如急性左心室衰竭时，紧急降压到目标血压范围，注意降压幅度不能太大，以平均动脉压（MAP）的 10%～25% 为宜，24～48 h 达到稳定[6]。

在妊娠的全过程不能使用 ACEI、ARB 及肾素抑制剂，在妊娠初期 3 个月内尽可能不服用任何降压药物，5～7 个月可以选用拉贝洛尔，7～10 个月可加用钙通道阻滞剂和小剂量甲基多巴。同时，需要与妊娠合并慢性肾疾病鉴别，尤其在年轻女性中，需除外其他引起血压升高的继发性疾病，如肾上腺肿瘤（原发性醛固酮增多症、嗜铬细胞瘤）和肾动脉狭窄等。治疗方面不同于慢性高血压患者。子痫前期和子痫患者可使用硫酸镁以解除血管痉挛，预防和治疗抽搐的发生。孕期一般不使用利尿剂降压，以防止血液浓缩、有效循环血量减少和高凝倾向。不推荐使用阿替洛尔和哌唑嗪。硫酸镁不可作为常规降压药使用[4]。在治疗的过程中，要对全身脏器进行评估，警惕相关脏器的损害。产后硫酸镁和降压药物使用更需灵活掌握，并严密监测病情变化。重度子痫前期孕妇产后应继续使用硫酸镁 24～48 h，防止产后迟发或复发子痫前期-子痫，必要时还需再启用硫酸镁。产后血压升高若≥150/100 mmHg 应继续给予降压治疗。产后血压持续升高要注意再次评估和排查产妇其他系统疾病的存在；产后 6 周持续高血压也要注意排查其他系统疾病和高血压的原因，及时内科就诊；产后 12 周要进行复查。

具体药物使用参照 2015 年《妊娠期高血压疾病诊治指南（2015）》中的降压药物使用（表 7-1）[2]。

表 7-1 妊娠期高血压的降压药物使用

1. 拉贝洛尔
   α、β 肾上腺素能受体阻滞剂。
   用法：50～150 mg 口服，3～4 次/日。静脉注射：初始剂量 20 mg，10 min 后如未有效降压则剂量加倍，最大单次剂量 80 mg，直至血压被控制，每日最大总剂量 220 mg。静脉滴注：50～100 mg 加入 5% 葡萄糖溶液 250～500 ml，根据血压调整滴速，血压稳定后改口服

2. 硝苯地平
   二氢吡啶类钙通道阻滞剂。
   用法：5～10 mg 口服，3～4 次/日，24 h 总量不超过 60 mg。紧急时舌下含服 10 mg，起效快，但不推荐常规使用。缓释片 20 mg 口服，1～2 次/日

表7-1　妊娠期高血压的降压药物使用（续表）

3. 尼莫地平

二氢吡啶类钙通道阻滞剂，可选择性扩张脑血管。

用法：20～60 mg口服，2～3次/日。静脉滴注：20～40 mg加入5%葡萄糖溶液250 ml，每天总量不超过360 mg

4. 尼卡地平：

二氢吡啶类钙通道阻滞剂。

用法：口服初始剂量20～40 mg，3次/日。静脉滴注：每小时1 mg为起始剂量，根据血压变化每10 min调整用量

5. 酚妥拉明：

α肾上腺素能受体阻滞剂。

用法：10～20 mg溶于5%葡萄糖溶液100～200 ml，以10 μg/min的速度开始静脉滴注，应根据降压效果调整滴注剂量

6. 硝酸甘油：

作用于氧化亚氮合酶，可同时扩张静脉和动脉，降低心脏前、后负荷，主要用于合并急性心力衰竭和急性冠状动脉综合征时高血压急症的降压治疗。

用法：起始剂量5～10 μg/min静脉滴注，每5～10 min增加滴速至维持剂量20～50 μg/min

7. 硝普钠：

强效血管扩张剂。

用法：50 mg加入5%葡萄糖溶液500 ml，按0.5～0.8 μg/(kg·min)缓慢静脉滴注。孕期仅适用于其他降压药物无效的高血压危象孕妇。产前应用时间不宜超过4 h

第三节　围绝经期与心血管疾病

围绝经期妇女出现高血压常在绝经后，其机制主要是雌激素/孕激素的变化、血管内皮系统和肾素-血管紧张素系统的激活。围绝经期高血压也与机体的代谢紊乱密切相关，主要病理生理变化有胰岛素抵抗、血脂紊乱等。

绝经是妇女生命历程中的重要里程碑，表示卵巢功能衰退，生殖功能终止。当连续停经12个月而无其他病理或生理的原因，末次月经后即为绝经。围绝经期指绝经前任何时期开始内分泌、生物学及类似绝经的临床表现至停经后12个月。围绝经期开始的标志是40岁以上，10个月内≥2次邻近月经周期长度变异7天以上。围绝经期，既往曾称为更年期，1994年世界卫生组织人类生殖特别规划委员会推荐的与绝经有关的术语中，定义围绝经期是指妇女从生殖功能旺盛状态向老年功能衰萎状态过渡的时期，开始于40岁而历时10余年或20年。它可分三个阶段：绝经前期、绝经期和绝经后期。围绝经期综合征是指妇女在绝经前后由于雌激素水平波动或下降所致的以自主神经系统功能紊乱为主，伴有神经心理症状的一组症候群。

心血管疾病是中老年女性最常见的死亡原因。绝经后女性糖尿病、高血压、冠心病的发病率随绝经年限的增长而快速上升。绝经成为绝经后女性心血管疾病（cardiovascular disease, CVD）的独立危险因素，包括绝经后妇女体内脂肪从女性型分布转变为男性型分布、糖耐量降低、血脂异常、血压升高、血管内皮功能异常等。

一、绝经后女性与CVD有关的生理变化

1. 血脂代谢的改变

绝经后女性的血总胆固醇（TC）水平开始升高并超过男性，女性血三酰甘油（TG）水平亦随年龄而升高；而高密度脂蛋白胆固醇（HDL-C）趋于降低，若低于0.9 mmol/L，则是较明确的CVD危险因子。

2. 凝血纤溶系统的改变

绝经后女性血浆纤维蛋白原、凝血因子Ⅶ、

组织纤溶酶原激活物抑制剂-1（PAI-1）等促凝血物质增多，血液黏度增高、血小板聚集增加、红细胞脆性改变，存在高凝状态和纤溶系统活性下降，促进了动脉粥样硬化的形成。

3. 血管调节功能的改变

绝经后体内促血管扩张的前列腺素产物减少，内皮素水平增高，血管内皮舒张因子 NO 合成减少，故血管舒张功能受限、血管阻力增加，心排血量减少，血流速度减慢。

4. 高同型半胱氨酸血症

目前认为高同型半胱氨酸血症是心血管疾病的独立危险因子，而绝经后女性血清中同型半胱氨酸浓度比绝经前增高，因此发生 CVD 的危险增加。

5. 肾上腺激素变化

绝经后妇女的心血管系统自主神经调控模式向交感神经活动占优势转变，血管舒缩不稳定导致血压波动和心率改变。绝经后雌激素水平减低，降低了动脉血管的弹性，减弱了对血管紧张素-Ⅱ（AT-Ⅱ）的抑制作用，导致肾素-血管紧张素-醛固酮系统（RAAS）激活，引起血压升高。绝经期后的血压升高也与年龄和体重指数增加有关。

二、激素替代治疗

激素替代治疗（hormone replacement therapy，HRT）又称绝经相关激素治疗（menopause related hormone therapy，MHT），主要指对卵巢功能衰退的女性在有适应证而无禁忌证的前提下，个体化给予低剂量的雌激素和（或）孕激素药物治疗。

（一）雌激素对 CVD 的影响

1. 雌激素对脂蛋白代谢的作用

雌激素（estrogen，E）增加乳糜微粒残粒在肝内的清除速度，增加肝极低密度脂蛋白（VLDL）的分泌，使肝对 VLDL 残余部分的摄取增多。E 促进载脂蛋白 A Ⅰ（Apo A Ⅰ）的合成，促使 HDL 的浓度和代谢增加。增加胆酸分泌，加速胆固醇从机体的清除，维持 HDL-C 水平在较高水平。

2. 雌激素对动脉粥样硬化斑块形成和发展过程的影响

雌激素通过保护血管壁内皮细胞结构与功能的完整，抑制脂质条纹的形成，抑制血管平滑肌细胞的增生，降低血中同型半胱氨酸水平，抑制炎症反应，从而延缓或阻断动脉粥样硬化斑块的进展。

3. 雌激素对血管功能的影响

雌激素通过促进血管扩张，调整病变血管的功能。

4. 雌激素对 NO 合成的影响

在具有正常月经周期的健康妇女中，循环中 NO 水平随卵泡发育而增加，并与 E 水平的波动变化相关，提示 E 可使 NO 合成增加。

5. 雌激素具有钙离子拮抗效应

研究发现，在血管平滑肌中，E 可通过 L-Ca^{2+} 通道抑制 Ca^{2+} 内流，引起血管扩张作用，并伴有 cAMP 和 cGMP 水平改变。

6. 雌激素对前列环素、血管紧张素和内皮素的影响

将小鼠主动脉平滑肌细胞置于生理浓度的 E_2 中培养，其前列环素合成显著增加。E 增加内皮细胞前列环素的合成，抑制血小板黏附、聚集，阻止动脉粥样硬化最终阶段的血栓形成。血管紧张素转化酶（ACE）的活性升高可能与冠心病发生的危险度增加有关。AT-Ⅱ 增加动脉壁内巨噬细胞对 LDL 的摄取，并在肾素-血管紧张素系统及血管收缩反应中起重要作用。E 抑制 ACE 的活性，阻断了局部血管紧张素-Ⅰ（AT-Ⅰ）向 AT-Ⅱ 的转变。内皮素（ET）主要起血管收缩及促进平滑肌细胞（SMC）的有丝分裂和增殖作用，从而参与动脉粥样硬化的形成。E 有明显的抑制 ET 的作用。

7. 雌激素对凝血、纤溶功能的影响

雌激素通过雌激素受体（ER）来调控肝的几种凝血和纤溶蛋白的基因表达。持续的 E 治疗可降低血浆纤维蛋白原、抗凝蛋白-抗凝血酶Ⅲ和 S 蛋白的浓度，并能降低 PAI-1 的浓度和凝血因子Ⅶ的浓度，血清 E 浓度升高与纤维蛋白溶解所致的蛋白升高有关。E 通过刺激 SMC 前列环素的生物合成，从而抑制血小板聚集，同时使组织纤溶酶原激活物（t-PA）水平升高，从而降低

血栓性损害的机会和程度。

（二）孕激素对 CVD 的影响

目前孕激素仅被认为是使用雌激素时用来保护子宫内膜的必要附加物质。在激素治疗中，选择孕激素的基本原则就是对心血管系统具有中性效应，但同时又能满足激素治疗中孕激素的重要目标，例如对子宫内膜的保护。

研究表明，地屈孕酮及其主要代谢物对 E 引导的 NO 合成和表达具有中性作用；相反，合成孕激素醋酸甲羟孕酮具有有害效应。屈螺酮是一种具有抗盐皮质激素特性的孕激素，研究发现其可作用于肾素－血管紧张素－醛固酮系统（RAAS），有降低血压的作用，由于血压每升高 20 mmHg，CVD 风险增加 50%，血压降低意味着 CVD 的风险降低。而在绝经后妇女中应用 E_2 加屈螺酮治疗后，确实发现了血压下降与 CVD 风险的降低。

（三）HRT 对 CVD 影响的临床研究结果

绝大多数临床前研究和观察性研究支持围绝经期开始 HRT 可以降低心血管疾病的风险。HRT 通过改善心血管功能、血压、胰岛素抵抗、脂蛋白谱，从而改善冠心病的危险因素，能够明显降低 2 型糖尿病和心血管疾病的危险。

在 45 岁以前自然绝经或人工绝经的女性，患冠心病的风险更大。对于早绝经的女性，HRT 有维护心血管健康的作用。对于小于 60 岁无心血管疾病的近期绝经女性（处于"窗口期"），开始 HRT 不会引起早期危害，并能够降低心血管疾病的发病率和死亡率。60 岁以上妇女是否继续 HRT 可以根据总体的获益-危险分析决定，没有证据对 HRT 的继续使用设定年限。不推荐仅仅为预防冠心病使用 HRT，健康的生活方式对心血管疾病的预防有很大帮助，包括戒烟、限酒、饮食控制、减轻体重、降低血压、控制血糖及血脂。

单用雌激素可能对冠状动脉有更多的益处。如需要加用孕激素保护子宫内膜，屈螺酮、地屈孕酮、天然孕酮与其他种类的孕激素相比，对心血管的不良作用更少，相对更安全。有静脉血栓栓塞史和卒中危险因素的妇女应慎用口服 HRT，而应选择非口服途径的 HRT。

三、围绝经期期高血压的治疗

围绝经期高血压的治疗原则同成人高血压，但应注意围绝经期高血压的特点，激素替代治疗（HRT）方案目前尚具有争议。

第四节　多囊卵巢综合征与心血管疾病

多囊卵巢综合征（polycystic ovary syndrome，PCOS）是妇女最常见的多起因、异质性的内分泌和代谢紊乱性疾病之一。PCOS 的临床表现具有高度异质性，但通常包括卵巢多囊性改变、稀发排卵或无排卵以及高雄激素血症。随着病情发展，发生高血压、冠状动脉粥样硬化性心脏病等严重心血管疾病并发症的风险明显增加，严重危害人类健康。

一、PCOS 的流行病学

基于 1990 年美国国立卫生研究院（NIH）提出的标准，PCOS 的发病率为 5%～10%。我国开展了大样本、多中心的流行病学研究调查，结果表明我国 PCOS 患病率为 5.6%，19% 的患者有高雄激素症和排卵障碍，37% 的患者有高雄激素症和卵巢多囊样改变，15% 的患者有排卵障碍和卵巢多囊样改变，29% 的患者有高雄激素症、排卵障碍和卵巢多囊样改变[7]。

二、PCOS 的诊断标准

PCOS 的诊断为排除性诊断，目前采用较多的诊断标准是 2003 年欧洲人类生殖和胚胎学会与美国生殖医学学会（ESHRE/ASRM）在鹿特丹会议上提出的标准（鹿特丹标准），在排除其他高雄激素病因的前提下，符合下列标准中的任意 2 条即可诊断：①稀发排卵或无排卵；②高雄激素的临床表现和（或）高雄激素血症；③卵巢多囊样改变，即一侧或双侧卵巢直径 2～9 mm 的卵泡不低于 12 个和（或）卵巢体积不低于 10 ml。2011 年我国原卫生部发布了 PCOS 的中国标准，该标准提出诊断的必需条件是月经稀发、闭经或不规则子宫出血。另外，再符合下列 2 项中的 1 项，即可诊断为疑似 PCOS：①高雄激素的临床表现或高雄激素血症；②超声表现为多囊卵巢。具备上述诊断条件，并逐一排除其他可能引起高雄激素血症和排卵异常的疾病，方能确定诊断为 PCOS[8]。

三、PCOS 与心血管疾病的关系

PCOS 患者常伴有胰岛素抵抗、高胰岛素血症、糖耐量受损和血脂异常，其患高血压病、心血管疾病的概率较正常人群升高[9]。

四、PCOS 导致血管功能改变和血压升高的因素和可能机制

1. 胰岛素抵抗

大量研究证实胰岛素抵抗与 PCOS 发病有着密切的关联，PCOS 患者无论是否肥胖，皆可能存在胰岛素抵抗，它是联系 PCOS 和高血压、心血管疾病的中心环节。

2. 高胰岛素血症

当 PCOS 患者发生胰岛素抵抗时，机体代偿性地分泌过多的胰岛素，形成高胰岛素血症。高胰岛素血症引起肾小管对钠和水的重吸收增加，导致容量和心排血量增加，血压升高。在高胰岛素血症状态下，血管内皮细胞分泌的内皮素（ET）增加，ET 可使血管持久收缩，导致外周阻力增加，血压升高，还可促进平滑肌细胞增殖，引起血管重塑。高胰岛素血症可造成血管内皮细胞损伤，通过改变血管张力及血流动力学特征，激活凝血系统和血小板。高胰岛素血症还可通过提高纤溶酶原激活物抑制剂（PAI-1）水平，减少纤维蛋白溶解，导致血栓形成。

3. 血脂异常

PCOS 患者存在明显的脂代谢紊乱，尤其以肥胖型 PCOS 患者更为严重，而脂代谢紊乱已被认为是心血管疾病的独立危险因素。

4. 高雄激素血症

高雄激素血症与心血管疾病的发生和发展密切相关。Nadine[10]等对 2288 名 PCOS 女性的各项研究数据进行分析：1219 名 PCOS 女性（53.3%）表现出雄激素过多症的表型形式，其余 PCOS 女性仅有排卵功能障碍和多囊卵巢的迹象。在高雄激素血症 PCOS 女性中最为多见的心血管病危险因素为超重或肥胖，高雄激素伴肥胖者达 67.9%，61.8% 的高雄激素血症 PCOS 女性低密度脂蛋白胆固醇升高，25.8% 高雄激素伴代谢综合征，与非高雄激素血症 PCOS 女性组对比有统计学意义。

五、PCOS 与高血压病的关系

PCOS 可能导致高血压的早期发展，以及前期高血压。PCOS 女性有许多因素可能导致怀孕的风险增加，包括糖耐量减低（IGT）的患病率很高，它是妊娠期糖尿病和代谢综合征高血压的明确危险因素，而这些均可增加孕妇子痫前期、胎盘早剥的风险。PCOS 女性妊娠期易并发妊娠期高血压疾病，是导致孕产妇死亡的主要原因之一。

六、PCOS 心血管疾病的防治及随访

PCOS 患者胰岛素抵抗、高胰岛素血症、脂代谢紊乱与心血管疾病存在着明显的相关性，是心血管疾病的高危人群，且患者在年轻时已存在动脉粥样硬化的早期病变，因此对其远期并发症的防治及长期随访应给予高度重视。

干预生活方式和控制体重是最首要的治疗方案。肥胖与心血管疾病关系复杂且密切，PCOS 患者中肥胖的比例明显上升，严重危害 PCOS 患者的健康。对于肥胖型 PCOS 患者建议其低钠、低脂饮食，减少碳水化合物的摄入，加强体育锻炼，控制体重，可明显改善预后。其次，要长期连续监测 PCOS 患者的各项代谢指标，及早发现存在的心血管疾病危险因素，进行干预，降低或避免心血管疾病的发生。临床治疗 PCOS 患者高血压时不仅要考虑降压效果，还要改善患者胰岛素敏感性，以减少代谢紊乱的发生，同时应对 PCOS 患者进行长期随访及监测，减少患者心血

管疾病的发生，达到改善预后的目的。

对 PCOS 妇女应行孕前高血压、糖尿病的筛查，妊娠早期监测血管内皮功能，及时进行干预，降低妊娠中晚期妊娠期高血压疾病的发生率。在患者孕前告知风险，指导患者改善生活方式，控制孕前体重指数（18.5～22.9 kg/m²），孕期增加产检次数和胎儿畸形筛查，严密监测血压、血糖及控制孕期体重增长，对减少 PCOS 患者妊娠并发症及预后具有重要意义。

对青春期 PCOS 患者应早诊断早治疗，除了控制体重、改善生活方式外，也可以采用雌孕激素序贯治疗或月经后半周期加用孕激素保护子宫内膜治疗。近年来倾向于使用胰岛素增敏剂来改善远期预后。

（杨欣　周敬伟　刘国莉　耿强）

参考文献

［1］丰有吉，沈铿. 妇产科学. 北京：人民卫生出版社，2005.

［2］中华医学会妇产科学分会妊娠期高血压疾病学组. 妊娠期高血压疾病诊治指南（2015 年版）. 中华妇产科杂志，2015，50（10）：721-728.

［3］杨孜，王伽略，黄萍，等. 重度子痫前期终末器官受累不平行性和围产结局探讨. 中华围产医学杂志，2006，27（9）：10-14.

［4］中华医学会妇产科学分会妊娠期高血压疾病学组. 妊娠期高血压疾病诊治指南（2012 年版）. 中华妇产科杂志，2012，47（6）：476-480.

［5］ACOG Committee on Obstetric Practice. Committee Opinion No. 623：emergent therapy for acute-onset, severe hypertension during pregnancy and the postpartum period. Obstet Gynecol, 2015, 125（2）：521-525.

［6］杨孜，张为远. 妊娠期高血压疾病诊治指南（2015）解读. 中国实用妇科与产科杂志，2015，31（10）：886-893.

［7］Rong Li, Qiufang Zhang, Dongzi Yang, et al. Prevalence of polycystic ovary syndrome in women in China：a large community-based study. Hum Reprod, 2013, 7：1-8.

［8］崔琳琳，陈子江. 多囊卵巢综合征诊断标准和诊疗指南介绍. 国际生殖健康/计划生育杂志，2011，30（5）：405-408.

［9］Toulis KA, Goulis DG, Mintziori G, et al. Meta analysis of cardiovascular disease risk markers in women with polycystic ovary syndrome. Hum Reprod Update, 2011, 17（6）：741-760.

［10］Daan NMP, Louwers YV, Koster MPH, et al. Cardiovascular and metabolic profiles amongst different polycystic ovary syndrome phenotypes：who is really at risk. Fertility & Sterility, 2014, 102（5）：1444-1451.

第八章　围术期高血压

围术期高血压可能导致严重的并发症，如心脑血管意外、肾衰竭和呼吸衰竭等，严重者可致死。因此，围术期高血压是麻醉和手术的危险因素之一，如何更好地控制围术期高血压成为临床医生与麻醉医生共同关注的问题。

第一节　围术期和围术期高血压定义

一、围术期定义

围术期是指从确定手术治疗时起，直到与这次手术有关的治疗基本结束为止，时间约在术前 5～7 天至术后 7～12 天。

二、围术期高血压

围术期高血压是指从患者确定手术治疗、在外科手术住院期间到与本手术有关的治疗基本结束期间内，即指手术前、手术中、手术后，患者的血压高于基础血压的 30%，或收缩压≥140 mmHg 和（或）舒张压≥90 mmHg。

第二节　围术期血压波动的病理生理机制

围术期通常存在较强的应激（如焦虑、手术刺激和术后疼痛）以及术中抑制性因素（尤其是吸入麻醉药或传导阻滞麻醉）等干扰正常的血压调节机制，不可避免地导致围术期血压的变化。

围术期血压波动的病理生理机制是：

（1）术前患者精神过度紧张、焦虑、失眠、停用口服降压药等因素，这些都是可以诱发患者血压升高的原因。

（2）术中气管插管与拔管时的应激反应，气管插管与拔管的强刺激使交感神经活性增加，导致心动过速、血压升高、血浆儿茶酚胺增加等应激反应。

（3）术中麻醉深度不足或镇痛不全，手术操作牵拉等刺激和疼痛可引起交感神经兴奋导致血管收缩，血压升高；在手术结束、麻醉变浅且尚未拔除气管导管时，疼痛刺激、吸痰、呛咳、呕吐都易引起血压严重反跳。

（4）术中低氧血症或高碳酸血症，轻度低氧血症所引起循环系统的反应是心率增快与血压升高，以高动力的血流动力学来补偿血氧含量的不足；血内 CO_2 分压的升高，可直接刺激颈动脉和主动脉化学感受器，以及交感-肾上腺系统反应，呈现心动过速和血压的升高。

（5）术中疼痛，除手术切口刺激外的其他不适感还来自胃肠减压管、手术引流和输液静脉通路等，同时伴有恐惧、焦虑等精神因素的影响；疼痛的刺激与麻醉前后和麻醉维持过程中的处理有关。

（6）特殊手术操作，如颅脑手术牵拉、嗜铬细胞瘤手术中肾上腺血流阻断等，可引起短时的血压增高。对引起继发性高血压的肾血管病变、嗜铬细胞瘤、原发性醛固酮增多症等，术中都有可能发生严重的高血压，甚至心、脑血管意外。

（7）术后疼痛、咳嗽、恶心呕吐等，以及停用口服降压药、容量负荷过重等因素也是常见的导致术后血压升高的原因。对术后持续重度高血压，若不能及时消除其发生原因和进行必要的处理，则可因心肌氧耗量的增高，而导致心力衰竭、心肌梗死或心律失常，若出现高血压危象则可发生急性肺水肿或脑卒中。

（8）其他：较为常见的引起血压升高的原因还有颅内压升高、升压药物使用不当、术中补充液体过多、肠胀气、尿潴留、寒冷与低温、术后麻醉药物对血管的舒张作用消失等。

第三节　高血压患者术前评估及术前准备

一、术前高血压的评估

如患者术前已确诊高血压，是否手术取决于高血压的程度和手术是否紧急。术前首先应通过全面检查明确是原发性高血压，还是继发性高血压，特别要警惕是否为未诊断出的嗜铬细胞瘤。伴有严重器官损害的患者，在实施外科手术前，应予以详细的术前检查，衡量手术与麻醉的耐受性，并给予积极的术前准备与处理。

评估的项目：

（1）病史和家族史：目的是找出动脉硬化的证据，包括冠状动脉或脑血管疾病、肾脏病、糖尿病及高脂血症等。

（2）个人史：应着重询问吸烟、饮酒和咖啡因消耗量及是否使用违禁药等。

（3）患者术前用药与既往用药史：详细询问用药的种类、剂量、疗效等。

（4）体格检查：应包括眼底检查。

（5）评估靶器官功能不全或损害程度：对于高血压病患者宜行动态血压监测，检查眼底并明确有无继发心、脑、肾并发症及其损害程度；尤其应着重评估心功能及心脏疾病。区别心脏病的类型、判断心功能、掌握心脏氧供需状况是进行心血管系统评价的重要内容。美国心脏学会（AHA）指南提出不稳定冠脉综合征（不稳定型心绞痛和近期心肌梗死）、心力衰竭失代偿期、严重心律失常、严重瓣膜疾病明显影响心脏事件发生率。

（6）证实心血管病的危险因素或伴随疾患。

二、权衡是否需要延迟手术

有高血压病史的患者术中发生显著血压升高（收缩压＞160 mmHg）的比例较术前无高血压患者增加不到10%，因此急诊手术前有高血压病史的患者一般不需为控制血压而延期手术。

1～2级高血压（BP＜180/110 mmHg）不需延期手术，因其麻醉危险性与一般患者相仿，手术并不增加围术期心血管并发症发生的风险；3级高血压（BP≥180/110 mmHg），建议应延迟择期手术，争取时间控制血压[1]。但因降压治疗而延期手术也未必获益，应权衡延期手术的利弊再做决定[2]；如原发疾病为危及生命的紧急状态，则血压高低不应成为立即麻醉手术的障碍，目前尚无明确推迟手术的高血压阈值。

三、择期手术降压的目标

对于围术期高血压何时开始治疗以及治疗目标尚没有统一的治疗建议。一般术前降压目标推荐降至基线的20%，这样可以显著减少高血压危象的发生[3]。参照我国高血压防治指南（2010 修订版），降压目标值建议中青年患者血压控制＜130/85 mmHg，老年患者＜140/90 mmHg 为宜。对于合并糖尿病的高血压患者，应降至 130/80 mmHg 以下。高血压合并慢性肾病者，血压应控制至＜130/80 mmHg 甚至 125/75 mmHg 以下。

第四节　围术期高血压降压药物的选择

一、治疗目的

围术期高血压治疗目的是减轻心脏后负荷，降低心肌耗氧量，预防和减少心肌缺血、心衰及脑血管意外等并发症以及保护靶器官功能。

二、高血压患者围术期降压药物的选择 [3-5]

围术期高血压在 80% 的心脏手术患者中发生，在重大的非心脏手术中的发生率约为 25%。首要治疗是逆转危险因素，如疼痛、血容量过多、低氧血症、高碳酸血症和体温过低等常见原因。确定治疗方案时，平衡高血压所致风险与降压治疗所致终末器官低灌注风险之间的关系是至关重要的。抗高血压治疗应采用个体化治疗，根据临床具体情况、患者特点、治疗条件以及临床经验选用合适的降压药物；但不可过度降低血压，以免因严重的低血压而导致脑缺血或心肌缺血。在围术期降压治疗过程中，严密监测患者对治疗的反应并及时调整降压药物剂量是最重要的。

目前临床治疗观点一致认为术前已经诊断的高血压患者在手术前应坚持抗高血压治疗，最好手术前数日换用长效降压药物并在手术当天早晨继续服药。临床上常用抗高血压药物均可用于围术期治疗高血压，下文对抗高血压药物在围术期使用中需关注的问题分别进行阐述。

1. 利尿剂

根据药物作用的不同部位分为以下 4 类：①碳酸酐酶抑制剂：如乙酰唑胺，因利尿作用弱，现已少用作利尿药使用；②噻嗪类利尿剂：根据分子结构分为噻嗪型（thiazide-type）利尿剂（如吲达帕胺、氯噻酮）和噻嗪样（thiazide-like）利尿剂（如氢氯噻嗪和苄氟噻嗪）；③髓襻类利尿剂：如临床常用的呋塞米、布美他尼和托拉塞米，有强大的利尿作用；④保钾利尿剂：如螺内酯、氨苯蝶啶和阿米洛利。

利尿剂主要适用于大多数无禁忌证的高血压

患者的初始和维持治疗，尤其适合老年高血压、难治性高血压、心力衰竭合并高血压、盐敏感性高血压等。但术前长期服用利尿剂的患者应警惕术中出现低钾血症、低钠血症和血容量减少。保钾利尿剂如氨苯蝶啶则可能引起高血钾。新的髓襻利尿剂托拉塞米可用于治疗原发性高血压，与噻嗪类比较疗效相当并且更加安全，不会产生低镁血症、低血糖和水/电解质代谢紊乱。目前主张术前 2~3 天停用利尿药，围术期要严密监测血钾，一旦发现有低钾趋向应及时补钾并进行必要的监护。

2. α_1 受体阻滞剂

α_1 受体阻滞剂选择性阻滞血液循环或中枢神经系统释放的儿茶酚胺与突触后 α_1 受体相结合，通过扩张血管产生降压效应。选择性 α_1 受体阻滞剂主要包括哌唑嗪、特拉唑嗪、多沙唑嗪、布那唑嗪、曲马唑嗪及乌拉地尔等；乌拉地尔虽同时有 α_2 受体的阻滞作用但作用较弱，主要以 α_1 受体阻滞为主。α_1 受体阻滞剂一般不作为治疗高血压的一线药物，对于利尿剂、钙通道阻滞剂（CCB）、血管紧张素转化酶（ACE）抑制剂和血管紧张素受体拮抗剂（ARB）等足量应用后，仍不能满意控制血压的患者，可考虑联合应用 α_1 受体阻滞剂。该药的最大优点是没有明显的代谢不良反应，可用于糖尿病、周围血管病、哮喘及高脂血症的高血压患者。围术期使用 α_1 受体阻滞剂应注意低血容量和应用麻醉药时出现低血压。

非选择性 α 受体阻滞剂主要包括酚苄明、酚妥拉明、妥拉唑林和吲哚拉明等，这类药物在降低血压的同时阻滞了突触前膜的 α_2 受体，可以促进去甲肾上腺素释放，导致心率加快，部分对抗了其阻断突触后 α_1 受体所引起的降压效应。由此限制了此类药物的临床应用，除用于嗜铬细胞瘤引起的高血压以外，一般不用于其他高血压患者。

3. β 受体阻滞剂

β 受体阻滞剂通过选择性地与 β 受体结合产

生多种降压效应，如降低心排血量、减少肾素释放及中枢交感神经冲动等。根据对 β_1 受体的相对选择性可分为：①非选择性 β 受体阻滞剂，如普萘洛尔，该类药物在临床已较少应用；②选择性 β_1 受体阻滞剂，如比索洛尔和美托洛尔，是临床常用的 β 受体阻滞剂；③非选择性作用于 β 和 α_1 受体的阻滞剂，如卡维地洛、阿罗洛尔、拉贝洛尔或通过激动 β_3 受体而增强一氧化氮的释放，产生周围血管舒张作用，如奈必洛尔。β 受体阻滞剂适用于伴快速性心律失常、冠心病、慢性心力衰竭、主动脉夹层、交感神经活性增高以及高动力状态的高血压患者；但使用 β 受体阻滞剂的患者，在麻醉期间应注意观察低血压和心动过缓发生的可能性。

β 受体阻滞剂在非心脏手术患者围术期预防心肌缺血的应用目前仍存在争议，2015 年中华医学会心血管病学分会发表了非心脏手术患者围术期 β 受体阻滞剂应用中国专家建议[6]：①建议非心脏手术的患者围术期起始 β 受体阻滞剂治疗不属常规，应按个体化原则在仔细权衡获益-风险后做出临床决定；②因心绞痛、冠心病、心力衰竭、有症状心律失常或高血压等明确适应证而正在使用 β 受体阻滞剂的患者，围术期应继续使用 β 受体阻滞剂；③冠心病患者或有明确心肌缺血证据的高危患者，如尚未使用 β 受体阻滞剂，在择期血管手术前可考虑根据心率和血压使用 β 受体阻滞剂，注意调整剂量；④择期手术患者如考虑 β 受体阻滞剂治疗，应在术前至少 2 d（争取 1 周）起始，从较小剂量开始，按心率和血压逐步上调剂量（围术期的目标心率为 60～80 次/分，同时收缩压＞100 mmHg），术后继续应用；⑤不推荐手术前短时间内不经剂量调整而直接给予大剂量 β 受体阻滞剂治疗。

4. 钙通道阻滞剂

根据其化学结构和药理作用可分为两大类：①二氢吡啶类 CCB：长效二氢吡啶类 CCB 临床常用的药物包括氨氯地平、非洛地平缓释片、硝苯地平控释片、拉西地平、西尼地平、马尼地平、贝尼地平等；②非二氢吡啶类 CCB：包括苯烷胺类（如维拉帕米）和苯噻嗪类（如地尔硫䓬），对窦房结和房室结处的钙通道具有选择性，

其扩张血管强度弱于二氢吡啶类 CCB，但是其负性变时、降低交感神经活性作用是二氢吡啶类 CCB 不具备的。

CCB 降压疗效强，药效呈剂量依赖性，适用于轻、中、重度高血压。其中二氢吡啶类 CCB 优先适用于容量性高血压、合并动脉粥样硬化的高血压。但是心脏传导阻滞和心力衰竭患者禁用非二氢吡啶类钙通道阻滞剂；不稳定型心绞痛和急性心肌梗死时禁用短效二氢吡啶类钙通道阻滞剂。目前对长效钙通道阻滞剂的临床应用越来越多，临床治疗高血压应优先选择长效的二氢吡啶类钙通道阻滞剂已经成为共识。CCB 不主张术前停药，可持续用到术晨。

5. 肾素-血管紧张素-醛固酮系统（renin-angiotensin-aldosterone system，RAAS）抑制剂

主要包括血管紧张素转化酶抑制剂（ACE 抑制剂）、血管紧张素受体拮抗剂（ARB）和肾素抑制剂三类药物。目前在我国尚未上市的新型降压药物 LCZ696，是血管紧张素 Ⅱ 受体与脑啡肽酶的双重抑制剂。

ARB 按化学结构的不同分为 3 类：二苯四咪唑类如氯沙坦、厄贝沙坦、替米沙坦、坎地沙坦、阿利沙坦等；非二苯四咪唑类如伊贝沙坦等；非杂环类如缬沙坦等。ARB 适用于轻、中、重度高血压患者，优先适用于高血压合并左心室肥厚、心功能不全、心房颤动（房颤）、冠心病、糖尿病肾病、微量白蛋白尿或蛋白尿、代谢综合征及不能耐受 ACE 抑制剂患者。

ACE 抑制剂根据代谢途径的不同分为经肝与肾双途径排泄（临床常用药物如福辛普利、贝那普利、雷米普利）及主要经肾途径排泄（临床常用药物如卡托普利、依那普利、赖诺普利、培哚普利和喹那普利）。ACE 抑制剂主要适用于高血压合并左心室肥厚及既往心肌梗死、合并左心室功能不全、合并代谢综合征、糖尿病肾病、CKD、蛋白尿或微量白蛋白尿、合并无症状性动脉粥样硬化或周围动脉疾病或冠心病高危的患者。

ACE 抑制剂和 ARB 适应证广，具有靶器官保护作用，除非有禁忌证或者不能耐受的患者，必须长期足量使用。术前使用 ACE 抑制剂和

ARB 的患者，应当于术前至少 10 h 停药，由于使用 ACE 抑制剂或 ARB 患者更容易出现术中低血压，可能与血容量下降有关。直接肾素抑制剂（如阿利吉仑）是通过抑制肾素的活性发挥降压作用的，目前对围术期的影响尚不清楚。

6. 固定复方制剂

固定复方制剂无统一分类，通常将其分为传统和新型固定复方制剂。固定复方制剂术前应用时，需参照其组成成分的注意事项给予相应关注。

（1）传统固定复方制剂：目前临床常用的包括复方利舍平氨苯蝶啶片、复方利血平片、复方罗布麻片、珍菊降压片和复方阿米洛利片等，主要成分为氢氯噻嗪（噻嗪类利尿药）、利血平（交感神经阻滞剂）和双肼屈嗪（单纯血管扩张剂），其次为可乐定（中枢性降压药）。适用于轻、中度高血压患者，尤其是基层、经济欠发达地区的高血压患者。主要降压成分中除噻嗪类利尿剂外，其他均非目前推荐的常用降压药物，目前缺乏循证医学证据。使用中需注意监控利血平、可乐定、双肼屈嗪等所引发的不良反应。

（2）新型固定复方制剂：目前我国的新型固定复方制剂主要以抑制 RAAS 的药物（ACE 抑制剂或 ARB）与利尿剂和（或）二氢吡啶类 CCB 为主组成的两种药物的单片固定复方制剂。目前临床常用的 ARB 与噻嗪类利尿剂的固定复方制剂包括氯沙坦钾/氢氯噻嗪、缬沙坦/氢氯噻嗪、厄贝沙坦/氢氯噻嗪、替米沙坦/氢氯噻嗪、奥美沙坦酯/氢氯噻嗪；ACE 抑制剂与利尿剂的固定复方制剂包括卡托普利/氢氯噻嗪、贝那普利/氢氯噻嗪、培哚普利/吲达帕胺；CCB 与 ACE 抑制剂/ARB 组成的固定复方制剂包括氨氯地平/缬沙坦和氨氯地平/贝那普利。

应根据患者病情选择复方降压药物的种类，已接受降压治疗的患者，治疗过程中出现过的各种不良反应是选择复方降压药物的重要依据，如服用 ACE 抑制剂出现咳嗽的患者应选择 ARB 复方制剂；使用 CCB 出现踝部水肿的患者则应避免选择由 CCB 组成的复方制剂；伴有痛风、血肌酐水平较高或明显低血钾倾向则应尽可能避免选择噻嗪类利尿剂所组成的复方制剂。

第五节 围术期高血压亚急症和高血压急症

一、高血压亚急症（hypertensive urgency）和高血压急症（hypertensive emergency）的定义

围术期高血压的相关风险相对难以估计，因此，临床医生和麻醉医生较常关注高血压亚急症和高血压急症。高血压亚急症的定义是收缩压大于 180 mmHg 或舒张压大于 120 mmHg，不伴靶器官损害；高血压急症的定义是指收缩压大于 180 mmHg 或舒张压大于 120 mmHg，同时伴随靶器官损害的表现[7]。靶器官损害包括急性冠脉综合征、脑血管意外、急性主动脉夹层和视网膜出血等[7]。

二、高血压亚急症和高血压急症的治疗目标

高血压急症通常需要给予静脉降压药物，即刻目标是在 30~60 min 内使舒张压降至 110 mmHg 左

右，或降低 10%~15%，但不超过 25%。如果患者可以耐受，应在随后的 2~6 h 将血压降低至 160/100 mmHg，主动脉夹层患者降压速度应更快。在 24~48 h 内将血压逐渐控制到基线水平。

过快降压可以导致器官灌注不足，特别是长期高血压患者脑和肾灌注自我调节水平上移，血压下降过快很容易出现脑和肾的低灌注。如果存在明显低钠和血容量不足，静脉使用盐水小心扩容可以帮助恢复器官灌注。

三、手术中高血压急症和高血压亚急症的具体处理措施

1. 寻找原因

手术中血压骤然升高时应积极寻找并处理可能引起血压升高的各种原因（如疼痛、血容量过多、低氧血症、高碳酸血症和体温过低等），尽可能减少不必要的刺激，并判断是高血压急症还

是高血压亚急症。

2. 治疗目的及选药原则

迅速降压是唯一有效的措施，以防止心、脑、肾等重要脏器的进一步损害，选择的药物应具有快速高效，仅对阻力血管有作用而对其他平滑肌或心肌无作用，对中枢或自律性神经无作用，副作用小的特点。由于多数患者并无高血压病史，且在术后4 h内高血压能缓解，故不必应用长效抗高血压药物。由于气管插管、手术切口以及麻醉所致的高血压可以使用短效β受体阻滞剂、ACE抑制剂、钙通道阻滞剂或血管扩张剂等治疗。

2012年发表在 Expert Opin Investig Drugs 的文章详细阐述了高血压急症和高血压亚急症的药物管理[8]。尽管一些短效静脉降压药批准用于高血压急症或亚急症的降压治疗，目前几乎没有临床试验的证据表明不同治疗方法的相对优缺点。众所周知硝普钠、硝酸甘油和肼屈嗪潜在的不利影响，但多年仍作为一线药物用于高血压急症和亚急症。目前已经有同样有效和更少副作用的制剂，包括尼卡地平、非诺多泮、拉贝洛尔和艾司洛尔，正越来越多地在全球范围内使用。最近，第三代二氢吡啶类钙通道阻滞剂具有独特的药效学和药动学特性，被增加到治疗方案中，临床试验结果表明与硝普钠比较可减少死亡率。

3. 术中常用抗高血压药物

目前临床上麻醉医生术中常用的抗高血压药物为艾司洛尔和乌拉地尔，其次是尼卡地平和硝酸甘油，常用药物的剂量见表8-1。丁酸氯维地平注射液目前在我国仍在临床试验阶段，尚未得到CFDA的批准上市。

（1）艾司洛尔（Esmolol）：艾司洛尔是一种超短效心脏选择性肾上腺素能β受体阻滞剂，通过红细胞酯酶快速水解酯链进行代谢，不依赖于肾功能和肝功能。特别适用于术后严重高血压。当心排血量、心率和血压均升高时，艾司洛尔是理想选择。一般用法是按 $500\sim1000\ \mu g/kg$ 给予负荷剂量超过1 min，随后滴注起始剂量 $50\ \mu g/(kg \cdot min)$，可以增加剂量至 $300\ \mu g/(kg \cdot min)$。艾司洛尔起效迅速，其起效时间是60 s，5 min达峰值，作用时间短暂（10～20 min）。但其副作用是支气管痉挛，因此，具有气道高反应性的患者禁用。此外，由于艾司洛尔降低心肌收缩力，因此禁用于心动过缓、传导阻滞及心力衰竭失代偿患者。但由于其半衰期短，如控制好滴速，以上禁忌则变成相对禁忌[9]。

（2）拉贝洛尔（Labetalol）：拉贝洛尔是具有同时阻断肾上腺素能 α_1 受体和非选择性阻断肾上腺素能β受体的药物，可以分次静脉注射或连续静脉滴注。拉贝洛尔通过肝代谢为无活性的葡萄糖苷酸结合物。由于该药脂溶性很低，不易通过胎盘，因此被用于妊娠高血压危象的治疗[10]，也可用于高血压急症、围术期禁食期间高血压及妊娠高血压患者的降压治疗。静脉注射拉贝洛尔后可以在 $2\sim5$ min 内产生降压作用，给药 $5\sim15$ min 达到作用高峰，并持续 $2\sim4$ h，清除半衰期大约为5.5 h。拉贝洛尔的负荷剂量是20 mg，以后每隔10 min增加剂量 $20\sim80$ mg，直至达到目标血压。也可在负荷剂量后连续滴注，起始剂量为 $1\sim2$ mg/min，逐渐增加剂量直至出现所希望达到的降压效果。拉贝洛尔慎用于心力衰竭患者，避免在严重心动过缓、一度以上房室传导阻滞以及哮喘患者中使用。

（3）乌拉地尔（Urapidil）：乌拉地尔具有阻断突触后受体的作用和阻断外周 α_2 受体的作用，以前者为主；也激活中枢5羟色胺1A受体，可降低延髓心血管调节中枢的交感反馈而降低血压。乌拉地尔对静脉的舒张作用大于对动脉的作用，在降压时并不影响颅内血压。可降低心脏前后负荷和平均肺动脉压，改善每搏量和心排血量，降低肾血管阻力，对心率无明显影响。用于术中控制性降压，常用 $25\sim50$ mg 静脉注射，如用 50 mg 静脉注射，应分两次给药，其间隔为5 min。也可将 250 mg 溶于 500 ml 液体中静脉滴注，开始滴速为6 mg/min，维持剂量滴速平均为120 mg/h。

（4）尼卡地平（Nicardipine）：尼卡地平是一种短效二氢吡啶类钙通道阻滞剂，可以静脉给药也可口服。该药扩张冠状动脉的作用比扩张体循环血管更明显，静脉注射尼卡地平可以减轻心肌缺血和脑缺血。尼卡地平起始输注速度为5 mg/h，每 5 min 递增 2.5 mg/h 直至血压达标，一般推荐最大剂量为15 mg/h，但是许多经验证实常需要更大剂量（$30\sim45$ mg/h）。静脉注射尼卡地平的起效时间为 $5\sim15$ min，作用时间为 $4\sim6$ h。

（5）丁酸氯维地平（Clevidipine butyrate）[11]：丁酸氯维地平是一种新型、短效的二氢吡啶类钙通道阻滞剂，经静脉给药；其通过选择性舒张动脉系统来降低血压，同时可以增加心排血量。氯维地平 2～4 min 起效，在 5～10 min 内代谢完全，终末半衰期为 9 h。丁酸氯维地平具有起效迅速、代谢时间短的特点，其代谢主要通过血液和血管外组织中的酯酶来水解其酯键，因而其代谢不受肝肾功能不全的影响，是肝肾功能不全患者的理想用药。丁酸氯维地平主要代谢产物是羧酸代谢物和酯键水解产生的甲醛。羧酸代谢物无降压活性，进一步经葡萄糖醛酸化或氧化形成相应的吡啶衍生物。丁酸氯维地平可有效降低血压同时不引起显著的不良反应，比硝普盐和以往其他用于手术期降压的药物更加安全。

丁酸氯维地平在使用过程中应持续监测血压和心率，直到生命体征稳定。给药剂量建议依患者的血压反应和目标血压而定。初始静脉滴注速率在 1～2 mg/h。每间隔短时间（90 s）给药剂量加倍，血压达到目标值时，则延长给药剂量增加的间隔至 5～10 min，并且每次增加的剂量小于一倍。给药剂量每提高约 1～2 mg/h，收缩压通常会降低 2～4 mmHg。约 4～6 mg/h 给药剂量下，大多数患者将达到理想的治疗反应，可将此剂量作为维持剂量。重度高血压患者可能需要更高的剂量。大多数患者接受的最高剂量为 16 mg/h 或以下。也有少数病例使用过 32 mg/h 的短期高剂量。使用时应特别注意丁酸氯维地平注射液禁止稀释，禁止与其他药物同时经同一血管通路给药。

（6）硝普钠（Sodium nitroprusside）：硝普钠可以同时扩张动脉和静脉，因此使心脏前后负荷均降低，其结果是外周阻力下降而不增加静脉回流。硝普钠是治疗高血压急症的常用药，对于血容量正常的患者，硝普钠的降压作用具有很好的剂量依赖性，使其易于滴定、疗效明显。硝普钠是强效药物，数秒内起效，作用时间为 1～2 min，血浆半衰期为 3～4 min。该药遇光分解，应避光给药。硝普钠减低脑血流而增加颅内压，不利于高血压脑病或脑血管意外的患者。硝普钠含有氰化物和硫氰酸，所致的氰化物中毒可能很

快发生，仅用于不能使用其他静脉降压药物时，且患者具有正常的肝、肾功能。起始剂量为 0.5 μg/（kg·min），根据耐受性递增剂量。尽量缩短治疗时间，滴注速度不应＞2 μg/（kg·min）。大剂量［4～10 μg/（kg·min）］使用时应给予硫代硫酸盐。

（7）硝酸甘油（Nitroglycerin）：硝酸甘油扩张静脉的作用强于扩张动脉，减轻前负荷和心排血量而降低血压。静脉注射硝酸甘油的起效时间为 2～5 min，作用持续时间为 10～20 min，可以在 1～4 min 内由肝代谢。在硝酸甘油治疗中常发生低血压和心动过速，特别是高血压急症伴有血容量不足时。在高血压急症和次急症治疗中，硝酸甘油并非首选药物。高血压急症伴有急性冠状动脉综合征或肺水肿时可以将静脉降压药物与小剂量（大约 60 μg/min）硝酸甘油联合使用。

（8）非诺多泮（Fenoldopam）：非诺多泮是一种 DA1 受体激动剂，起舒张外周血管（特别是动脉血管和肾血管）的作用。非诺多泮不通过血脑屏障，不影响颅内压。非诺多泮起效迅速、半衰期短，其效应与剂量呈线性关系，因此不易出现血压急剧下降。在高血压急症时，起始剂量为 0.1 μg/（kg·min），每间隔 20 min 增加 0.05～0.1 g/（kg·min），其降压效果与硝普钠类似。由于非诺多泮可以扩张肾动脉，增加肾血流量和肾小球滤过率，研究显示其可以在心脏手术中起到保护肾脏的作用。

（9）依那普利拉注射液（Enalaprilat Injection）：依那普利拉为依那普利的活性型，是强力的血管紧张素转化酶抑制剂，仅供静脉注射用，是 ACEI 家族中的唯一注射剂型，常被应用于围术期；能扩张高血压患者周围血管、降低血压。由于其起效时间和半衰期较长，因此临床多采用间歇给药。推荐起始剂量为 0.625～1.25 mg，每 4～6 h 重复一次，必要时可增加剂量。ACE 抑制剂的副作用有肾衰竭、高钾血症、咳嗽，而具有致命性威胁的副作用是血管性水肿，因此有相关病史的患者禁用。依那普利拉在围术期使用时需注意患者有无心衰，特别是首次使用时。

（10）其他：围术期使用的降压药物还包括中枢性 α2 肾上腺素能受体激动剂，如可乐定、右

表 8-1　高血压急症/亚急症静脉应用或常用降压药

降压药	剂量	起效	持续
艾司洛尔	250～500 mg/kg，IV 此后 50～300 mg/(kg·min)，IV	1～2 min	10～20 min
拉贝洛尔	20～100 mg，IV 0.5～2.0 mg/min，IV	5～10 min	3～6 h
乌拉地尔	10～50 mg，IV 6～24 mg/h	5 min	2～8 h
尼卡地平	0.5～10 mg/(kg·min)，IV	5～10 min	1～4 h
丁酸氯维地平	1～2 mg/h 初始 4～6 mg/h 维持 16 mg/h 最高	2～4 min	
硝普钠	0.25～10 mg/(kg·min)，IV	立即	1～2 min
硝酸甘油	5～100 μg/min，IV	2～5 min	5～10 min
依那普利拉	1.25～5 mg 每 6 h，IV	15～30 min	6～12 h
非诺多泮	0.03～1.6 mg/(kg·min)，IV	<5 min	30 min

IV：静脉应用

美托咪定等，不仅可以起到降低血压的作用，还可以起到止痛、镇静、抗焦虑的作用。常被用于缺血性心肌病，如心肌缺血和心肌梗死，目前右美托咪定广泛应用于术中高血压患者。

第六节　2014 年欧洲心脏病学会和欧洲麻醉学会《非心脏手术心血管风险评估和管理指南》

2014 年 8 月欧洲心脏病学会和欧洲麻醉学会（ESC/ESA）联合发表了最新的《非心脏手术心血管风险评估和管理指南》，供心脏专科会诊医师、非心脏科手术医师及麻醉医师临床参考使用[12]，本文简介部分内容如下。

一、术前风险评估

非心脏手术患者术前心血管风险评估包括患者相关的危险因素、手术类型和手术的紧急程度等。指南强调对于明确的心脏病或心脏病高危患者在行非心脏手术时，术前应由多学科专家组成的团队共同评估，包括麻醉科医师、心脏科医师、外科医师等（Ⅱa 类指征）。

外科手术围术期心脏并发症多发生于缺血性心脏病、心脏瓣膜疾病、左心功能不全和心律失常的患者。术前非侵入性检查的目的在于评估患者的左心室功能、心肌是否缺血和有无瓣膜病变。术前左心室收缩功能障碍、轻中度二尖瓣反流和主动脉瓣压差增大等指标均增加术后不良事件的发生率。

临床危险因素包括缺血性心脏病、心力衰竭、卒中或短暂性脑缺血发作、肾功能不全；中高危的冠心病患者（≥2 项临床危险因素，运动耐量<4 代谢当量）可行负荷心肌成像检查；对于明确心肌缺血（不稳定型心绞痛患者，CCS 分级Ⅲ～Ⅳ级）患者经积极的药物治疗，行非急诊、非心脏手术前可行冠脉造影检查。

二、降低围术期风险的临床策略（表 8-2）

三、高血压、心力衰竭和心律失常等心血管疾病的管理

一些特定的心血管疾病术前评估需要特别考虑，如心力衰竭、高血压、心律失常、心脏瓣膜疾病、肾脏疾病、脑血管疾病、外周动脉疾病、肺部疾病和先天性心脏病。本文对心力衰竭、高血压和心律失常加以阐述，详见表 8-3。

表 8-2　降低围术期风险的临床策略推荐

临床策略	推荐建议	证据级别
药物治疗： 指南推荐应用 β 受体阻滞剂治疗、他汀和血管紧张素转化酶抑制剂或血管紧张素受体拮抗剂以降低围术期的风险	已接受 β 受体阻滞剂治疗的患者在围术期继续应用	Ⅰ类适应证 B 级证据
	已接受他汀类药物治疗的患者在围术期继续应用	Ⅰ类适应证 C 级证据
	接受血管外科手术的患者术前他汀类药物治疗至少 2 周	Ⅱa类适应证 B 级证据
	稳定型心衰和左心功能不全患者在行非心脏手术时，严密检查下可继续应用 ACEI 或 ARB 类药物； 未服用上述药物的患者应在术前至少 1 周开始治疗； 外科手术前低血压的患者可在术前暂时停用上述药物	Ⅱa类适应证 C 级证据
围术期抗血小板药物的管理	对于预期外科手术过程中血流动力学很难控制的、既往服用阿司匹林治疗的患者，术前可考虑暂时停用阿司匹林治疗	Ⅱa类适应证 B 级证据
	既往服用 P2Y12 受体拮抗剂治疗的患者，行外科手术术前应停用替卡格雷和氯吡格雷至少 5 d，普拉格雷至少 7 d，除非患者为心肌缺血的高危患者	Ⅱa类适应证 C 级证据
围术期抗凝药物的管理	维生素 K 拮抗剂：若 INR<1.5，外科手术大多可安全进行；对于栓塞高危人群，停服维生素 K 拮抗剂后栓塞风险明显增加，围术期大多需要低分子肝素桥接治疗。 高危患者推荐皮下注射低分子肝素每天两次； 低危患者推荐每天 1 次皮下注射，应用至术前 12 h。 指南推荐术前停服维生素 K 拮抗剂 3～5 d 后，每天监测 INR，直至 INR≤1.5。 停服维生素 K 拮抗剂后第 2 d 或 INR>2.0 后即开始普通肝素或低分子肝素桥接治疗。	
	非维生素 K 拮抗剂：包括直接凝血酶抑制剂达比加群，Ⅹa 因子抑制剂利伐沙班、阿哌沙班和依度沙班，此类药物大多不需要肝素桥接治疗	
血运重建治疗	除高危患者外，既往 6 年内曾行冠状动脉旁路移植术的无症状患者，行择期非心脏手术前均无需冠脉造影	Ⅰ类适应证 B 级证据
	植入金属裸支架拟行择期非心脏手术的患者，至少应于支架植入后 4 周，最好 3 个月开始手术	Ⅱa类适应证 B 级证据
	植入药物洗脱支架拟行择期非心脏手术的患者，至少应于支架植入后 12 个月开始手术，新一代药物洗脱支架可缩短至 6 个月	Ⅱa类适应证 B 级证据
	近期曾行冠脉成形术的患者行非心脏外科手术至少推迟至介入术后 2 周	Ⅱa类适应证 B 级证据
	稳定型冠心病患者心肌血运重建的原则参照相应指南，可考虑于外科术后行心肌血运重建	Ⅰ类适应证 C 级证据
	高危患者且有明确大面积心肌缺血证据者预防性血运重建的推荐级别仍然较低	Ⅱb类适应证 B 级证据
	对于诊断明确的非 ST 段抬高型急性冠脉综合征患者，应推迟非心脏外科手术	Ⅰ类适应证 A 级证据
	并按照相关指南行强化药物治疗和血运重建	Ⅰ类适应证 B 级证据
	如外科情况亦危及生命，急性冠脉综合征同时需要血运重建，专家团队应仔细讨论，优先行外科手术	Ⅱa类适应证 C 级证据

ACEI：血管紧张素转化酶抑制剂；ARB：血管紧张素受体拮抗剂；INR：国际标准化比值

表 8-3　临床心血管疾病的管理推荐

临床心血管疾病	推荐检查	证据级别
心力衰竭	推荐计划行非心脏手术，疑诊或确诊心衰的中高危患者常规行经胸超声心动图和（或）利钠肽检查评价左心功能	Ⅰ类适应证 A 级证据
	上述患者依据相关指南推荐予 ACEI/ARB、β 受体阻滞剂、醛固酮受体拮抗剂和利尿剂等优化心衰的药物治疗	Ⅰ类适应证 A 级证据
	初诊的中高危心衰患者强化心衰药物治疗至少 3 个月，并逐渐滴定药物至最佳剂量，尽可能改善左心室功能	Ⅰ类适应证 C 级证据
	心衰患者在围术期可继续应用 β 受体阻滞剂，ACEI/ARB 类药物在术日清晨可暂时停用，如继续应用应严密监测血压，必要时可适当补充血容量	Ⅰ类适应证 C 级证据
高血压	建议对术前新诊断的高血压患者进行靶器官损害的评价和危险分层	Ⅰ类适应证 C 级证据
	对于高血压患者应尽量避免围术期血压大幅波动	Ⅱa 类适应证 B 级证据
	对于 1～2 级高血压患者非心脏手术不必延期	Ⅱb 类适应证 B 级证据
心律失常	室性心律失常的推荐： 持续性室速，外科术前可继续应用口服抗心律失常药物。 室性早搏，不推荐应用口服抗心律失常药物	Ⅰ类适应证 C 级证据 Ⅲ类适应证 C 级证据
	室上性心律失常的推荐： 外科术前可继续应用口服抗心律失常药物，血流动力学不稳定者推荐电复律，血流动力学稳定的患者推荐应用刺激迷走神经或抗心律失常药物治疗以终止室上性心动过速	Ⅰ类适应证 C 级证据
	缓慢性心律失常和起搏治疗推荐：围术期临时起搏治疗的适应证同永久起搏适应证，推荐制定专人负责手术前后患者起搏器的程控。 植入 ICD 的患者如在术前关闭除颤功能，在手术期间应严密心电监护并有体外除颤器备用	Ⅰ类适应证 C 级证据

（荆珊　于玲　孙宏伟）

参考文献

［1］ 2009 ACCF/AHA focused update on perioperative beta blockade incorporated into the ACC/AHA 2007 guidelines on perioperative cardiovascular evaluation and care for noncardiac surgery. J Am Coll Cardiol，2009，54（22）：e13-e118.

［2］ Poldermans D，Bax JJ，Boersma E，et al. Guidelines for preoperative cardiac risk assessment and perioperative cardiac management in non-cardiac surgery. Eur Heart J，2009，30（44）：2769-2812.

［3］ Gregory MD，William EB，Ahmed A. Isolated Perioperative Hypertension：Clinical Implications & Contemporary Treatment Strategies. Current Hypertension Reviews，2014，10：31-36.

［4］ James PA，Oparil S，Carter BL，et al. 2014 evidence-based guideline for the management of high blood pressure in adults：report from the panel members appointed to the Eighth Joint National Committee（JNC8）. JAMA，2014，311（5）：507-520.

［5］ Mancia G，Fagard R，Narkiewicz K，et al. 2013 ESH/ESC guidelines for the management of arterial hypertension：the Task Force for the Management of

Arterial Hypertension of the European Society of Hypertension（ESH）and of the European Society of Cardiology（ESC）. J Hypertens，2013，31（7）：1281-1357.

［6］中华医学会心血管病学分会非心脏手术患者围术期β受体阻滞剂应用专家组，中华医学会心血管病学分会. 2014 非心脏手术患者围术期β受体阻滞剂应用中国专家建议. 中华心血管病杂志，2014，42（11）：895-897.

［7］Rodriguez MA，Kumar SK，De Caro M. Hypertensive crisis. Cardiol Rev，2010，18（2）：102-107. doi：10. 1097/CRD. 0b013e3181c307b7.

［8］Sarafidis PA，Georgianos PI，Malindretos P，et al. Pharmacological management of hypertensive emergencies and urgencies：focus on newer agents. Expert Opin Investig Drugs，2012，21（8）：1089-106. doi：10. 1517/13543784. 2012. 693477. Epub 2012 Jun 6.

［9］Wiest DB，Haney JS. Clinical Pharmacokinetics and Therapeutic Efficacy of Esmolol. Clin Pharmacokin，2012，51（6）：347-356.

［10］Vadhera RB，Simon M. Hypertensive emergencies in pregnancy. Clin Obstet Gynecol，2014，57（4）：797-805. doi：10. 1097/GRF. 0000000000000063.

［11］Kurnutala LN，Soghomonyan S，Bergese SD. Perioperative acute hypertension role of Clevidipine butyrate. Front Pharmacol，2014，5：1-4. doi：10. 3389/fphar. 2014. 00197. eCollection 2014.

［12］Kristensen SD，Knuuti J，Saraste A，et al. 2014 ESC /ESA Guidelines on non-cardiac surgery：cardiovascular assessment and management：The Joint Task Force on non-cardiac surgery：cardiovascular assessment and management of the European Society of Cardiology（ESC）and the European Society of Anaesthesiology（ESA）. Eur Heart J，2014，35：2383-2431.

第九章　H 型高血压

第一节　概　　述

H 型高血压是指伴有血同型半胱氨酸（homocysteine，Hcy）水平升高（$\geqslant 10\ \mu mol/L$）的高血压。H 型高血压约占我国高血压总数的 75%，在男性中占 91%，在女性中占 60%。我国人群血压升高导致脑卒中发病的强度为西方人群的 1.5 倍，这和中国人群高同型半胱氨酸血症（hyperhomocysteinemia，HHcy）的发病率高密切相关。脑卒中患者血浆 Hcy 水平显著升高，

HHcy 人群脑卒中风险增加 87%。血浆 Hcy 每升高 $5\ \mu mol/L$，脑卒中风险增加 59%；Hcy 降低 $3\ \mu mol/L$，可降低脑卒中风险约 24%。除此之外，HHcy 还能引起冠状动脉疾病、外周血管疾病及静脉血栓形成等多部位血管病变，由此可见 H 型高血压的防治比单纯高血压的防治更有意义，尤其在卒中发病率很高的我国。下面关于 H 型高血压的病因、诊断以及治疗进行阐述。

第二节　高同型半胱氨酸血症（HHcy）发生机制

从遗传因素到环境因素，从药物的影响到肾功能不全，影响血浆中 Hcy 浓度的因素很多。如果血浆 Hcy 的浓度超过一定的界值，形成所谓的 HHcy，就会成为机体的致病因素，引发疾病。HHcy 已经被确认为是心血管疾病以及脑卒中的独立危险因素。

一、HHcy 定义

美国心脏协会（AHA）/美国卒中协会（ASA）卒中预防指南（2006）、世界卫生组织（WHO）国际疾病分类（第 11 版）（ICD-11）、中国高血压防治指南（2010 年修订版）形成了国际化行业共识，阐述如下。

（1）血浆 Hcy 大于 $6.3\ \mu mol/L$，进入心脑血管事件高危区。

（2）血浆 Hcy 达到 $10\ \mu mol/L$，心脑血管事件发生率达到正常的 2 倍。

（3）同型半胱氨酸（Hcy）检测具有临床诊断和防治价值的界值是 $\geqslant 10\ \mu mol/L$，为 HHcy；而人体内 Hcy 值的安全范围是 $Hcy < 6.3\ \mu mol/L$。

二、Hcy 代谢

Hcy 分子结构如图 9-1 所示，它是一种包含一个高活性硫分子的非蛋白质氨基酸，主要来源于饮食摄取的甲硫氨酸，是甲硫氨酸循环（图 9-2）中 S-腺苷 Hcy 水解反应后的产物，同时，又是胱硫醚 β 合成酶合成胱硫醚的底物。血液中的总 Hcy 包括 Hcy、Hcy 二硫化物和胱氨酸-Hcy

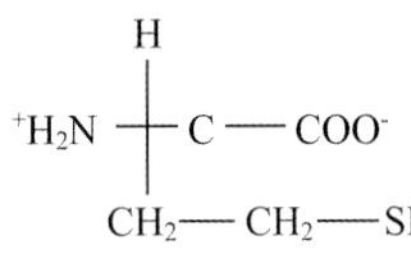

图 9-1　Hcy 分子结构。Hcy 是一种包含一个高活性硫分子的氨基酸

三种形式，它们大部分以蛋白质结合方式存在，小部分处于游离状态。

Hcy 代谢途径有 3 条：

（1）Hcy 被重新甲基化为甲硫氨酸：又称为再甲基化途径。再甲基化反应需要甲硫氨酸合成酶参与，同时需要维生素 B$_{12}$ 作为辅酶，在此条件下，Hcy 与 5′-甲基四氢叶酸合成甲硫氨酸和四氢叶酸。肝中存在着另一条再甲基化途径，该途径以甜菜碱为甲基供体，在甜菜碱 Hcy 甲基转移酶催化下合成甲硫氨酸和二甲基甘氨酸。

（2）Hcy 与丝氨酸缩合为胱硫醚的反应：又称为转硫化途径。反应由胱硫醚 β 合成酶催化，维生素 B$_6$ 为辅酶，缩合成胱硫醚及水。这一反应在生理条件下不可逆，利于 Hcy 的转运。生成的胱硫醚在 r-胱硫醚酶作用下裂解为半胱氨酸和 α-酮丁酸。

（3）直接释放到细胞外液。这部分与血浆浓度密切相关。释放到细胞外液 Hcy 的增加反映了其生成和代谢的紊乱。有研究表明，甲硫氨酸的浓度可以影响 Hcy 从细胞释放：在低浓度时，细胞释放受到甲硫氨酸合成酶的影响；而高浓度时，细胞释放则受到胱硫醚合成酶的影响。

三、导致血浆 Hcy 升高的原因

1. 维生素缺乏

在甲硫氨酸代谢循环中，维生素 B$_6$、B$_{12}$ 和叶酸是必要的辅酶，而这三种物质体内并不能够合成，需要人体从食物中摄取，如果饮食中缺乏这些物质，就会影响甲硫氨酸在体内代谢，导致

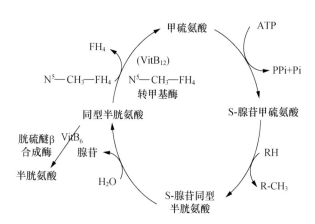

图 9-2　甲硫氨酸循环

Hcy 在体内蓄积而引发 HHcy。

2. 遗传因素

甲硫氨酸合成酶、胱硫醚 β 合成酶以及亚甲基四氢叶酸还原酶（MTHFR）基因突变都可以因为甲硫氨酸代谢异常而引起血浆 Hcy 升高，C677T 基因检测为 TT 基因型的患者血浆 Hcy 水平是 CT/CC 基因型的 2 倍。遗传性 HHcy 患者血中 Hcy 浓度可达 200 μmol/L，并常伴同型半胱氨酸尿。这种患者以婴幼儿常见，患者常有食欲不振、呕吐、腹泻、腹胀及低血糖等病症，并会造成生长迟缓、焦虑不安、发热及肝大的现象，同时会有黑便、吐血、血尿和淤血等表现，以及肌肉无力症和高血压。随着病情的加剧，黄疸、水肿、腹水、嗜睡、昏迷、肝衰竭甚至死亡等现象都会发生。在一些轻、中度 Hcy 血浆水平升高伴有动脉粥样硬化的患者中也有一部分人可能存在遗传性上述酶的异常。目前，由于精准医学的出现和发展，很多遗传疾病可以进行基因检测，在 DNA 水平上进行诊断，使得遗传性 HHcy 的诊断率以及诊断的准确率有了明显提高。

3. 富含甲硫氨酸的饮食摄入过多

富含甲硫氨酸的食物主要包括鱼、肉和奶制品。摄入的一半甲硫氨酸将代谢转化为 Hcy，所以高甲硫氨酸饮食会明显增加血浆中总 Hcy 的浓度，而 HHcy 是导致患者血压升高和相关心脑血管病以及外周血管疾病的独立危险因素。所以强烈推荐富含蔬菜和水果的饮食（即富含 B 族维生素的饮食，蔬菜最好生食，以减少维生素的破坏），同时限制富含甲硫氨酸饮食的摄入，将会减少高血压以及心脑血管病和外周血管疾病的发病率。

4. 慢性肾功能不全

慢性肾功能减退时，血浆 Hcy 浓度和肾小球滤过率呈负相关，滤过率降低，Hcy 清除能力下降，导致血浆 Hcy 升高。另外，存在于肾内的与 Hcy 代谢有关的酶类如胱硫醚 β 合成酶和 MTHFR，在肾功能不全时都有所减少，也会影响 Hcy 的代谢，导致血浆 Hcy 的升高。再者，肾功能不全时促红细胞生成素减少，导致红细胞的量和质下降，红细胞膜表面蛋白质甲基化能力减弱，减弱了转甲基化作用，减少了 Hcy 的转化，也是造

成其在血循环中蓄积、血浆浓度升高的原因之一。

5.甲状腺功能异常

因为甲状腺激素直接或者间接参与体内脂肪、蛋白质和糖类三大物质代谢，所以当甲状腺激素水平发生变化时，体内的多种物质代谢会受到影响。临床上发现甲状腺功能低下的患者，血浆 Hcy 升高，而功能亢进者血浆 Hcy 正常。

6.药物和其他因素

有些药物如甲氨蝶呤、利尿剂、抗痉挛药、阿扎立滨和环境中的毒性物质如吸烟、二硫化碳等均可导致血浆 Hcy 浓度升高。此外，口服避孕药物也可引发 HHcy。

四、Hcy 的检测

近年来高效液相荧光检测和电化学检测方法，因其灵敏度高、可重复性强而被广泛应用。新近，荧光偏振免疫分析方法的应用使 Hcy 的测定更为方便、灵敏和准确。由于测定方法不同，正常人血浆 Hcy 的范围存在一定差异。

值得注意的是，新鲜血浆中 Hcy 约有 70% 以二硫键与白蛋白结合的形式存在，仅约 20% 为游离状态。贮存血浆会引起这两部分的重新分布，故测定时以测定总 Hcy 为佳。此外，全血样本在搁置后会使血浆 Hcy 水平升高，故血液标本采集后应该及时分离血浆，尽可能减少由此造成的误差。

第三节　HHcy 引发高血压的机制

HHcy 可以通过损伤内皮细胞（endothelial cell，EC）功能，减少内皮源性血管舒张因子的合成和释放；同时通过改变血管壁基质成分、刺激血管平滑肌细胞增殖等引起血管壁重构，使血管壁增厚，僵硬度增加，顺应性减弱，引起血压升高。

一、内皮细胞氧化损伤和功能异常

内皮细胞是指衬覆于心、血管和淋巴管内表面的单层扁平上皮细胞，它形成血管的内壁，具有多种功能。研究证实 Hcy 通过对内皮细胞的氧化应激和过氧化损伤，对内皮细胞具有细胞毒作用。Hcy 含有高活性的巯基，可以在循环过程中自动氧化生成过氧化物和过氧化氢等活性氧，这些活性氧又影响 Hcy 的清除，导致 Hcy 产生更多的活性氧。这些活性氧直接损伤内皮细胞的脂质、核酸和蛋白质成分，并减少抗氧化酶类（如过氧化物歧化酶）的表达和活性，导致内皮细胞的损伤和功能异常[1]。Hcy 还可通过剂量依赖性方式减少内皮细胞 DNA 合成，抑制内皮细胞生长，减少内皮细胞数量。

NO 是最重要的内皮源性血管舒张因子之一，其通过激活细胞内信号传导途径，调整血管壁平滑肌细胞内的 Ca^2 浓度，发挥扩张血管的作用，对血压进行调整。由于 Hcy 对血管内皮细胞的氧化损伤，使内皮细胞数量减少，功能下降，由此减少了内皮源性的 NO 在血管壁和循环中的量和活性，削弱了 NO 的扩血管功能，使血压升高。另外，Hcy 在体内代谢产生硫化氢（H_2S），而 H_2S 是很强的抗氧化剂及血管舒张因子。HHcy 时，EC 损伤后，其胱硫醚-γ-裂解酶（CSE）表达受到抑制，引起 H_2S 产生减少，从而引起内皮细胞氧化损伤进一步加重，同时血管收缩加强，导致血压升高。

二、血管壁重构

血管壁主要由三层构成：血管内膜、外膜和血管中层。血管壁重构是指多种原因导致的构成血管壁的正常成分发生变化，继而血管壁的结构和功能出现异常，引发相应的病理过程。主要包括构成血管的细胞主要是血管平滑肌细胞（vascular smooth muscle cell，VSMC）的增殖与迁徙、细胞外基质成分的变化和细胞外膜纤维化。

研究显示 Hcy 通过氧化应激和过氧化损伤作用，引起血管内皮细胞损伤，导致内皮源性 NO 合成和释放减少，从而刺激内皮细胞表达诱导型

NO 合酶（inducible nitric oxide synthase，iNOS）。和内皮源性 NOS 相比，iNOS 在激活基质金属蛋白酶（matrix metalloproteinase，MMP）的过程中起到关键作用。激活的 MMP 促进血管壁间质中的弹力纤维向胶原纤维转化，逐渐出现两者比例失调，导致血管壁僵硬度升高，血管顺应性下降，血压升高。另外，Hcy 可以竞争性抑制 γ-氨基丁酸、N-甲基-D-天冬氨酸和过氧化物酶体增殖物激活受体，而这三种受体的激动剂可以治疗这种血管基质的重构。

HHcy 引发的血管重构还包括血管平滑肌细胞（VSMC）的增殖和迁徙，主要原因也是因为 Hcy 氧化应激以及过氧化造成内皮细胞（EC）损伤，介导 NO 合成和释放减少，刺激了内皮细胞表达和释放生长因子，其随后刺激 VSMC 增殖。基础研究证实 Hcy 可以刺激人类和动物血管 VSMC 的 DNA 合成和 mRNA 循环。另外，Hcy 干扰 DNA 的甲基化修饰，使 ER-α 基因高甲基化可能是 HHcy 促使 VSMC 增殖及血管重构的重要机制。还有报道 Hcy 通过调节细胞周期蛋白 A、蛋白酶 C 及丝裂原活化蛋白激酶等途径激活 VSMC；血小板衍生生长因子（platelet-derived growth factor，PDGF）可通过自分泌及旁分泌方式刺激 VSMC 增殖与迁移。迄今为止，所有这些研究结果都是处于基础研究水平。

基础研究还显示 HHcy 可以导致血管外膜的成纤维细胞出现泡沫样损伤，由血管紧张素 Ⅱ 1 型受体（angiotensin Ⅱ type 1 receptor，AT₁R）介导在血管外膜出现 1 型胶原纤维的沉积，使血管外膜增厚变硬，减弱血管的顺应性，这种病理作用可以被 AT₁R 阻滞剂缬沙坦所阻断[2]。

三、血管紧张素转化酶的作用

EC 是合成和分泌血管紧张素转化酶（angiotensin-converting enzyme，ACE）的重要细胞之一。HHcy 使得血管 EC 的 Hcy 浓度升高，由于 Hcy 含有高活性硫分子，所以十分容易和 EC 内的 ACE 聚合形成 Hcy 化的 ACE，而这种聚合物的活性明显高于 ACE 本身，更易导致血管收缩，血压升高[3]。

四、VSMC 钙离子（Ca^{2+}）超负荷

HHcy 可以导致 VSMC 内 Ca^{2+} 超负荷，产生两个后果：一个是增加血管平滑肌收缩力，血管收缩，血压升高；另一个是刺激平滑肌细胞外胶原纤维增生和沉积，使得血管壁内胶原纤维和弹性纤维比例失衡，血管壁弹性下降，变得僵硬，血管顺应性下降，导致血压升高。

第四节　我国 H 型高血压的特点

H 型高血压即高血压合并高同型半胱氨酸血症，二者协同增加心脑血管事件的风险，产生 1+1＞2 的效应。大样本流行病学研究证明，H 型高血压患者心血管事件发生率较单纯存在高血压的患者高出约 5 倍，较正常人高出 25～30 倍。该研究还确证了 H 型高血压患者的两种危险因素——高血压和高同型半胱氨酸血症，在导致心血管事件上存在明显的协同作用，在男性约增加 12 倍风险，在女性达 28 倍，而同型半胱氨酸升高与高血脂、吸烟等危险因素之间的协同作用不明显。

我国人群 Hcy 水平较高，具有遗传因素、生活习惯等多方面的原因。首先，我国人群的 MTHFR（C677T）TT 基因型的携带率约为 25%，远高于西方国家 10%～16% 水平。TT 基因型患者的血浆 Hcy 水平高，叶酸水平低。meta 分析同样表明，MTHFR（C677T）TT 基因型与脑卒中的发生呈显著正相关（OR，1.50；95%CI，1.23～1.84）。

其次，食物中的叶酸摄取主要是通过水果和绿色蔬菜，但是我国饮食特点是富含叶酸的食物摄入量少，且习惯把蔬菜等食品烹调后食用，使大量的叶酸遭到破坏。因此，中国人群特别是高

血压人群，是高 Hcy 血症的高发人群，在脑卒中防治中具有重要的干预价值。脑卒中是可预防、可干预的一类疾病，有效控制 H 型高血压约可以减少 72% 的脑卒中发生。

第五节　治疗策略和预防措施

防治 H 型高血压的关键在于常规降低血压的同时降低 Hcy，其中就包括改善生活方式及积极药物治疗两个方面。叶酸是甲硫氨酸循环中相对重要的辅酶，是水溶性维生素 B_9 的一种存在方式。饮食中叶酸摄入不足是轻中度 HHcy 的最常见原因。叶酸缺乏将导致甲硫氨酸循环中辅酶系统异常，Hcy 不能够通过正常酶转化代谢来清除，导致在体内潴留，血浆浓度升高。维生素 B_{12} 和 B_6 也是甲硫氨酸循环中的辅酶，但是研究显示维生素 B_{12} 缺乏和 HHcy 的相关性要明显低于叶酸和 HHcy 的相关性，而维生素 B_6 和 HHcy 的相关性更低。

（一）生活方式

饮食所摄入的一半甲硫氨酸将转化为 Hcy，富含甲硫氨酸的食物主要是肉、鱼和奶制品，所以应适当控制富含甲硫氨酸的饮食摄入；同时增加富含叶酸、维生素 B_{12} 的食物，富含叶酸的食物包括肝、绿叶蔬菜、豆类、柑橘类水果、谷类等，但应注意食物的制备和烹调会造成叶酸的流失，尤其在煮沸时损失更大。血浆 Hcy 已经大于 $6.3\ \mu mol/L$ 的心脑血管事件高危人群更应重视生活方式的调整。

（二）药物治疗

关于补充叶酸预防心脑血管疾病的临床研究，2007 年以前，结论不统一。2007 年，发表在 Lancet 上的 meta 分析结果显示，补充叶酸可以使脑卒中风险下降 18%（RR＝0.82；95%CI，0.68～1.00）。

干预时间超过 36 个月、Hcy 降低超过 20%，以及在非谷物叶酸强化人群中，补充叶酸可以显著降低脑卒中的发病风险。2012 年一项纳入更多研究的 meta 分析表明，补充叶酸可以显著降低脑卒中风险，且单独使用 0.8 mg/d 剂量的叶酸可以达到降低脑卒中的最佳效果。

中国脑卒中一级预防研究（China Stroke Primary Prevention Trial，CSPPT）是一项在中国高血压患者的随机、双盲、对照临床研究，共纳入 20 702 例无脑卒中和心肌梗死病史的中国成年高血压患者。根据患者 MTHFR（C677T）TT 基因型（影响叶酸和同型半胱氨酸代谢的主要基因）分层后随机、双盲分为两组，分别每日服用单片固定复方制剂"依叶"（由 10 mg 依那普利和 0.8 mg 叶酸组成）或者单纯依那普利（10 mg），期间对于没有达标的高血压患者可以根据有关指南联合其他降压药物以增加患者血压水平的达标率，主要终点指标是首发脑卒中。经过 4.5 年（中位数）的疗效观察，结果表明：治疗后患者血压由平均约 166.8/94 mmHg 降至平均约 139.8/83.1 mmHg；以依叶为基础的降压治疗方案，较以依那普利为基础的单纯降压治疗方案明显升高血叶酸水平，进一步降低首发脑卒中风险 21%（HR，0.79；95% CI，0.69～0.93；$P=0.003$）。次要终点分析中，复合心血管事件（心血管死亡、心肌梗死和脑卒中；HR，0.80；95%CI，0.69～0.92；$P=0.002$）和缺血性脑卒中（HR，0.76；95%CI，0.64～0.91；$P=0.002$）风险，在依叶组均显著下降。同时，两组间不良事件的发生率没有显著差异。该研究是迄今为止世界上最大规模的卒中一级预防研究，研究结果为中国高血压患者降压联合补充叶酸预防卒中的治疗策略提供了重要的循证医学证据。目前，国内唯一含 0.8 mg 叶酸的复方降压药物马来酸依那普利叶酸片已经在临床上广泛用于 H 型高血压患者，更高剂量的叶酸长期服用的安全性目前尚缺乏证据。另外，本研究结果也提示，对于 TT 基因型的高血压患者，可能需要更高的叶酸水平才能有效降低脑卒中的发病风险。因此，对于 H 型高血压患者，推荐进行 MTHFR C677T 基因型测定，进行脑卒中风险预测。

（曹雅旻　王及华）

参考文献

[1] Steed MM，Tyagi SC. Mechanisms of cardiovascular remodeling in hyperhomocysteinemia. Antioxid Redox Signal，2011，15（7）：1927-1943.

[2] Yao D，Sun NL. Hyperhomocysteinemia accelerates collagen accumulation in the adventitia of balloon-injured rat carotid arteries via angiotensin Ⅱ type 1 receptor. Int J Mol Sci，2014，15（11）：19487-19498.

[3] Huang A，Pinto JT，Froogh G，et al. A role of homocysteinylation of ACE in endothelial dysfunction of arteries. Am J Physiol Heart Circ Physiol，2015，308（2）：92-100.

第十章　难治性高血压

第一节　难治性高血压的定义及流行病学

一、难治性高血压的定义

难治性高血压（resistant hypertension，RH）是指在改善生活方式的基础上，应用了合理可耐受的足量 3 种或 3 种以上降压药物（包括利尿剂）1 个月以上血压仍未达标、诊室收缩压 ≥140 mmHg 和（或）舒张压≥90 mmHg 的高血压患者，或服用 4 种或 4 种以上降压药物血压才能有效控制，称为 RH[1-3]。

二、难治性高血压的流行病学

20 世纪 60 年代，国外提出了"难治性高血压（RH）"的概念，但当时未予充分重视，后在 2008 年左右难治性高血压被重新认识。美国 AC-COMPLISH 试验结束时，血压未达标者为 26%（无论是否合并糖尿病，血压≥140/90 mmHg）[4]。西班牙一项临床研究纳入 8295 例难治性高血压患者，结果显示，难治性高血压占已经治疗高血压人群的 12.2%[5]。

难治性高血压这个名词在国内认识较晚。目前我国还没有相关的大样本流行病学调查。一些小样本的调查如高血压最佳治疗情况调查（HOT-CHINA 研究）显示，研究人群中难治性高血压占 1.9%。参考近几年的临床试验结果，估计 RH 的患病率为 5%～30%[6]。

第二节　难治性高血压的病因及病理生理机制

一、基本病因

RH 的病因及病理生理学机制是多方面的，中枢及局部的神经体液机制（如颈动脉压力反射功能减退），及高盐摄入、肥胖等是高血压患者血压难以控制的基本原因。

二、交感神经系统与肾素-血管紧张素-醛固酮系统在 RH 发病中的作用

在基本病因基础上，循环和组织中的肾素-血管紧张素-醛固酮系统（renin-angiotensin-aldosterone system，RAAS）的激活以及中枢或局部组织（特别是肾）交感神经活性的过度增高会启动炎性因子、氧化应激过程，并促发动脉粥样硬化的发生和进展，加重了血管结构和功能的异常，从而使增高的血压难以获得控制。研究显示，交感神经以及 RAAS 的活性增强和持续存在是 RH 的重要发病机制之一。临床和实验数据也表明，多重因素作用于中枢神经系统以及动脉化学感受器和压力感受器，共同影响交感神经及 RAAS 的激活，如胰岛素抵抗、脂肪细胞分泌因子、内皮细胞功能障碍、间歇性低氧血症、体内容量负荷过高、醛固酮等。

三、肾在 RH 发病过程中的重要作用

肾局部交感神经过度激活是 RH 的发病基础以及重要的病理生理学机制之一。肾交感神经由传入纤维和传出纤维组成。肾交感神经传入纤维的过度激活可以增强中枢交感神经系统的活性，使全身交感神经活性亢进，肾上腺素释放增加，从而引起肾、心脏和血管等靶器官的结构和功能改变，导致高血压的维持和进展。肾交感神经传出纤维的过度兴奋则可产生和分泌过多的去甲肾上腺素，使肾血管收缩，肾血流量减少，进而激活肾和全身 RAAS；还使得入球小动脉收缩强于出球小动脉，进而出现肾小球滤过率减少、水钠重吸收增多；同时，受刺激的颗粒细胞释放肾素，也进一步激活 RAAS。上述病理生理过程加剧了血压水平升高，参与 RH 的维持与进展[8-9]。

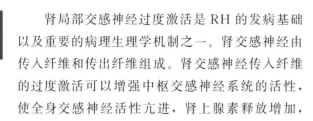

第三节　导致高血压难以控制的因素

一、影响血压达到目标水平的因素

（一）患者因素

1. 老年（＞75 岁）

2. 左心室肥厚

3. 肥胖（BMI＞30 kg/m²）

4. 合并慢性肾病（血清肌酐≥1.5 mg/dl）

5. 合并糖尿病

6. 生活习惯不良

（1）高盐摄入（特别是盐敏感患者，如老年、慢性肾病患者）

（2）嗜好饮酒：饮酒后 4～6 h，血压降低，随后血压升高，SBP 可大于 180 mmHg。

7. 服用降压药的依从性不好，服用的种类、剂量不足，或未按时服用。

8. 服用其他影响降压效果的药物（老年、糖尿病、慢性肾病患者更危险）

（1）镇痛药：NSAID（非甾体抗炎药）、选择性 COX-2 抑制剂。

（2）拟交感胺类药物：滴鼻剂、减肥药、兴奋剂、莫达非尼。

（3）口服避孕药。

（4）糖皮质激素类。

（5）中药：麻黄、甘草。

（6）促红细胞生成素。

（二）其他因素

1. 遗传因素

2. 居住地（寒冷、高原等）

3. 血压测量技术问题

袖带太窄，则测量的血压偏高。对于肥胖患者的血压测量，选择合适尺寸的袖带是关键。

4. 白大衣高血压。

二、存在继发性高血压

1. 继发性高血压的重点筛查对象

（1）年轻人高血压：年龄＜30 岁，无肥胖，无家族史。

（2）突发高血压。

（3）恶性高血压。

（4）血压控制后，又突然恶化。

（5）严重难治性高血压。

（6）有其他提示继发性高血压的线索。

2. 常见继发性高血压

（1）睡眠呼吸暂停综合征：呼吸暂停–低通气指数（AHI）＞10～15 次/小时；间断缺氧，交感神经激活，NO 降低，氧自由基升高。

（2）肾实质性高血压。

（3）原发性醛固酮增多症：血压＞180/110 mmHg 的高血压患者中 13％是原发性醛固酮增多症，难治高血压患者中原发性醛固酮增多症占 20％。

（4）肾动脉狭窄（动脉硬化、大动脉炎、肾动脉肌纤维发育不良）。

（5）嗜铬细胞瘤。

（6）Cushing 综合征。

（7）甲状腺功能亢进。

（8）主动脉缩窄。

（9）颅内占位病变。

第四节 难治性高血压的治疗难点分析

一、难治性高血压的治疗难点

1. 存在不良的生活方式，如每日过量饮酒、长期大量吸烟、嗜咸饮食、睡眠不足等。

2. 治疗的依从性差，分析患者是否持续按医嘱服药。

3. 治疗方法不当，未使用利尿剂或药物剂量不足。

4. 白大衣高血压。

二、诊断难治性高血压应注意的问题

（一）正确测量血压

1. 基本诊断方法

诊室血压测量是诊断高血压的标准。坐位、非同日测量 3 次以上血压，血压未达标时需同时测量双侧上臂血压，当两侧血压相差 20 mmHg 以上时，建议增加双侧下肢血压的测量。

2. 重视 24 h 动态血压监测及家庭自测血压

当怀疑存在难治性高血压时，应在诊室血压测量的基础上，常规进行连续家庭血压测量和 24 h 动态血压测量（ambulatory blood pressure measurement，ABPM），以排除白大衣效应，了解血压的特殊形态（如杓型、非杓型、超杓型、晨峰现象和清晨高血压等）。

（1）家庭自测血压：建议新诊断的高血压患者连续 2 周、血压波动明显的患者连续 3～7 天，早晚 2 次（早在晨起服药前测定，晚在晨起服药后至少 12 h 或睡前测定）进行家庭自测血压，每次测量 3 遍，计算最接近的 2 次血压的平均值。家庭自测血压≥135/85 mmHg 可诊断为高血压。

1）家庭自测血压表的选择：建议采用上臂式肱动脉全自动血压表，自动血压表均应是通过欧盟、英国、美国认证的血压表。建议患者把全自动血压表带到诊室，以便检查患者的测量技术及仪器的准确性（与水银血压计对比），但心房颤动或严重心律失常患者不适合应用自动血压表。

2）不适宜人群：情绪障碍和焦虑患者。

（2）24 h 动态血压监测：目的在于了解全天血压的波动以及增高的程度，排除假性高血压，排除与睡眠相关的特殊类型高血压。

1）高血压的诊断标准为，全天（24 h）＞130/80 mmHg，白昼＞135/85 mmHg，夜间＞120/70 mmHg[10]，全天 24 h 监测的有效次数达 85％以上为有效检测。

2）不适宜人群：肥胖者臂围＞40 cm，严重失眠者，长期夜班者。

3. 血压测量方法不正确，是假性 RH 的常见原因。

（1）患者背部没有支撑可使舒张压升高，双腿交叉可使收缩压升高。

（2）袖带太窄，测量的血压偏高。肥胖患者的血压测量，选择合适尺寸的袖带是关键。

（3）如何选择袖带：①上臂臂围 27～34 cm，选择 13 cm×30 cm 的袖带；②上臂臂围 35～44 cm，选择 16 cm×38 cm 的袖带；③上臂臂围 45～52 cm，选择 20 cm×42 cm 的袖带。

（二）严格合理用药

1. 服用降压药物的种类、剂量是否足够。

2. 联合用药是否合理。

（三）排除继发性高血压

规律、足量用药后，血压仍不能达标者，应寻找继发性高血压的可能。

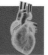

第五节　如何有效治疗难治性高血压

一、难治性高血压的药物应用策略　（图 10-1）

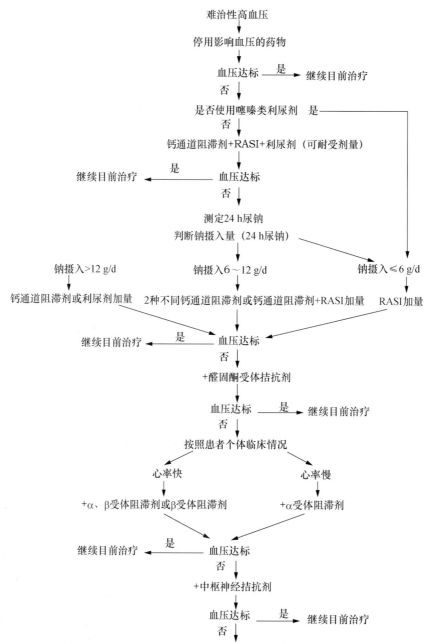

图 10-1　难治性高血压的药物治疗流程图。RASI：肾素-血管紧张素系统抑制剂

二、治疗难治性高血压的药物

（一）已确定的常用降压药物

1. 肾素抑制剂：如阿利克伦

2. 血管紧张素转化酶抑制剂（ACEI）

3. 血管紧张素Ⅱ受体拮抗剂（ARB；如氯沙坦、缬沙坦）

4. 钙通道阻滞剂（如氨氯地平）

5. 利尿剂（如氢氯噻嗪）

6. β受体阻滞剂（如酒石酸美托洛尔缓释片）

7. 醛固酮受体拮抗剂（如螺内酯、伊普利酮）

（1）螺内酯：作用为拮抗盐皮质激素（包括醛固酮）受体、拮抗雄激素受体。不良反应：①高血钾，特别与ACEI一起服用时；②女性月经不调，男性乳房发育（乳房发育的发生率呈剂量依赖性：螺内酯<50 mg/d，发生率6.9%；>150 mg/d，发生率52%）。

（2）依普利酮（Eplerenone，EPL）：剂量$50\sim150$ mg qd，是一种新型选择性醛固酮受体拮抗剂，只作用于盐皮质激素受体，而不作用于雄激素和孕酮受体。EPL治疗1期和2期高血压患者，有效率和降低收缩压与舒张压的幅度与依那普利相似。对ACEI和ARB作用不佳的低肾素水平的原发性高血压患者，EPL有良好的降压效果。对单纯收缩期高血压，以及饮食所致的肥胖性高血压患者，也有较好的降压作用。此外，EPL可以显著减轻肾小球的超滤作用，减轻高血压患者的白蛋白尿，对于合并糖尿病的高血压患者，这种肾保护作用更为明显。

8. 肾素-血管紧张素-醛固酮系统（RAAS）双阻断

螺内酯+ACEI或ARB。螺内酯治疗难治性高血压，即使没有醛固酮升高，也有疗效，但需注意高血钾问题。难治性高血压在常规治疗基础上（≥3种降压药，包括一种利尿剂），螺内酯能进一步降血压22/10 mmHg。

（二）二线降压药物

1. 中枢性药物

（1）可乐定：0.075 mg/d 口服或可乐定贴片。

（2）利血平：<0.05 mg/d，对代谢综合征有益。

2. 直接血管扩张剂

此类药物包括肼屈嗪、米诺地尔（需同时给予β受体阻滞剂及袢利尿剂，防止血管扩张引起的反射性心动过速和水肿）。

3. 第三代β受体阻滞剂

奈必洛尔（Nebivolol），可提高NO水平，有强效舒血管效应。它对β_1受体的阻滞强度是β_2受体的290倍，对β_1受体的选择性更强。与阿替洛尔、美托洛尔、比索洛尔等相比，该药特异性更好。

（三）新药的研发

1. 血管肽酶抑制剂

该类药物是中性内肽酶（NEP）和血管紧张素转化酶的双重抑制剂，包括奥马曲拉（omapatrilat）、法西多曲（fasidotrilat）、山帕曲拉（sampatrilat）等。

2. 内皮素受体A拮抗剂（如达芦生坦）

3. 上皮钠通道阻滞剂（如阿米洛利）

三、新的治疗策略

（一）Rheos压力反射植入装置

该装置包括脉冲发生器和一个外部装置。颈动脉窦外膜下含丰富的压力感受性神经末梢，即压力感受器。当动脉血压升高时，颈动脉窦压力感受器兴奋，经窦神经和主动脉神经传入延髓心血管中枢的冲动增加，引起心血管交感中枢抑制，迷走中枢兴奋，使心率减慢、心肌收缩力减弱、心输出量减少、血管扩张、外周阻力减小，从而降低血压。因不良反应较大，未能广泛推广及应用。

（二）肾动脉壁交感神经射频消融

2009年美国ACC年会上Krum等的去肾交感神经射频消融术（renalsympathetic denervation，RDN）控制难治性高血压的研究结果（图10-2）在全世界引起广泛重视，但随后8年大量的临床应用及观察结果并不理想，还需要进一步开展前瞻性随机临床试验，以探讨该手术治疗难治性高血压的疗效。

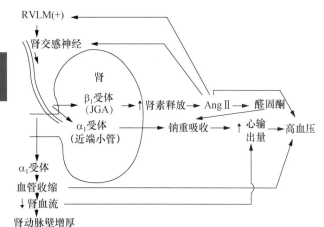

图 10-2 肾交感神经在高血压发病中的作用

（三）降压疫苗的研发

1951 年 Goldblatt 首先提出抗 RAAS 疫苗的概念，但因严重不良反应而未继续研究。到 2000 年，这一概念再次被提出，迄今已有 2 种抗血管紧张素疫苗进入临床试验，但均未正式应用于临床。

1. PMD3117

该药是抗血管紧张素 I 疫苗，能够阻断 RAAS，但是没有降压作用。

2. CYT006

该药由抗血管紧张素 II 抗原肽组成，偶联到病毒样颗粒。动物实验显示，该药能降低血压 21 mmHg；I 期临床试验证明该药耐受性良好，IIa 期临床试验显示能够降低血压（9/4 mmHg），但幅度较小。

（四）生物时钟疗法（chronotherapy）

通过 24 h 血压监测，发现非杓型高血压患者（夜间血压高，难治性高血压较多），睡前服用降压药比早上服降压药疗效更好。

四、小结

有关难治性高血压诊断和治疗的详细步骤，总结于图 10-3 中。

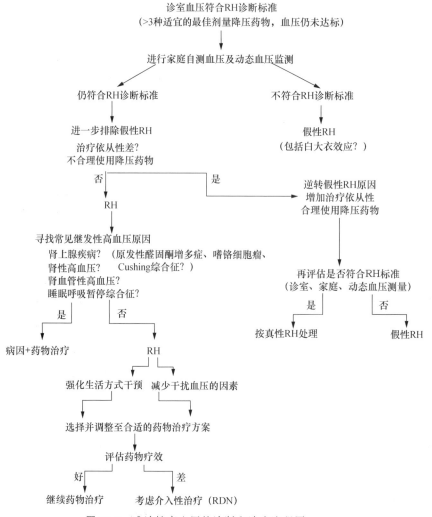

图 10-3 难治性高血压的诊断和治疗流程图

第六节　难治性高血压治疗模式的转变

上文中的治疗为传统的生物医学模式，全球投入大量的人力、物力去研究新药及新的治疗手段（如介入方法），但高血压的控制率仍然很低。医学界开始注意到，高血压是一个临床综合征，既有生物学因素，也有心理社会因素参与发病。它是一种心身疾病，即由心理社会因素作为重要原因参与发病的躯体疾病。并且，高血压病是一种难以治愈的终身性疾病，随着病程的进展可出现心、脑、肾并发症，而患者对高血压知识的缺乏，易产生焦虑、恐惧心理，这种焦虑、恐惧情绪可促使交感-肾上腺素能系统的活动明显增加，使心输出量及外周阻力增加，血压升高。医学界认识到单纯的生物医学模式必须转化为心理-生物-社会医学模式才能真正有效地控制血压，因为高血压与心理疾病的发病机制有共同的神经内分泌通路。

一、心理因素导致高血压的发病机制

心理因素作用于人体时，经中枢神经系统接收、整合，产生紧张、恐惧、忧郁、愤怒等情绪，并将这种信息传至下丘脑，引起一系列内分泌-自主神经反应。其方式为：强烈而持久的精神压力产生的抑郁和焦虑等负性情绪，可激活下丘脑-垂体-肾上腺皮质系统，类固醇激素和加压素分泌增加，交感神经功能亢进，通过肾素-血管紧张素-醛固酮系统引起水钠潴留，全身细小动脉痉挛，血流阻力增加，出现血压增高。如果不良心理因素强烈而持久存在，就会使神经、体液、内分泌等系统的血压调节机制遭受破坏，最终形成持久性的血压升高而难以控制。

从病理学角度讲，高血压是一种基于血管内皮损伤的慢性炎症反应过程，高血压病患者血管内皮损伤可能与血管内皮长期受高压和异常冲击有关。抑郁、焦虑等情绪可以触发内皮损伤，这可能与神经内分泌系统的失调导致皮质醇和儿茶酚胺分泌增加有关。内皮损伤可促使炎性细胞黏附、激活，产生白介素（IL）、肿瘤坏死因子（TNF）等炎性因子，触发慢性炎症反应过程。

二、心理干预治疗高血压的机制[7-8]

1. 行为学层次

心理障碍表现为更多不健康的生活方式，如抽烟、酗酒、不爱运动等，因此树立患者改变不健康生活方式的信心非常必要。

2. 病理生理学角度

心理障碍与高血压之间相互关系的病理生理学机制可能与下丘脑功能紊乱、交感神经与副交感神经的张力失衡有关。针对抑郁、焦虑等情绪进行干预后，可能改变这些病理生理学作用，达到理想降压的效果。

三、焦虑/抑郁量表的应用

鉴于情绪及精神因素在难治性高血压中的重要性，在排除了高血压的常见病因后，常规进行焦虑/抑郁量表的测定，常用量表如下：①症状自评量表SCL-90；②焦虑自评量表（SAS）；③抑郁自评量表（SDS）；④流调用抑郁自评量表（CES-D）；⑤大体评定量表（GAS）；⑥临床总体评定量表（CGI）；⑦医院焦虑/抑郁量表（HAD）；⑧汉密顿焦虑量表（HAMA）；⑨汉密顿抑郁量表（HAMD）；⑩患者健康问卷抑郁量表（PHQ-2、PHQ-9）；⑪广泛性焦虑量表（GAD-7）。

临床实践中，PHQ-2（表10-1）、PHQ-9（表10-2和表10-3）、GAD-7（见表5-1和表5-2）简单易行，2008年美国心脏病学会推荐对所有心血管疾病患者使用此类量表进行筛查。

四、临床研究

本文作者及其同事于2014年11月—2015年6月对449例高血压病患者进行了研究，其中男性213例，女性236例，年龄17～90岁，平均年龄（59.39±16.25）岁，这些患者进行了抑郁自评量表（PHQ-9）和焦虑自评量表（GAD-7）评分。

表 10-1　PHQ-2 量表

过去 2 周，你被以下问题所困扰的频度如何？

	从来没有（0 分）	偶尔有（1 分）	超过一半的时间有（2 分）	几乎每天都有（3 分）	评分
1. 是否经常被情绪低落、沮丧或无望的情绪所困扰？					
2. 是否经常感到做事没有任何兴趣和愉悦感					

总分统计

注：若超过 3 分，继续 PHQ-9 量表测定

表 10-2　PHQ-9 量表

序号		完全不会（0 分）	好几天（1 分）	一半以上天数（2 分）	几乎每天（3 分）	评分
1	做事时提不起劲或没有兴趣					
2	感到心情低落、沮丧或绝望					
3	入睡困难、睡眠不安或睡眠过多					
4	感觉疲倦或没有活力					
5	食欲不振或吃太多					
6	觉得自己很糟或觉得自己很失败，或让自己或家人失望					
7	对事物专注有困难，例如阅读报纸或看电视时					
8	动作或说话速度缓慢到别人已经觉察，或正好相反，烦躁或坐立不安、动来动去的情况更胜于平常					
9	有不如死掉或用某种方式伤害自己的念头					

总分统计

表 10-3　PHQ-9 量表评定标准

分值	结果分析	治疗建议
0～4 分	无抑郁	无心理干预
5～9 分	轻度抑郁	观察等待，随访时复查 PHQ-9
10～14 分	中度抑郁	制订治疗计划，考虑咨询、随访或药物治疗
15～19 分	中-重度抑郁	积极药物治疗和（或）心理治疗
20～27 分	重度抑郁	立即首先选择药物治疗，若严重损伤或治疗无效，建议转诊至精神疾病专家处进行心理治疗和综合治疗

研究结果显示，高血压患者抑郁的发病率为 37.86%，其中轻度抑郁占 62.9%，中度抑郁占 24.1%，中-重度抑郁占 10.0%，重度抑郁占 2.9%；广泛性焦虑的发病率为 35.19%，其中轻度焦虑占 72.8%，中度焦虑占 19.6%，重度焦虑占 7.6%。女性高血压患者相比男性更易出现抑郁（59.4% vs. 40.6%，$P=0.023$）。

而老年高血压患者（≥60 岁）的焦虑（60.8% vs. 39.2%，$P=0.015$）、抑郁（61.2% vs. 38.8%，$P=0.007$）发病率均高于非老年患者。

高血压患者中合并抑郁者的血压明显高于未合并抑郁者的血压（收缩压：148.9±22.31 vs. 143.4±19.45，$P=0.0085$；舒张压：87.26±16.59 vs. 84.14±14.98，$P=0.0457$），合并焦虑者的收缩压明显高于未合并焦虑者（148.3±22.14 vs. 143.9±19.82，$P=0.0353$），且合并冠心病的患者更易出现抑郁（54.8% vs. 32.0%，$P=0.000$），而合并周围动脉硬化的患者更易出现焦虑（38.8% vs. 29.2%，$P=0.039$）或中-重度抑郁（42.6% vs.

25.5%, $P=0.030$）。

研究提示，高血压患者中焦虑/抑郁的发病率较高，且以女性、老年、血压控制不良、多合并症人群为主，值得临床医生注意并及时干预[9]。

第七节　指南解读

一、2012 欧洲肥胖和难治性高血压共识声明[5]

关于肥胖导致高血压的机制，共识认为肥胖型高血压常常表现为心输出量增加，这一病理生理改变可能与血浆容量扩张、钠潴留及交感神经过度激活有关，全身肾素-血管紧张素系统（RAS）激活可能也参与了这一过程。然而脂肪堆积导致神经内分泌激活的机制尚未完全阐明，目前的研究结果也存在矛盾。肥胖导致肾结构改变可能加重钠潴留，肥胖患者这种肾改变被称为"脂肪肾"。即使排除了体重指数和内脏脂肪的影响，"脂肪肾"仍是血压升高的独立危险因素。国外多项研究发现，不论在社区人群（如NHANES）、心血管高危人群（如 Framingham 心脏研究）还是在高血压临床研究受试者（如ALLHAT 研究）中，肥胖均与血压难以控制显著相关。

二、2016 年法国高血压学会发布的 "难治性高血压管理专家共识"[10]

1. 难治性高血压被定义为，尽管经过治疗（包括生活方式及饮食干预、当前使用包括噻嗪类利尿剂在内的三联降压药物的最佳剂量治疗至少 4 周），血压仍未得到控制，即诊室血压≥140/90 mmHg（年龄＜80 岁者）或收缩压≥150 mmHg（年龄＞80 岁者），并通过诊室外血压测量（家庭自测血压）或动态血压监测（ABPM）得到确定。

2. 除了噻嗪类利尿剂，三联降压药物治疗应包括 ARB 或 ACEI 和 CCB。若有不良反应或特殊适应证可选择其他种类的降压药物。

3. 难治性高血压应该使用噻嗪类利尿剂，即氯噻酮 $12.5\sim50$ mg/d，氢氯噻嗪≥25 mg/d，或吲达帕胺 2.5 mg/d 或 1.5 mg/d（缓释片）。

4. 慢性肾病 4 或 5 期〔eGFR＜30 ml/（min·1.73 m²）〕的患者，应使用袢利尿剂代替噻嗪类利尿剂，例如呋塞米、托拉塞米或布美他尼，并选择与患者肾功能相对应的剂量。

5. 推荐使用问卷、尿液药物分析和（或）数药片的方式来评估患者的依从性，这在中国执行起来有困难。

6. 患者信息、患者教育和家庭自测血压可能有助于改善血压控制。

7. 应筛查可能影响治疗抵抗的因素（过多摄入盐和乙醇、抑郁症、药物相互作用）以及引起血压升高的药物和物质（表 15-4）。

8. 如果确诊了难治性高血压，建议由高血压专家来筛查是否存在继发性高血压和靶器官损伤，并确定未来的治疗策略。

9. 应根据患者临床情况、可获得的检查技术以及高血压专家的经验，选择筛查继发性高血压和潜在诱因的检查方法。

表 15-4　具有升压作用的药物和物质，以及可影响降压药物代谢/活性的药物和物质

已知具有升压作用的药物和物质（不限于本列表）
抗血管生成药物
环孢素，他克莫司
皮质类固醇
促红细胞生成素
合成雌激素（口服避孕药）
拟交感神经药
5-羟色胺和去甲肾上腺素再摄取抑制剂（SNRI）
乙醇
可卡因，苯丙胺
草药补充剂（麻黄）
甘草（甘草酸）
可影响降压药物代谢和（或）活性的药物和物质（不限于本列表）
非甾体类抗炎药
抗反转录病毒药物
CYP17A1 抑制剂：西柚汁、大环内酯类和唑类抗真菌药物

（1）电解质和 2 h 尿钠排泄、血肌酐、24 h 尿肌酐和蛋白质测定。

（2）腹部血管造影。

（3）肾动脉多普勒超声。

（4）血浆醛固酮和肾素测定，计算血浆醛固酮/肾素比值。

（5）24 h 尿肾上腺素和去甲肾上腺素测定。

（6）24 h 尿游离皮质醇测定，地塞米松抑制试验（1 mg）。

（7）夜间血氧饱和度、通气描记图和多导睡眠监测。

10. 筛查靶器官损伤的检查

（1）血肌酐、尿肌酐、微量白蛋白尿和（或）蛋白尿测定。

（2）静息心电图和超声心动图。

11. 对于年龄＜80 岁的患者，若无可治疗的病因，推荐给予四联降压药物治疗，若无确定的禁忌证应包括一线的螺内酯（12.5～25 mg/d）。应监测血钾和肌酐水平。根据临床情况，β受体阻滞剂也可以作为首选药物。

12. 若存在螺内酯使用禁忌证或使用螺内酯无反应或出现不良反应，建议给予β受体阻滞剂、α受体阻滞剂或中枢性降压药物。

13. 目前仍在评估去肾交感神经射频消融术（RDN）治疗高血压的效果，因此建议在高血压专科门诊中设立多学科小组使用这种技术。

（陈琦玲）

参考文献

［1］Calhoun DA，Jones D，Textor S，et al. Resistant hypertension：diagnosis，evaluation，and treatment. A scientific statement from the American Heart Association professional education committee of the council for high blood pressure research. Hypertension，2008，51（6）：1403-1419.

［2］中国高血压防治指南修订委员会. 中国高血压防治指南 2010. 中华高血压杂志，2011，19（8）：701-743.

［3］Chobanian AV，Bakris GL，Black HR，et al. Joint National Committee on prevention，detection，evaluation，and treatment of high blood pressure. National heart，lung，and blood institute；National high blood pressure education program coordinating committee. Seventh report of the Joint National Committee on prevention，detection，evaluation and treatment of high blood pressure. Hypertension，2003，42（6）：1206-1252.

［4］Izzo JL Jr，Levy D，Black HR. Clinical advisory statement. Importance of systolic blood pressure in older Americans. Hypertension，2000，35：1021-1024.

［5］Jordan J，Yumuk V，Schlaich M，et al. Joint statement of the European Association for the Study of Obesity and the European Society of Hypertension：obesity and difficult to treat arterial hypertension. J Hypertens，2012，30（6）：1047-1055.

［6］Rimoldi SF，Messerli FH，Bangalore S，et al. Citation：resistant hypertension：what the cardiologist needs to know. Eur Heart J，2015，36（40）：2686-2695.

［7］Wang JW，Zhang LX，Wang F，et al. Prevalence，awareness，treatment，and control of hypertension in China：results from a national survey. American Journal of Hypertension，2014，27（11）：1355-1361.

［8］Jung O，Gechter JL，Wunder C，et al. Resistant hypertension？Assessment of adherence by toxicological urine analysis. J Hypertens，2013，31：766-774.

［9］李晓，陈琦玲，张海成，等. 高血压合并抑郁和焦虑的临床分析. 中国医药，2016，11（2）：181-184.

［10］Denolle T，Chamontin B，Doll G，et al. Management of resistant hypertension：expert consensus statement from the French Society of Hypertension，an affiliate of the French Society of Cardiology. La Presse Médicale，2014，43（12P1）：1325-1331.

第十一章 冠心病患者的高血压

第一节 高血压与冠心病的相关性

中国是高血压大国，统计约有 2 亿人群患有高血压。流行病学研究已经证实，高血压是冠心病的独立危险因子，且无论年龄、人种和性别。其中，高血压对于女性的影响更为显著。全球多中心参与的 INTERHEART 研究包括 6086 名中国人，在全部逾 2 万名急性心肌梗死的病例队列中，发现女性群体暴露（患高血压）后发病风险增加 35.8%。同时，不同年龄阶段收缩压（SBP）和舒张压（DBP）对于冠心病风险的重要性随之变化。50 岁之前，DBP 是缺血性心脏病的主要预测因子；60 岁以后，SBP 则更为关键。

整体而言，中国急性冠脉综合征患者约 6% 均合并高血压，远较其他危险因子比例更高。一项超过百万人群的 meta 分析显示，随着 SBP 增高 20 mmHg（DBP 增高 10 mmHg），致死性冠状动脉事件的风险成倍上升。

一、血压管理与冠心病预后

多项大规模临床研究，无论是观察性研究，或是随机对照试验，均取得一致的结论：高血压患者的心血管疾病风险随着降压治疗而显著下降。心血管疾病的致病率与死亡率在过去数十年内，无疑得益于各类新型抗高血压药物的研发与应用。同样来源于 meta 分析的资料显示，SBP 下降 10 mmHg（或是 DBP 下降 5 mmHg）伴随中年人群冠状动脉疾病或其他血管事件致死的发生率减少 40%～50%；并且，老年人群也具有相似的获益。但是，注意此结论并不适用于老老年（>80 岁以上）患者，严格的血压控制并不必然为其带来减少冠状动脉事件的获益。

二、病理生理机制

多种病理生理机制促成血压的增高，并导致器官损害的发生，包括冠心病。这些机制包括交感活性增高与肾素-血管紧张素-醛固酮系统（RAAS）激活；血管舒张因子的释放或活性不足，如一氧化氮（NO）和前列环素；动脉血管床内生长因子和炎性细胞因子表达上调；血流动力学效应；传导动脉及阻力动脉的结构或功能异常，尤其血管僵硬度增高和内皮功能不全。这些神经内分泌途径与遗传、人口学特征和环境因素（心理社会应激暴露、过量摄入钠盐及钾盐或钙盐摄入不足）相互作用，决定了个体是否发生高血压并与冠心病相关。合并代谢性疾病，如糖尿病、胰岛素抵抗、肥胖无疑也将导致脂肪细胞因子生成增多，从而促使血管收缩、内皮功能失调、炎症和血管氧化应激增多，造成高血压和心血管疾病风险增高。这些共同的病理生理机制也是防治高血压和冠心病的潜在新靶点。

1. 基因多态性

全基因组相关性研究发现了多种动脉粥样硬化性疾病的易感性基因变异，且大多呈单核苷酸多态性。其中，RAAS 基因的多态性，尤其是血管紧张素转化酶（ACE）、血管紧张素 II 1 型受体、血管紧张素原已被证实可影响冠心病与心肌梗死的发生。合并高血压的患者罹患冠心病的风险将因此进一步增高，也由此理解缘何部分患者更易发生冠状动脉事件。另外，基因多态性还可影响个体对降压药物的治疗反应。例如，携带编码基质金属蛋白酶的基因多态性的高血压患者，给予氯噻酮、氨氯地平和赖诺普利治疗将改善其心血管预后。或许，未来基因多态性可以成为指导临床用药的依据，从而实现精准降压以及减少患者的冠心病风险。然而，由于冠心病是多基因疾病，并且是多种因素所致，遗传背景仅能解释发病机制的极小部分。

2. 物理力量与血流动力学

物理力量（压力和血流）是影响冠状动脉重塑和粥样硬化，以及心脏结构与功能的重要决定因素。SBP增高时，左心室流出阻力增高，心肌壁内压力上升，造成心肌氧耗需求增多。SBP增高促使心脏代谢需求增多，并诱导左心室肥厚和心力衰竭的发生。脉压与SBP密切相关，并且与心血管事件，包括心肌梗死和卒中息息相关。主动脉僵硬度是高血压、2型糖尿病与终末期肾病患者全因死亡和心血管死亡、致死和非致死性冠状动脉事件和致死性卒中的独立预测因子。

3. 内皮功能不全

有研究显示高血压患者伴有内皮功能失调，而内皮功能受损与冠心病的发病有密切关系。内皮功能不全可能通过下列途径在冠心病尤其是动脉粥样硬化和血栓早期形成和发展阶段的病理生理机制中起关键作用：①导致冠状动脉血管张力调节机制受损；②加速冠状动脉血管壁重构过程；③促进血小板活化和聚集；④促进单核细胞和中性粒细胞活化和黏附。内皮细胞功能损伤或过度激活，不仅释放许多血管收缩因子，而且也释放影响血管平滑肌增殖和分化的其他因子，这些正是慢性心血管疾病如冠状动脉疾病早期重要的发病机制。

4. 血小板过度激活

研究显示，血小板激活在冠心病的血栓形成中起重要作用。抗血小板治疗能明显降低急性心肌梗死和缺血性卒中事件的发生率和死亡率。有报告高血压患者测定血小板释放反应的相关产物即血浆血栓素A2（TXA2）和血浆人血小板α颗粒膜糖蛋白CD62P，均有升高，显示高血压病患者血小板聚集和释放反应增强。有研究提示高血压患者与正常人比较血小板活化增强，膜CD41和CD62P增高。高血压与冠心病患者的血小板活化程度是否相仿仍需大规模的临床研究。

5. 体液及代谢因素

现在的观点认为，高血压不仅是血流动力学异常性疾病，同时也是代谢紊乱性疾病。胰岛素抵抗在原发性高血压中普遍存在，并在一些代谢紊乱的病理过程中居中心环节，其中包括高胰岛素血症、糖耐量降低、肥胖、脂质代谢紊乱，而这些正是人们所熟知的冠心病危险因素。高胰岛素水平是胰岛素抵抗的标志，也是冠心病的独立预测因子，是目前被关注的代谢综合征的关键所在。高胰岛素血症致冠心病的可能机制有：

（1）激活交感神经系统：大量的研究证实，交感神经的过度激活可加速动脉粥样硬化和冠心病的进展，高血压患者不仅对生理刺激有过度的交感反应，且交感肾上腺素能受体所介导的血管舒张成分也较迟钝，所以推测出在高血压的患者中，胰岛素抵抗所导致的交感神经频繁强烈地激活及受体介导血管舒张受损在冠心病进展中起到了重要作用。

（2）促进大血管的病变发展：在实验模型中证实，胰岛素促进冠状动脉壁肥厚，并促进胆固醇向血管平滑肌细胞转运，成为动脉粥样硬化的病理基础，加剧心外膜大冠状动脉硬化的发生。多项研究已证实，高胰岛素血症常合并血脂紊乱，促进动脉粥样硬化的发生。

6. 钙离子

钙离子是细胞内调节血管平滑肌收缩和心脏正性肌力与变时功能的主要因子。钙离子通过电压依赖的L型和T型钙通道进入血管平滑肌、心肌细胞及窦房结细胞，细胞内钙离子增加也具有促进动脉粥样硬化发生的效应。

二氢吡啶类钙通道阻滞剂与L型钙通道α_1亚单位结合，并且与动脉和动脉组织（包括冠状动脉）具有高度亲和力，因而发挥血管舒张作用。非二氢吡啶类钙通道阻滞剂，与α_1亚单位的不同部位结合，对血管组织的选择性较低，但是对窦房结及房室结传导组织具有负性变时和负性传导效应，并对心肌细胞产生负性肌力作用。

钙通道阻滞剂的抗心绞痛作用机制为降低血管后负荷，同时在降低SBP时，还可扩张冠状动脉；应用非二氢吡啶类钙通道阻滞剂时，还可减缓心率。钙通道阻滞剂对于冠状动脉痉挛所致的

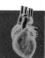

心绞痛尤其有效，包括变异型心绞痛与寒冷诱发 的心绞痛。

第二节　降压靶目标

对于冠心病合并高血压的患者，降压的靶目标持续存在争议。理论上认为，虽然降压无疑可减少心脏作功，但是同时低血压可能造成冠状动脉灌注受损。目前，最具说服力的大型临床试验仍是 ACCORD 研究，其评价了强化降糖和降压、降脂对 2 型糖尿病患者的整体效应。关于血压的研究纳入了 4733 名患者，其中 35％ 既往曾发生心血管事件；强化组 SBP 目标值＜120 mmHg，而标准组则＜140 mmHg。试验进行 1 年之后，强化组平均 SBP 为 119.3 mmHg，标准组为 133.5 mmHg，随访 4.7 年后发现两组间主要复合终点（非致死性心肌梗死、非致死性卒中或心源性死亡）、主要冠状动脉事件或心力衰竭并无统计学差异。ACCORD 研究还有极具价值的结论：强化治疗组患者 DBP 平均值介于 60～65 mmHg，并未增加冠心病和卒中风险。同样针对糖尿病患者，INVEST 研究也揭示 SBP＜130 mmHg，而 DBP 达至 70～79 mmHg 时安全合理。

因此，综合临床研究结果，现有指南对冠心病合并高血压的患者，建议降压的二级预防治疗靶目标为＜140/90 mmHg[1]。无论如何，对于存在心肌缺血表现的患者，降压过程应缓慢渐进，并且警惕 DBP＜60 mmHg，尤其是老年患者。对于这些人群，降低 SBP 的同时可能诱使 DBP 水平严重下降。至于＞80 岁的高龄患者，其实并无临床试验证据支持其降压治疗靶目标。现有的共识普遍认为其血压＜150/90 mmHg 是安全合理的范围。

第三节　高血压合并稳定型冠心病的管理

对于高血压合并慢性冠心病的患者，血压管理是预防死亡、心肌梗死和卒中，减少心肌缺血发作的重要综合措施。健康的生活方式调整至关重要，也是血压管理的基础治疗，包括饮食控制、减少盐摄入、规律运动、限酒戒烟、减轻体重，同时给予血脂调节、控制血糖和抗血小板治疗。另外，识别并干预甲状腺功能异常和睡眠呼吸暂停低通气综合征（SAHS）也具有积极意义。

1. β受体阻滞剂

β受体阻滞剂是高血压合并冠心病患者的一线治疗药物选择[2-3]，其可通过负性变时和减慢心率作用缓解心绞痛发作。患者将得益于心率下降后，心脏舒张期延长，冠状动脉灌注时间获得延长。β受体阻滞剂也将抑制肾小球旁器释放肾素。无拟交感效应的心脏高选择（β₁）的制剂应用最为广泛。β受体阻滞剂的相对禁忌证包括窦性心动过缓、房室传导阻滞、低血压、失代偿性心力衰竭和严重的支气管哮喘。外周血管疾病罕见因应用β受体阻滞剂而诱发加重，轻度的外周血管狭窄更不是药物的禁忌证。但是，需要注意"脆性糖尿病"患者是否具有低血糖发作的病史，β受体阻滞剂很可能掩盖患者低血糖症状而造成风险。

或许，对于β受体阻滞剂是否应用于常规降压治疗的一线药物存在争议，但是对于心绞痛、陈旧性心肌梗死和心力衰竭的患者，β受体阻滞剂的地位毋庸置疑。稳定型心绞痛的患者初始治疗就应处方β受体阻滞剂缓解缺血症状，并考虑长期应用于所有冠心病和其他血管疾病的患者。

2. 钙通道阻滞剂（CCB）

CCB 可松弛血管平滑肌、扩张血管，改善冠状动脉血流和减少心肌耗氧量，减轻心绞痛症状，改善心肌缺血。对于冠状动脉痉挛为主的心绞痛，CCB 是一线用药，二氢吡啶类和非二氢吡啶类钙通道阻滞剂抗心肌缺血同样有效。地尔硫䓬、维拉帕米能减慢心率和房室传导，常用于伴有心房颤动或心房扑动的心绞痛患者。严重心动过缓、二度及以上房室传导阻滞、病态窦房结综合征的患者不能应用。长效钙通道阻滞剂能减少心绞痛的发作，有高血压患者可选用长效二氢吡啶类钙通道阻滞剂。

3. 血管紧张素转化酶抑制剂（ACEI）和血管紧张素受体拮抗剂（ARB）

ACEI 可降低血压、逆转心室重构，改善心力衰竭患者的心功能[4]。HOPE 研究结果显示，雷米普利使高危患者的主要终点事件相对危险性降低 22%，EUROPA 研究显示培哚普利使稳定型心绞痛患者的主要终点事件相对危险性降低 20%。2008 年 3 月底公布的 ONTARGET 研究进一步显示，雷米普利预防高危患者心脑血管事件的有益作用；而血管紧张素 II 受体拮抗剂（ARB）替米沙坦不劣于雷米普利。已有多项临床试验证实了冠心病患者应用 ACEI 的获益，改

善预后，减少心脑血管事件的危险性。在稳定型心绞痛患者中，合并糖尿病或糖尿病肾病、心力衰竭、左心室收缩功能不全、高血压、心肌梗死后患者应该使用 ACEI（推荐类别 I，证据等级 A），有明确冠心病的所有患者使用 ACEI（推荐类别 II，证据等级 A），对 ACEI 不能耐受者可用 ARB 类药物替代。

4. 利尿剂

噻嗪类利尿剂在多个含冠心病的临床研究中，包括美国退伍军人研究、MRC 试验、ALL-HAT 试验等，已经证实对心血管事件的一级和二级预防有效。

5. 硝酸酯类

长效硝酸酯类或 CCB 可处方用于禁忌或者无法耐受 β 受体阻滞剂的患者。对于起始 β 受体阻滞剂治疗无法缓解症状的稳定型冠心病患者，可以联合长效硝酸酯类药物或者 CCB。但是，硝酸酯类药物禁忌用于处方磷酸二酯酶抑制剂（西地那非）的患者。高血压并不影响长效硝酸酯类药物用于预防缺血发作，以及短效制剂用于抗心绞痛；但是，硝酸酯类药物不作为控制血压的用药。

第四节　高血压合并急性冠状动脉综合征的管理

ACS 患者的降压管理基石是充分考虑血氧供需平衡。其中，血压增高无疑将升高心脏耗氧，但是快速与过度在意 SBP 下降，将可能导致冠状动脉血流减少而诱发心肌缺血。注意降低 SBP 的同时可能诱使 DBP 水平严重下降，同样不利于冠状动脉灌注。对于药物选择，首选具有充分循证医学证据的降压药，包括 ACEI/ARB、β 受体阻滞剂，特定患者还可应用醛固酮受体拮抗剂（表 11-1）。上述一线药物滴定达到靶剂量之前，不应联合其他类型降压药[5]。

具体药物应用

1. 硝酸酯类

硝酸酯类对于 ACS 急性期极具意义，不仅有效控制血压，还主要用于缓解缺血及肺水肿。然而，并无任何临床证据支持硝酸酯类药物可改

善 ACS 患者预后。另外，还需注意急性下壁 ST 段抬高型心肌梗死（STEMI）的患者中，应避免对合并右心室梗死的患者因使用硝酸酯类药物造成前负荷不足。整体而言，硝酸酯类药物对于血压管理效应主要源于其"副作用"，并且仅用于急性期，而不推荐作为长期血压控制的药物选择。

2. β 受体阻滞剂

β 受体阻滞剂是 ACS 患者一线用药，既可以控制心律，又可降压，全面减轻心脏氧耗。β 受体阻滞剂对于 ACS 患者的额外获益还包括减少心律失常、猝死事件，以及缩小梗死面积。因此，ACS 患者院外长期应用 β 受体阻滞剂是标准治疗方案。现有的指南推荐，口服 β 受体阻滞剂应在入院后 24 h 内起始，前提是患者血流动力学趋于稳定，且不存在药物禁忌证。优选的 β 受体

阻滞剂类型为不具拟交感反应的高选择性（β₁ 受体）制剂，诸如美托洛尔或比索洛尔。卡维地洛，兼具 α₁ 和 β₁ 受体活性，降压效应更为显著，适宜 ACS 合并严重高血压的患者。

3. 钙通道阻滞剂（CCB）

一般而言，CCB 并不常规应用于 ACS 的患者，无论急性期或者长期药物治疗。现有指南中对于 CCB 的适应证，主要为频繁发作心肌缺血，又禁忌应用 β 受体阻滞剂的患者。优选非二氢吡啶类 CCB，包括维拉帕米和地尔硫䓬，但是应警惕其负性肌力、负性传导效应，尤其联合 β 受体阻滞剂时。同时，CCB 的降压效果非常显著，应用者注意避免低血压。

4. ACEI/ARB

ACEI/ARB 已经成为 ACS 患者降压治疗的基石药物，大量的循证医学证据奠定了其牢固的地位。ACEI 和 ARB 具有类效应，对于 ACS 患者，其有效减少梗死面积，预防心肌重塑，减少下游事件，包括室性心律失常、心力衰竭，甚至是心脏破裂。临床实践中，如患者条件许可，无低血压反应，应充分滴定药物至靶治疗剂量；优选 ACEI，无法耐受者再以 ARB 替代。

5. 醛固酮受体拮抗剂

大剂量 ACEI/ARB 治疗的基础上，联合醛固酮受体拮抗剂，将使心肌梗死后的患者额外获益，包括减少心室重塑及心肌纤维化，降低心血管事件的发生。然而，必须注意的是，醛固酮受体拮抗剂并不应常规应用于心肌梗死患者，更缺乏用于心绞痛患者的证据。目前，关于醛固酮受体拮抗剂的循证医学研究，无论是 EPHESUS 或 RALES 试验，受试对象均为心功能减退、左心射血分数减低，且经充分 ACEI/ARB 和 β 受体阻滞剂治疗的心肌梗死后患者。对于血压无法耐受、肾衰竭、高钾血症的患者，不应使用。

总之，对于 ACS 合并高血压的患者，急性期血压控制以稳定血流动力学为目的，远期则为降低心血管负性事件为目标。临床实践中，应充分遵循指南，并全面权衡，个体化应用，为庞大的患者人群带来真正获益。

表 11-1 高血压合并缺血性心脏病的药物治疗推荐类别

	ACEI 或 ARB	利尿剂‡	β 受体阻滞剂	非二氢吡啶类 CCB	二氢吡啶类 CCB	硝酸酯类	醛固酮受体拮抗剂	肼屈嗪/硝酸异山梨酯
稳定型心绞痛	I *	I	I	II	II	I	II	
急性冠脉综合征	I *	I	I	II	II	II	II	
心力衰竭	I	I	I			II	I	II

缩略词：ACEI，血管紧张素转化酶抑制剂；ARB，血管紧张素受体拮抗剂；CCB，钙通道阻滞剂。
* 尤其是陈旧性心肌梗死、左心室收缩功能障碍、糖尿病或慢性肾病蛋白尿的患者。
‡优选氢氯噻嗪。袢利尿剂用于心力衰竭（NYHA 心功能Ⅲ～Ⅳ级）或慢性肾脏病肾小球滤过率<30 ml/（min·m²）

（李忠佑）

参考文献

[1] James P A，Oparil S，Carter B L，et al. 2014 evidence-based guideline for the management of high blood pressure in adults：report from the panel members appointed to the Eighth Joint National Committee (JNC 8). Jama，2014，311 (5)：507-520.

[2] 中国高血压防治指南修订委员会. 中国高血压防治指南 2010. 高血压杂志，2011，19 (8)：701-743.

[3] Shimamoto K，Ando K，Fujita T，et al. The Japanese Society of Hypertension Guidelines for the Management of Hypertension (JSH 2014). Hypertension research：official journal of the Japanese Society of Hypertension，2014，37 (4)：253-390.

[4] Mancia G，Fagard R，Narkiewicz K，et al. 2013 ESH/ESC guidelines for the management of arterial hypertension：the Task Force for the Management of Arterial Hypertension of the European Society of Hy-

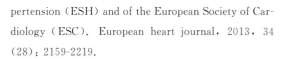

pertension (ESH) and of the European Society of Cardiology (ESC). European heart journal，2013，34 (28)：2159-2219.

［5］Rosendorff C，Lackland DT，Allison M，et al. Treatment of hypertension in patients with coronary artery disease：a scientific statement from the american heart association，american college of cardiology，and american society of hypertension. J Am Coll Cardiol，2015，65（18）：1998-2038.

第十二章　心力衰竭患者的高血压

第一节　概　　述

高血压是心力衰竭的常见危险因素之一。大多数心力衰竭患者均有高血压病史。预防心力衰竭的发生也是高血压治疗的重中之重。

一、定义

心力衰竭（简称心衰，heart failure，HF）指由于心脏泵血功能降低，虽有适量静脉回流，由于心脏长期负荷过重或心肌收缩力下降，心脏不能排出足够血液满足组织代谢需要以至于周围组织灌注不足和肺循环或体循环淤血，从而出现的一系列临床症状和体征。心衰与心功能不全（cardiac insuficiency）在临床上常通用，没有本质区别。但心功能不全常指心功能受损后从代偿到失代偿的整个阶段，而心衰常指心功能不全的失代偿阶段，临床上又称充血性心力衰竭（congestive HF，CHF）。患者主要出现疲劳（乏力）、气急（呼吸困难）、颈静脉怒张和周围性水肿（踝部肿胀）等症状。心衰是临床上极为常见的危重病症，是心血管疾病患者丧失劳动力及死亡的重要原因之一。心衰患者的死亡率是同龄普通人群的 4～8 倍[1-3]。

二、分类

心衰迄今尚无统一分类法，常用分类包括：

（1）按疾病的急缓分为急性和慢性心衰。急性心衰（acute heart failure）临床上以急性左心衰竭最为常见，急性右心衰竭较少见。慢性心衰即慢性心功能不全，又称为充血性心衰。在疾病发生发展过程中，慢性心衰可急性加剧，急性心衰经治疗后也可演变成慢性心衰，二者可相互转化。

（2）按发病部位和临床表现可分为左心衰竭、右心衰竭及全心衰竭。但随着病情进展，反复左心衰竭最终可引起右心衰竭和全心衰竭。

（3）按心脏舒缩功能障碍不同分为收缩性心衰及舒张性心衰。收缩性心衰（systolic heart failure，SHF）主要临床特点源于心排血量不足，收缩末期容量增大、射血分数降低和心脏扩大。绝大多数心衰有收缩性心衰。舒张性心衰（diastolic heart failure，DHF）为心室舒张功能异常导致心室充盈不良而引发的心衰。心室舒张功能不良可以是松弛功能不全使心室充盈变慢或不完全和（或）由于心室顺应性不良、膨胀受限导致心室充盈障碍。为了增加心室的充盈，需要增加静脉回流的压力，从而导致肺静脉压升高而引起的一系列症状。其血流动力学的特点是左心室容积减少和舒张末压升高，左心室射血分数（LVEF）正常或轻度减低。

（4）根据心排血量属于绝对降低或相对不足，可分为低排血量型和高排血量型心衰。

（5）根据有无临床症状和病情轻重，可分为无症状性心衰、症状性心衰以及难治性或顽固性心衰等等。

三、病因

心衰的病因很多，从病理生理和血流动力学角度可把心衰病因分为以下几类：

（1）心肌收缩力减弱：心肌炎、心肌病和冠心病等。

（2）后负荷增加：高血压、主动脉瓣狭窄、肺动脉高压和肺动脉瓣狭窄等。

（3）前负荷增加：二尖瓣反流、主动脉瓣反流、房间隔缺损、室间隔缺损和代谢需求增加的疾病（甲状腺功能亢进、动静脉瘘等）。

四、诱因

感染、心律失常和治疗不当是心衰最主要的诱因。引起心衰发作或临床症状急剧加重，除取决于基础心脏病的病情进展和变化外，心衰诱发因素的存在也起到推波助澜的作用，有时可能起到决定性作用。常见心衰诱因包括：①感染：尤其呼吸道感染是心衰最常见的诱因，其次是风湿活动、泌尿系统感染及消化系统感染，感染性心内膜炎是导致心脏病病情迅速恶化的重要原因；②过度体力活动、疲劳、情绪激动和紧张；③妊娠和分娩；④心律失常：特别是快速性心律失常（如阵发性房颤、阵发性室性或室上性心动过速），严重心动过缓（如完全性房室传导阻滞等）；⑤输血或输液，尤其含钠液体输入过多、过快；⑥水、电解质紊乱和酸碱失衡；⑦药物作用：如使用负性肌力或抑制心肌收缩力药物、潴留水钠制剂以及洋地黄类正性肌力药用量不足或应用不当等。

第二节　高血压导致收缩性心力衰竭的病理生理机制

收缩性心衰的特征是进行性左心室扩大，室壁压力随之增加，收缩功能进一步恶化。高血压是导致心衰的主要原因之一，高血压患者比正常血压人群的心衰发病率明显增加。高血压时压力负荷增加，开始时室壁增厚使舒张末期容积缩小，但左心室质量指数并不增加。随着出现左心室的向心性肥厚，最终出现偏心性肥厚。

高血压左心室肥厚（LVH）的主要病理学特征是左心室心肌细胞肥大及间质纤维化。收缩性心衰（SHF）中，心室不断变大，心肌细胞延长，细胞外基质重构，最终心脏扩张。

心肌细胞内钙释放是引起心肌细胞肥大的重要信号通路。成纤维细胞向成肌纤维细胞的转化、基质金属蛋白酶及其抑制物间的平衡、肾素-血管紧张素-醛固酮系统及转化生长因子 β_1（TGF-β_1）的直接作用等参与了心脏间质纤维化的形成。

高血压导致心衰的始动因素是左心室向心性肥厚（代偿），最终发展为左心室扩张（失代偿）。此过程取决于压力负荷的严重程度和持续时间，此外，还与分子结构和遗传因素、间质重构、冠状动脉微血管病变、神经内分泌系统激活及细胞内钙离子代谢紊乱、是否存在冠心病有关。

左心室收缩力取决于前负荷、后负荷、心肌收缩力、心率、左心室几何构型、心肌纤维、微血管和大血管的病变。

左心室扩张时室壁张力增加，即后负荷增大，心肌耗氧量增加，神经内分泌激活和内皮系统的激活又进一步加重了后负荷，致心功能进行性恶化。

第三节　高血压导致舒张性心力衰竭的病理生理机制

原发性高血压（hypertension，HT）是危害人类健康的最常见心血管疾病，高血压受累的主要器官是心脏，高血压引起左心室舒张功能异常可以发生在左心形态改变及收缩功能异常之前，且高血压引起的心衰多为舒张性心衰。高血压被认为是引起心脏舒张功能异常和舒张性心衰的主要危险因素。

流行病学及相关实验发现舒张性心衰（DHF）的发病机制与收缩性心衰（SHF）不同，DHF的病理机制包括：基质动力学异常、心肌细胞骨架的改变以及主动舒张功能受损等。DHF病理生理机制与SHF的主要区别是心肌重构机制不同，SHF 中，心室不断变大，心肌细胞延长，细胞外基质重构，最终心脏扩张。相反，DHF 时心肌纤维增加，心肌肥大，心脏出现向心性肥厚的表现，而心室无明显扩张。

高血压导致左心室肥厚时，左心室舒张末压升高，左心房压升高，对压力负荷和容量负荷的敏感性增高，压力容积曲线向左上移动，可发展至射血分数正常的心衰，即舒张期心衰，也叫射血分数保留性心衰。

心肌结构改变主要表现为心肌细胞肥大、心室重量增加，此外胶原结缔组织增生使心肌僵硬。阻力血管的重构表现为血管周围结缔组织增生和内膜胶原纤维增生，使管壁和管腔的比值增大。微血管的结构变化常伴内皮功能不全，使血管弹性进一步减弱，促进心肌缺血的发生。心肌结构的改变和小动脉的粥样硬化导致了心脏舒张功能不全，是高血压心脏病心衰的早期表现。

第四节　如何早期识别心力衰竭

一、心力衰竭的临床表现

1. 心衰的早期症状

心衰的早期症状不明显，活动不受限制，偶有劳力性呼吸困难和夜间阵发性呼吸困难，包括脚踝肿胀和运动或稍剧烈活动后容易疲劳及呼吸急促。这些症状容易被误认为是由于平时缺乏锻炼、身体肥胖或者吸烟造成的。

2. 右心衰竭的早期症状

主要是食欲不振、腹胀不适、右上腹有时疼痛、尿量减少、体重逐渐增加，手、足等皮肤有紧绷感。

3. 心衰早期的体征

包括：肝开始淤血肿大；颈静脉充盈；肺底出现"移动性"啰音；心率较快等。

4. 鉴别诊断

劳力性呼吸困难可由阻塞性肺气肿、肺功能不全、肥胖或身体虚弱引起。夜间呼吸困难也可由支气管哮喘发作引起。肺底湿啰音可由慢性支气管炎、支气管扩张或肺炎引起。下肢水肿常见于下肢静脉曲张、静脉炎、肾脏或肝脏疾病、甲状腺功能减退、淋巴回流障碍及药物副作用等。颈静脉充盈可由肺气肿或纵隔肿瘤压迫上腔静脉引起。

收缩功能不全诊断主要依据临床表现及体征，心脏结构及功能异常的客观证据。

2014 年《射血分数正常心力衰竭诊治的中国专家共识》提出舒张功能不全诊断标准[4]：

（1）主要临床表现为：①有典型的心衰症状和体征；②左心射血分数（LVEF）正常或轻度下降（≥45%）且心脏（尤其左心室）大小正常；③有结构性心脏病改变（如左心房增大或左心室肥厚）和（或）超声心动图检查有舒张功能障碍的证据，但可排除心脏瓣膜疾病、心包疾病、肥厚型心肌病、限制型（浸润性）心肌病等。

（2）符合本病的流行病学和人口学特点：大多为老年人，主要病因为高血压或有高血压史，多见于女性，部分患者伴糖尿病、房颤、肥胖或代谢综合征等。

（3）B 型利钠肽（BNP）/N 末端-B 型利钠肽原（NT-proBNP）测定值轻至中度升高，或至少在"灰色区域"。

二、心力衰竭的评估手段

1. 超声心动图

是评估心衰的基本手段，可以提供许多心脏结构和功能信息，包括房室大小、室壁厚度、心室功能、瓣膜损害、舒张功能不全和节段性室壁运动异常等。超声心动图也用于鉴别收缩性心衰（左心室扩大、射血分数降低）和舒张性心衰（射血分数正常），已经成为标准的检查手段。正常左心室射血分数（LVEF）>50%。左心室收缩功能不全时，LVEF 降低，左心室舒张功能不全时，LVEF 正常，E/A 比值下降、E/A<1.2。

2. 放射性核素心室造影术

可准确测定左心室容量、LVEF 及室壁运动，评价右心室功能最佳。

3. 6 min 步行试验

在平坦的地面留出一段长 30 米的直线距离，患者在其间往返运动，步行速度由患者根据自己的身体状态量力而行，中间暂时休息或者停止试验均可。6 min 后终止试验。根据 6 min 内的步行距离判断心功能状态。

根据 US Carvedilol 研究设定的标准：6 min 内步行距离小于 150 米，表明心衰程度严重，150～450 米为中度心衰，大于 450 米为轻度心衰。6 min 步行试验结果是独立预测心衰致残率和病死率的因子，本方法简便易行、安全有效。可用于评价患者心脏储备功能，评价药物治疗效果。

4. 胸部 X 线检查

可以发现心脏外形变化和肺淤血程度。肺淤血时肺门及上肺血管影增强；肺间质水肿时可见 KerleyB 线；肺泡性肺水肿时肺门影呈蝴蝶状。肺动脉高压时肺动脉影增宽，部分可见胸腔积液。

5. 神经内分泌因素

近年来，BNP 和 NT-proBNP 已经成为心衰的诊断工具。收缩期和舒张期室壁张力增加均可引起血浆 BNP 释放。监测血液 BNP 或 NT-pro-BNP 浓度的变化有助于判断心衰的预后和治疗反应。对于心衰临床诊断不确定的急诊患者，可测定 BNP，有助于危险分层。

三、心功能分级

美国纽约心脏病学会根据患者自觉症状的分级（NYHA 心功能分级）如下：

Ⅰ级：心脏储备能力正常，一般体力活动不受限制，不出现疲劳、乏力、心悸、呼吸困难及心绞痛等症状，无心衰体征；通常称心功能代偿期。

Ⅱ级：心脏储备能力轻度减低，体力活动稍受限制，休息时无症状，但中等体力活动时，如常速步行 500～1000 米或登 3～4 层楼即出现疲乏、心悸、呼吸困难、心绞痛等症状及心衰体征，如心率增快、肝大等；亦称Ⅰ度或轻度心衰。

Ⅲ级：心脏储备能力中度减低，体力活动明显受限，休息时无症状，轻微体力活动，如：日常家务劳动、常速步行 500～1000 米、登二层楼等，即出现心悸、呼吸困难或心绞痛等症状及肝大、水肿等心衰体征。卧床休息后症状好转，但不能完全消失；亦称Ⅱ度或中度心衰。

Ⅳ级：心脏储备能力重度减低，不能胜任任何体力活动，休息时仍有乏力、心悸、呼吸困难、心绞痛及明显的心衰体征；亦称Ⅲ度或重度心力衰竭。

2001 年美国《成人慢性心力衰竭诊疗指南》采用了一种新的心衰分级方法，将病程的进展分为 A、B、C、D 四个阶段，并在 2005 年进行了修订[5]。

A 期：有发生心衰的高危因素，如高血压、动脉粥样硬化性疾病、糖尿病、肥胖、代谢综合征、使用心脏毒性药物等，但无器质性心脏病，也没有心衰症状。

B 期：有器质性心脏病，如有心肌梗死病史、左心室重构（包括左心室肥厚或低左心室射血分数）、无症状性心脏瓣膜疾病，但无心衰症状。

C 期：有器质性心脏病，如患有已知的器质性心脏病，既往或目前有心衰症状，有呼吸困难、乏力或运动耐量下降。

D 期：需要特殊治疗的顽固性心衰。如尽管采用强化药物治疗但静息状态时仍有明显心衰症状。

该分级方法包括了发展为心衰的危险因素和心脏结构变化，在左心室功能不全和症状出现以前便采取治疗措施可降低心衰的病残率和死亡率。

新的分级方法是对传统的 NYHA 分级方法的补充，而不是替代，对临床实践有非常重要的指导意义。体现了从心衰的高危人群（A 阶段）进展至结构性心脏病（B 阶段），从有心衰症状出现（C 阶段）到终末期难治性心衰（D 阶段）的发展进程，提供了从预防到治疗的全面理念。更加注重从心衰发生的源头和进程上防治心衰。对于每一名慢性心衰患者或有发展为心衰高度危险性的患者，应正确判断其心衰所处的阶段。并根据不同阶段采取针对性的治疗。A 阶段：防止初始心肌损伤：主要是积极控制血压、血糖，调脂治疗和戒烟等措施以控制促发心衰的危险因素；B阶段：防止心肌进一步损伤；急性心肌梗死时，尽快恢复血液灌注，对近期从心肌梗死恢复的患者应用神经内分泌拮抗剂，防止心肌重构；C阶段：防止心肌损伤后的恶化：已有左心室功能不全者，不论是否伴有症状，都应使用神经内分泌拮抗剂，防止发展成严重心衰。

第五节　B型利钠肽、N末端-B型利钠肽原在心力衰竭中的诊断价值及注意事项

B型利钠肽（BNP）属于心脏利钠肽类，广泛分布于脑、心脏、肺、骨髓等组织器官，以心脏中含量最高。目前为止，发现BNP具有血管扩张和促进尿钠排泄、减少水钠潴留作用，并能够调节肾素-血管紧张素-醛固酮系统、抑制交感神经活动，因而对改善心衰的病理变化有益。是心脏在压力负荷和容量负荷增加时持续内源性释放的激素。当心室容量增加、心脏压力负荷加重、心肌缺血、室壁张力增加时，心肌细胞的BNP基因被激活，生成含有134个氨基酸的蛋白质，该蛋白质的信号肽被切除后成为含有108个氨基酸的利钠肽前体，被迅速分泌入血，并很快以1:1的比例降解为BNP和NT-proBNP。大量研究表明，BNP、NT-proBNP在心衰的诊断中有重要价值。研究发现，当发生心衰时，心肌细胞因负荷加重而呈过度拉伸状态，心室心肌细胞会释放NT-proBNP，因此，NT-proBNP浓度往往可以反映心室容积扩大、心室超负荷和心脏功能损伤的程度[6]。

BNP的心衰诊断标准：根据2004年美国心脏病学会（ACC）专家BNP共识：如果BNP<100 ng/L，心衰的可能性极小，其阴性预测值为90%，如果BNP>500 ng/L，心衰可能性极大，其阳性预测值为90%。

国外的许多研究显示，血浆中BNP水平的波动可敏感和特异地反映左心室功能的变化，其水平的高低与纽约心脏病学会心功能分级密切相关。目前，BNP已经作为心衰独立的诊断标准用于临床，根据美国纽约心脏病学会心衰分级标准（NYHA分级），无心衰者BNP<80 ng/L、心功能Ⅰ级患者BNP95~<221 ng/L、心功能Ⅱ级患者BNP221~<459 ng/L、心功能Ⅲ级患者BNP459~<1006 ng/L、心功能Ⅳ级患者BNP≥1006 ng/L。目前，在国际上把心衰患者BNP的阳性阈值定为100 ng/L，当BNP测定值在正常值以下时，可以认为能够排除心衰。

2014中国新的《慢性心力衰竭诊断治疗指南》[7]将BNP/NT-proBNP与心电图、二维超声心动图及多普勒超声、肌钙蛋白、X线胸片一起列为心衰常规检查项目。主要用于：

（1）急性心衰评估。NT-proBNP<300 pg/ml和BNP<100 pg/ml为排除急性心衰切点。对可疑患者，可用于鉴别气急的症状为心源性或肺源性。

（2）慢性心衰评估：诊断敏感性和特异性较低，但可用于排除心衰诊断：BNP<100 pg/ml不支持诊断。

（3）危险分层和预后评估：BNP/NT-proBNP对评估急性失代偿性心衰患者生存率有一定预测价值，其水平显著或持续升高者属高危人群，预后较差。当NT-proBNP>5000 ng/L时，可提示心衰患者短期死亡风险较高；若该值>1000 ng/L，则提示长期死亡风险较高。NT-proBNP在表现为呼吸困难的可疑AHF诊断和短期预后评价方面，具有重要价值。

（4）指导临床治疗：新指南推荐BNP/NT-proBNP治疗后较治疗前的基线水平降幅≥30%作为治疗有效的标准，如未达到，即便临床指标有改善，仍应列为疗效不满意，需继续加强治疗，包括增加药物种类或提高药物剂量。

新指南推荐使用BNP/NT-proBNP对心衰患者进行随访监测，心衰患者应每3~6个月进行一次重点随访，除一般性随访内容外，建议将BNP/NT-proBNP检测纳入其中。

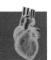

第六节　高血压合并急性左心衰竭时的处理原则及降压药物应用原则

高血压合并急性左心衰竭或者慢性心衰加重的情况常见。急性左心衰竭时，患者肾上腺素及去甲肾上腺素大量释放，导致患者心率增快、血压显著增高并常伴大汗，而且此时患者的左心室对压力负荷的刺激非常敏感，即使是中等程度的血压增高都会诱发二尖瓣反流加重，并直接导致心功能的进一步下降。因此尽快控制血压是关键。根据血压水平和肺部淤血状态选择应用血管活性药物。扩血管药物可应用于急性心衰早期阶段，但收缩压＜90 mmHg 时禁忌使用。常用药物有硝酸酯类药物（推荐类别Ⅱa，证据等级 B）、硝普钠（推荐类别Ⅱb，证据等级 B）、萘西立肽（重组人 BNP）（推荐类别Ⅱa，证据等级 B）。萘西立肽通过扩张动脉、静脉、冠状动脉，排水排钠，抑制肾素-血管紧张素-醛固酮系统和交感神经，可改善血流动力学，应用安全，但不改善预后。ACEI 在急性心衰中的应用仍有争议，急性期、病情尚未稳定的患者不宜应用（推荐类别Ⅰb，证据等级 C）。AMI 后的急性心衰可以试用 ACEI（推荐类别Ⅱa，证据等级 C），口服起始剂量宜小。在急性期病情稳定 48 h 后逐渐加量（推荐类别Ⅰ，证据等级 A），不能耐受 ACEI 者可应用 ARB[8]。

此时属于急性左心衰竭阶段，钙通道阻滞剂因为负性肌力作用或部分交感兴奋，反射性引起心率增快，不推荐使用。利尿剂改善心衰的症状最直接有效。在伴有高血压的急性心衰竭时选用

祥利尿剂如呋塞米，待液体潴留基本控制时可将祥利尿剂减量或改用噻嗪类利尿剂。利尿剂最大的副作用是电解质紊乱，因此治疗期间密切监测电解质是非常重要的环节。高血压合并急性心衰的急性期禁用 β 受体阻滞剂。

急性心衰合并高血压时常用的扩血管药物包括：

（1）硝酸酯类药物：尤其适用于急性冠脉综合征或者缺血性心肌病的患者出现急性左心衰竭时，硝酸酯类药物直接扩张血管，减轻心肌缺血的同时，改善肺部淤血，而且不影响每搏量和不增加心肌氧耗，同时有一定的降压效果。

（2）硝普钠：适用于压力负荷大、重度心衰的患者。应从小剂量开始逐渐增加剂量。仅仅适用于短期内治疗。

（3）乌拉地尔：是 α 受体阻滞剂，具有外周和中枢双重扩血管作用，可有效降低血管阻力，降低压力负荷，增加心排血量，而且不影响心率，从而减少心肌耗氧量。适用于基础心率偏快、应用硝酸甘油或者硝普钠后心率迅速增加而不能耐受的患者。

（4）萘西立肽（rhBNP）：目前应用于临床。主要作用是扩张静脉及动脉（包括冠状动脉），从而降低前、后负荷；可以促进钠的排泄，有一定的利尿作用；还可以抑制 RAAS 和交感神经系统。大量临床研究表明，该药能够改善血流动力学和临床症状，可以用于伴有血压增高的急性重度心衰。

第七节　慢性心力衰竭时降压药物的选择

慢性心力衰竭包括舒张性心力衰竭和收缩性心力衰竭：

一、舒张性心力衰竭（HF-PEF）的降压药物应用

高血压患者舒张性心力衰竭先于收缩性心力

衰竭出现。当患者有慢性舒张功能不全证据时，尽早控制血压非常重要。我国《慢性心力衰竭诊断治疗指南》建议：舒张性心衰患者的达标血压应该低于单纯高血压患者的标准。收缩压/舒张压<130/80 mmHg（推荐类别Ⅰ，证据等级A），并以控制血压、促进左心室肥厚逆转、延缓心衰进程为目的选择降压药物。

1. β受体阻滞剂

对于合并高血压的慢性舒张性心衰患者，控制心率非常重要，因为过快的心室率，导致舒张期充盈时间缩短，将加重舒张功能障碍，应用β受体阻滞剂可以减慢心率、改善左心室充盈（尤其是运动时的左心室充盈），降低血压，降低心肌耗氧量和逆转左心室肥厚，从而有利于改善心脏舒张功能不全。2012年《欧洲心力衰竭指南》建议β受体阻滞剂可作为HF-PEF伴心室率增快患者的优选药物。

2. 利尿剂

当患者伴有肺淤血及下肢水肿时，可以选择利尿剂治疗。减轻容量负荷的同时，有利于血压的控制。注意利尿剂的剂量不宜过大，以免因容量不足导致心排血量降低。

3. ACEI/ARB

高血压患者舒张性心衰的最主要原因是左心室肥厚。降压药物ACEI/ARB具有逆转左心室肥厚的作用，同时改善心功能不全的症状。

二、慢性收缩性心力衰竭伴高血压降压药物的选择

收缩性心衰是多种原因引起的心肌损伤，导致心肌结构和功能的变化，最终出现心室排血量减少，左心室射血分数低于45%。临床上表现为呼吸困难、乏力和下肢水肿。

高血压是心衰发生的主要原因之一。Framingham心脏研究发现，在新发生的心衰患者中，绝大多数患者在出现心衰前就已经有高血压。高血压患者心衰发病率较正常血压人群高出3～4倍。心衰时，交感神经系统、肾素-血管紧张素-醛固酮系统被激活，分泌多种激素及细胞因子，常表现为心率增快，部分患者血压增高。针对这种内分泌激素的变化，伴液体潴留的患者先应用利尿剂，继以血管紧张素转化酶抑制剂（ACEI）或β受体阻滞剂，并尽快使两药联用，无禁忌证者可再加用醛固酮受体拮抗剂，形成"金三角"。所有LVEF值下降的心衰患者，必须且终身使用ACEI，除非有禁忌证。心衰高发危险人群（阶段A），应该考虑用ACEI来预防心衰。不能耐受ACEI的患者用ARB。所有慢性收缩性心衰患者均必须终身应用β受体阻滞剂，除非有禁忌证或不能耐受。β受体阻滞剂推荐美托洛尔、比索洛尔、卡维地洛。高血压伴有心衰的患者其血压控制目标水平为<130/80 mmHg。多项研究结果表明严格控制血压可使心衰发生率降低约50%左右，明显降低死亡率。

慢性心衰患者降压药物的选择与患者心衰程度密切相关。在心衰A期，5类降压药物均可选择，针对伴有疾病的不同，首选降压药物亦有所不同。如果合并冠心病心绞痛的心衰患者，降压药物首选β受体阻滞剂、钙通道阻滞剂。心衰B期的患者首选降压药物为ACEI或ARB、β受体阻滞剂。心衰C期以上首选利尿剂、ACEI或者ARB。

有液体潴留证据或曾有过液体潴留的所有心衰患者均应给予利尿剂。新型利尿剂托伐普坦是血管加压素V受体拮抗剂，排水不利钠，可用于伴顽固性水肿或低钠血症者。已用利尿剂、ACEI（或ARB）、β受体阻滞剂和醛固酮受体拮抗剂，而仍持续有症状，LVEF≤45%的患者可加用地高辛，伴有快速心室率的房颤患者尤为适合。

第八节　β受体阻滞剂在高血压合并心力衰竭时的应用原则

β受体阻滞剂广泛应用于临床医学的各个领域，尤其是心血管病的防治。在心衰、高血压、心肌病、冠心病、心律失常等治疗中β受体阻滞剂均可发挥重要作用，已经成为最广泛应用的心

血管病药物之一。

一、使用 β 受体阻滞剂治疗的机制

心衰是高血压患者血压控制欠佳的严重并发症。交感神经过度激活是高血压重要的发病机制之一，大量循证医学证据及 meta 分析表明 β 受体阻滞剂具有明确的降压疗效和心血管保护作用，尤其对于合并心衰的高血压患者，长期使用能在降压的同时改善心衰患者的生活质量，病死率大幅度下降，减少心血管病再住院率。

慢性心衰时持续过度激活的肾上腺素能受体通路会对心脏产生非常有害的影响。衰竭的心脏使去甲肾上腺素浓度增高，并且长期激活介导了心肌细胞的重构。而肾上腺素能 $β_1$ 受体信号致病性明显大于 $β_2$ 及 $α_1$ 受体，这是应用 β 受体阻滞剂治疗慢性心衰的根本理论基础。

临床试验表明，β 受体阻滞剂使用初期，对心功能有明显抑制作用，降低 LVEF；但长期使用（3 个月以上），则出现改善心功能的效果，增加 LVEF；治疗 4～12 个月，能降低心室肌重量和容量，改善心室形状。上述结果提示，β 受体阻滞剂可延缓甚至逆转心肌重构。大量研究表明，β 受体阻滞剂可有效改善心衰患者的预后，防止恶性心律失常的发生，降低猝死率。

二、使用 β 受体阻滞剂的适应证

1. 除非存在禁忌证（症状性低血压或心动过缓、哮喘），否则所有稳定、轻度、中度和重度慢性心衰左心室射血分数降低、NYHA 分级 Ⅱ～Ⅳ级的患者都应当使用 β 受体阻滞剂。

2. 对 AMI 后左心室收缩不良性心衰，不论是否有症状，在 ACEI 的基础上，长期使用 β 受体阻滞剂可以降低病死率。

3. β 受体阻滞剂也可以用于慢性心衰而左心室射血分数不低的患者。

三、使用 β 受体阻滞剂的时机

1. 无体液潴留，水肿消退后（适当使用利尿剂）。

2. 病情稳定，无论住院或门诊。

3. 纽约心脏学会（NYHA）分级 Ⅳ 级/严重充血性心衰需要专业医师指导。

四、推荐使用的 β 受体阻滞剂及使用方法

只有比索洛尔、美托洛尔和卡维地洛被推荐用于治疗心衰。使用方法：①所有心衰患者均应尽早使用 β 受体阻滞剂，但前提是无禁忌证。②从小剂量开始，如比索洛尔 1.25 mg，1 次/天；美托洛尔缓释片 12.5 mg，1 次/日；美托洛尔片 6.25 mg，2～3 次/日；卡维地洛 3.125 mg，2 次/日。如果患者能够耐受，每 1～2 周逐渐加量，直至出现满意疗效，达到心衰治疗所需要的目标剂量或患者能耐受的最大剂量。临床试验的最大日剂量：比索洛尔 10 mg，美托洛尔缓释片 200 mg，美托洛尔片 150 mg，卡维地洛 50 mg。治疗目标剂量或者能耐受的最大剂量的确定注意个体化：以清晨静息心率 55～60 次/分（不低于 55 次/分）为宜。③用药期间密切监测患者心率、血压，以静息状态下 55～60 次/分，血压<130/80 mmHg 为宜。④如果心衰患者有明显液体潴留、显性水肿或两肺湿啰音时需要首先使用利尿药治疗，达到"干体重"后再开始应用。⑤β 受体阻滞剂与 ACEI 尽早联合应用形成"黄金搭档"，进而发展为"黄金三角"。⑥切忌避免突然中断治疗，引发临床症状恶化或其他并发症

可能遇到的问题：①出现症状/不良反应且其他措施无效才能将 β 受体阻滞剂减量/停药。②病情稳定时一定考虑复用和（或）增加剂量。③必要时征求专科医师的意见。④出现症状性低血压［头晕、轻度头痛和（或）精神错乱］时考虑：是否有必要继续使用硝酸盐、钙通道阻滞剂和其他血管扩张剂、没有体液潴留的体征/症状时考虑减少利尿剂的用量。⑤心动过缓：使用心电图排除心脏传导阻滞；刚开始使用 β 受体阻滞剂就出现严重心动过缓或房室传导阻滞或病态窦房结综合征（病窦）者可考虑安置起搏器；审核使用其他降低心率药物（地高辛、胺碘酮、地尔硫䓬）的必要性，考虑减量或停用；减少 β 受体阻滞剂的剂量，但很少需要停用。

第九节 指南解读

2014 年 2 月,《中国心力衰竭防治指南》正式发布。新指南包括心衰诊断和检查、心衰的分型、慢性心衰治疗、急性心衰治疗,以及心衰综合治疗和随访管理。

一、积极推荐应用心力衰竭生物学标志物 BNP/NT-proBNP

新指南将血浆 BNP/NT-proBNP 与心电图、二维超声心动图及多普勒超声、肌钙蛋白、X 线胸片一起列为心衰常规检查项目。主要用于:

(1) 急性心衰诊断及鉴别诊断:NT-proBNP <300 pg/ml 和 BNP<100 pg/ml 可以排除急性心衰。也可用于鉴别气急的症状为心源性或肺源性。

(2) 慢性心衰评估:诊断敏感性和特异性较低,但可用于排除心衰诊断,BNP<100 pg/ml 不支持诊断。

(3) 危险分层和预后评估:BNP/NT-proBNP 对评估急性失代偿性心衰患者生存率有一定预测价值,其水平显著或持续升高者属于高危人群,预后较差。

(4) 指导临床治疗:新指南推荐 BNP/NT-proBNP 治疗后较治疗前的基线水平降幅≥30% 作为治疗有效的标准,如未达到,即便临床指标有改善,仍应列为疗效不满意,需继续加强治疗包括增加药物种类或提高药物剂量。新指南也强调临床评估仍是主要、基本的,BNP/NT-proBNP 评估只是作为临床评估的一种补充和辅助方法。

二、舒张性心力衰竭的诊断标准

新指南将慢性收缩性心衰和舒张性心衰重新命名为射血分数降低性心衰 (HF-REF) 和射血分数保存性心衰 (HF-PEF)。前者诊断标准未变,新指南更新了 HF-PEF 的诊断标准,要点如下:

(1) 主要临床表现为:①有典型的心衰症状和体征;②左心射血分数 (LVEF) 正常或轻度下降 (≥45%) 且心脏 (尤其左心室) 大小正常;③有结构性心脏病改变 (如左心房增大或左心室肥厚) 和 (或) 超声心动图检查有舒张功能障碍的证据,但可排除心脏瓣膜疾病、心包疾病、肥厚型心肌病、限制型 (浸润性) 心肌病等。

(2) 符合本病的流行病学和人口学特点:大多为老年人,主要病因为高血压或有高血压史,多见于女性,部分患者伴糖尿病、房颤、肥胖或代谢综合征等。

(3) BNP/NT-proBNP 测定值轻至中度升高,或至少在“灰色区域”。

三、慢性心力衰竭的治疗

1. 慢性心衰治疗流程

伴液体潴留的患者先应用利尿剂;继以 ACEI 或 β 受体阻滞剂;并尽快使两药联用,无禁忌证者可再加用醛固酮受体拮抗剂,形成“金三角”;如果这三种药已达循证剂量,患者仍有症状或效果不够满意,NYHA 仍然在Ⅱ~Ⅳ级,LVEF<35%,窦性心律的频率>70 次/分,可再加用伊伐布雷定;而后如果 NYHA 仍然在Ⅱ~Ⅳ级,LVEF<35%,可考虑加用地高辛和 (或) 肼屈嗪、硝酸异山梨酯;对于 NYHA Ⅱ~Ⅳ级,LVEF<35%,如果左束支传导阻滞 QRS≥130 ms,可考虑心脏再同步化治疗 (CRT)。疾病终末期,考虑左心室辅助装置和 (或) 心脏移植。

2. 新指南推荐的药物

(1) 可改善预后的药物:新指南强调尽早形成“金三角”,即尽早加用醛固酮受体拮抗剂,对心衰患者有益。这三种药均能改善心衰患者的预后,β 受体阻滞剂和醛固酮受体拮抗剂都可降低心脏性猝死发生率,但合用的风险也会有所增加,因为三种药物均有降低血压的作用,ACEI 和醛固酮受体拮抗剂的不良反应 (如血钾、镁、肌酐水平升高和肾功能损害）可以相加。防止不良反应的方法是谨慎和密切观察，小剂量起始，逐渐递增剂量，同一天药物应用的时间可分开。适用于所有慢性 HF-REF 心功能 Ⅱ～Ⅳ 级患者的药物：①血管紧张素转化酶抑制剂（ACEI）（推荐类别Ⅰ，证据等级 A）；②β受体阻滞剂（推荐类别Ⅰ，证据等级 A）；③醛固酮受体拮抗剂（推荐类别Ⅰ，证据等级 A）；④血管紧张素受体拮抗剂（ARB）（推荐类别Ⅰ，证据等级 A）。

（2）可改善症状的药物：推荐应用于所有慢性 HF-REF 心功能 Ⅱ～Ⅳ 级患者：①利尿剂（推荐类别Ⅰ，证据等级 C）：其对慢性心衰病死率和发病率的影响并未作过临床研究，但可以减轻气促和水肿，推荐用于有心衰症状和体征，尤其伴显著液体潴留的患者。②地高辛（推荐类别Ⅱa，证据等级 B）。

（3）可能有害而不予推荐的药物：①噻唑烷类降糖药，可使心衰恶化；②大多数钙通道阻滞剂，有负性肌力作用，使心衰恶化，氨氯地平和非洛地平除外，必要时可用；③非甾体消炎药（NSAIDs）和环氧合酶（COX）-2 抑制剂，可导致水钠潴留，使心衰恶化，并损害肾功能；④ACEI 和醛固酮受体拮抗剂合用基础上加 ARB，这三种药合用会增加肾功能损害和高钾血症的风险。

（4）推荐单纯降低心率的药物伊伐布雷定：该药可显著降低 HF-REF 患者的再住院率，新指南推荐应用的适应证为已使用循证剂量的 ACEI 或血管紧张素受体拮抗剂（ARB）、β受体阻滞剂、醛固酮受体拮抗剂后仍有症状，且静息窦性心律的频率≥70 次/分的患者（推荐类别Ⅱa，证据等级 B），或对于不能耐受β受体阻滞剂的患者作为替代治疗（推荐类别Ⅱb，证据等级 C）。减慢心率成为慢性心衰治疗的新靶标。

（5）扩大了醛固酮受体拮抗剂应用的适用人群：新指南推荐适用人群从 NYHA Ⅲ～Ⅳ 级扩大至Ⅱ级患者（推荐类别Ⅰa、证据等级 A），建议应用利尿剂、ACEI、β受体阻滞剂后，应尽早加用醛固酮受体拮抗剂，只要没有禁忌证（估计肌酐清除率<30 ml/L 和血钾>5 mmol/L）。

（6）ARB 的用法和地位：新指南明确 ARB 不是首先推荐的药物，而是用于替代 ACEI（如患者不能耐受 ACEI），或在已应用 ACEI 和β受体阻滞剂后仍有症状，而醛固酮受体拮抗剂又不能耐受时加用，以替代醛固酮受体拮抗剂。虽然各种 ARB 均可采用，但氯沙坦、缬沙坦和坎地沙坦这三种有较充分的降低病死率的证据。ARB 并非绝对不能与 ACEI 合用，但须谨慎和加以限制，因两者合用会明显使血钾、血肌酐水平升高，以及增加肾功能损害等不良反应的发生率。

（7）关于地高辛的临床应用：地高辛适用于①慢性收缩性心衰已用利尿剂、ACEI（或ARB）、β受体阻滞剂和醛固酮受体拮抗剂，而仍持续有症状、心功能 Ⅱ～Ⅲ 级患者（推荐类别Ⅱa，证据等级 B）；②伴快速心室率的房颤患者尤为适合；③对血压偏低者可考虑早期应用作为基础治疗；④已应用地高辛者不宜轻易停用，心功能 NYHA Ⅰ级、HF-PEF 心衰患者均不宜应用。

四、新指南扩大了CRT的适用人群

NYHA Ⅱ级心衰患者也可采用心脏再同步化治疗（CRT）。新指南列出对 CRT 的主要推荐为：有左束支传导阻滞（LBBB）并伴显著心室激动不同步现象的患者。条件一是 NYHA Ⅱ级患者心电图上 QRS 波>150 ms，无论是否存在 LBBB；二是 NYHA Ⅲ～Ⅳ 级患者 QRS 波时间在伴 LBBB 人群应>130 ms，非 LBBB 人群应>150 ms；三是仅限于窦性心律患者；四是要求决策前必须有 3～6 个月规范的药物治疗期，在优化治疗后再评估 LVEF、NYHA 分级，以及患者心功能状态及生存状况，并均需达到相应的标准。

五、冠状动脉血运重建术

心衰合并冠心病的处理，强调基本病因为冠心病的心衰患者，应接受冠状动脉血运重建术。对慢性心衰合并冠心病者，冠状动脉旁路移植术（CABG）适用于左主干病变（推荐类别Ⅰ，证据等级 C）或双支、三支病变（推荐类别Ⅰ，证据等级 B），患者预期寿命应>1 年。经皮冠状动脉介入术（PCI）适用于有上述适应证，但不宜行外科手术的患者。无心绞痛或无存活心肌者，不宜接受血运重建术。

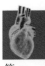

六、难治性及终末期心力衰竭治疗

经优化药物和器械治疗仍处于终末期心衰的患者,如适合心脏移植,推荐植入左心室辅助装置或双心室辅助装置(推荐类别Ⅰ,证据等级B)作为过渡。

七、急性心力衰竭

新指南中该部分内容大体上与我国的急性心衰指南(2010年)一致,治疗流程:

急性心衰发作时:①首先让患者采取半卧位、双腿下垂、吸氧、镇静(新指南去除了既往对四肢交换加压,支气管解痉剂的推荐)。②静脉应用袢利尿剂,推荐新型利尿剂托伐普坦,可用于常规利尿剂效果不佳、有低钠血症,或伴肾功能损害的患者。对于房颤伴快速心室率、严重收缩功能不全的患者选用毛花苷C。③患者收缩压≥90 mmHg而且无禁忌证时,可以应用血管扩张药物;低血压、低心排血量、低灌注时选用正性肌力药物,如果加用正性肌力药物后仍显著低血压,可以加用血管收缩药物。④观察血压情况决定是否需要加用漂浮导管进一步调整药物,安装主动脉内球囊反搏,心室机械辅助装置;如果存在低氧血症,采取吸氧、无创通气或者有创通气纠正低氧血症;出现少尿时,调整利尿剂,改善肾灌注,可以使用漂浮导管,甚至超滤。

关于急性期β受体阻滞剂应用,新增关于静脉应用方法的描述,心衰加重如与β受体阻滞剂应用无关则不需停用或减量,出院前宜将剂量上调。

八、推荐的心脏机械辅助装置的应用范围

新指南追随重症心衰的治疗进展,与欧美指南同步介绍和推荐了左心室辅助装置(LVAD)在晚期重症心衰中的应用。在积极纠治基础心脏疾病的前提下,短期辅助心脏功能,也可作为心脏移植或心肺移植的过渡[9]。

九、强调心力衰竭的综合管理

(1)心衰患者的精神心理康复和躯体康复原则。

(2)患者从医院到家庭的连续管理,患者接受心衰的知识教育和得到家庭关爱。

(3)对患者出院后的随访及其计划。

总之,新指南对规范我国心衰的防治工作,建立中国特色的心衰管理体制将产生深远的意义。

(吴晓君)

参考文献

[1] Lingappa VR, Farey K. Physiological medicine. New York: McGraw Hill Co, 2000: 502-503.

[2] BerneRM, LevyMN. Cardiovascularphysiology. 8ed. St Louis: A HarcourtHealth Seiences Company, 2001.

[3] 朱文玲, 沈收峰, 范维琥. 欧洲心脏病学会第23届年会. 会议 快讯(国际)ESC, 2001: 1-20.

[4] Hunt S A, Abraham W T, Chin M H, et al. ACC/AHA 2005 Guideline Update for the Diagnosis and Management of Chronic Heart Failure in the Adult: a report of the American College of Cardiology/American Heart Association Task Force on Practice. Journal of the American College of Cardiology, 2005, 46 (6): e1-82.

[5] Guidelines (Writing Committee to Update the 2001 Guidelines for the Evaluation and Management of Heart Failure): developed in collaboration with the American College of Chest Physicians and the International Society for Heart and Lung Transplantation: endorsed by the Heart Rhythm Society. Circulation, 2005, 112 (12): e154-e235.

[6] Yoshimura M, Yasue H, Ogawa H. Pathophysiological Signifance and Clinical Application of ANP and BNP in Patients with Heart Failure. Can J Physiol Pharmacol, 2001, 79 (3): 730.

[7] 中华医学会心血管病学分会, 中华心血管病杂志编辑委员会. 慢性心力衰竭诊断治疗指南. 中华心血管病杂志, 2014, 42: 1-25.

[8] 中华医学会心血管病学分会, 中华心血管病杂志编辑委员会. 中国心力衰竭诊断和治疗指南2014. 中华心血管病杂志, 2014, 42: 98-122.

[9] Zarba W, Klein H, Cygankiwicz I, et al. Effectiveness cardic resynchronization therapy by QRS morphology in the multicenter automat- ic defibrillator implantation trial-cardiac resynchronization therapy (MADIT-CRT). Circulation, 2011 (123): 1061-1072.

第十三章　糖尿病患者的高血压

糖尿病（diabetes mellitus，DM）是一种常见的内分泌代谢性疾病，是目前全球威胁人类健康的最重要的三大非传染性疾病（即心血管疾病、肿瘤和糖尿病）之一，由于高血压、糖尿病发病危险因素（如肥胖、静态生活方式、不良饮食习惯及精神心理压力过高等）的相似性造成两者的伴生现象。据统计糖尿病患者中58%血压升高、高血压患者中44%合并血糖异常，美国统计更显示50%~80%的2型糖尿病患者合并高血压。

高血压和糖尿病作为两大慢性疾病有很多相似之处，两者均存在多种危险因素聚集现象，且均会导致动脉血管整体性损害从而波及多个器官组织，成为多种心血管疾病如冠心病、卒中、慢性肾病、周围动脉病变的基础性疾病，但二者对血管损害有相似之处，同时也存在差异，两者共存时对血管树的损害产生叠加，因而合并糖尿病的高血压患者作为一类特殊患者群受到更多重视。

第一节　糖尿病的定义、诊断标准

糖尿病常用的诊断标准主要仍为1999年WHO（世界卫生组织）标准，我国2013年颁布的《中国2型糖尿病防治指南》中糖尿病诊断标准、分型及糖代谢状态分类方法均沿用1999WHO标准[1]。

一、糖尿病定义

糖尿病是一组由遗传和环境因素相互作用而引起的临床综合征，是以高血糖为主要特征，伴有脂肪、蛋白质代谢紊乱等的一组慢性内分泌代谢性疾病。它是由于胰岛素分泌不足，和（或）周围组织细胞对胰岛素敏感性降低所致。其主要危害是长期高血糖等因素造成的微血管病变和大血管病变，致使患者生活质量下降，严重时可出现急性并发症如糖尿病酮症酸中毒、高渗性昏迷等，威胁患者生命。

二、糖尿病诊断标准

糖尿病诊断主要依据为糖尿病相关症状和（或）血糖水平（包括空腹及餐后），血糖测定应使用静脉血浆进行。诊断标准见表13-1。

表13-1　糖尿病诊断标准

诊断标准	静脉血浆葡萄糖 mmol/L
1. 典型糖尿病症状（多饮、多尿、多食、体重下降）	
＋随机血糖[#]检测	≥11.1
或＋空腹血糖[*]检测	≥7.0
或＋葡萄糖负荷后2h血糖检测	≥11.1
2. 无糖尿病症状者需改日重复检查	

[#] 随机血糖：不考虑上次用餐时间，为一天中任意时间的血糖，不用于诊断空腹血糖受损或糖耐量异常

[*] 空腹血糖：至少8h未进食热量时的血糖

近年糖化血红蛋白（HbA1c）以其结果稳定、重复性好、不受进食时间和短期生活方式改变影响、简便易行且易被患者接受等特点，为诸多权威指南接受作为糖尿病诊断指标之一。其中，2010年ADA指南将HbA1c≥6.5%作为诊断糖尿病的切点，2011年WHO建议在条件具备的国家及地区可应用该切点诊断糖尿病。

三、糖尿病分型及糖代谢状态分类方法

按照病因可将糖尿病主要分为三类，即1型

糖尿病（β 细胞破坏致胰岛素绝对缺乏）、2 型糖尿病（以胰岛素抵抗为主，伴相对胰岛素不足；或胰岛素缺乏为主伴胰岛素抵抗）、特殊类型糖尿病（其中包括基因异常、胰腺疾病、药物、感染等因素所致）。

WHO 糖尿病专家委员会在 1965 年将糖尿病分为：原发性和继发性两大类，1985 年对该分类进行了部分修改，将糖尿病及相关风险人群粗分为临床类型及统计学风险类型，临床类型包括了糖尿病、糖耐量异常和妊娠期糖尿病，分型见表 13-2。

美国糖尿病学会（ADA）专家委员会于 1996 年对糖尿病的分型进行了修改，取消了胰岛素依赖型糖尿病（IDDM）和非胰岛素依赖型糖尿病（NIDDM），保留 1 型和 2 型糖尿病，使用阿拉伯数字代替罗马数字；糖耐量减低作为糖尿病发展过程中的一个阶段而非一种分型；取消营养不良相关性糖尿病。1997 年 ADA 提出新的糖尿病病因分型方案，将糖尿病分为 1 型糖尿病、2 型糖尿病、特异型糖尿病和妊娠糖尿病四大类型。1999 年 WHO 指南更新糖尿病分型见表 13-3，糖代谢分类见表 13-4。

表 13-2　糖尿病分型（1985 年 WHO 标准）

临床类型	糖尿病	胰岛素依赖型糖尿病（IDDM，Ⅰ 型）	
		非胰岛素依赖型糖尿病（NIDDM，Ⅱ 型）	非肥胖
			肥胖
		营养不良相关性糖尿病（MRDM）	胰腺纤维钙化性糖尿病（FCPD）
			蛋白质缺乏胰腺性糖尿病（PDPD）
		其他类型（包括伴有其他情况或综合征的糖尿病，即继发性糖尿病）	胰腺疾病
			内分泌疾病
			药源性或化学制剂引起者
			胰岛素或其受体异常
			某些遗传综合征
			其他
	葡萄糖耐量异常（IGT）	非肥胖	
		肥胖	
		伴有其他情况或综合征，同上述其他类型	
	妊娠期糖尿病（GDM）		
统计学危险性类型（糖耐量正常）	曾有糖耐量异常（Prev AGT）		
	潜在性糖耐量异常（Pot AGT）		

表 13-3　1999 年 WHO 指南糖尿病分型

1 型糖尿病	免疫介导性
	特发性
2 型糖尿病	
其他特殊类型糖尿病	细胞功能遗传性缺陷
	胰岛素作用遗传性缺陷
	胰腺外分泌疾病
	内分泌疾病
	药物和化学品所致糖尿病
	感染所致
妊娠糖尿病	

表 13-4　糖代谢分类（1999 年 WHO 标准）

糖代谢分类	FBG（mmol/L）	2 hPG（mmol/L）
正常血糖	<6.1	<7.8
空腹血糖受损（IFG）	6.1～<7.0	<7.8
糖耐量减低（IGT）	<7.0	7.8～<11.1
糖尿病	≥7.0	≥11.1

注：FBG，空腹血糖；2 hPG，餐后 2 h 血糖。其中空腹血糖受损和糖耐量减低统称为糖调节受损

第二节　高血糖对血管损害的机制

糖尿病可致包括大动脉和微小动脉在内的整个动脉树病变，其所致大、中动脉病变成为其主要并发症发生及死亡原因。与非糖尿病人群相比，糖尿病患者动脉粥样硬化的发病早、患病率高、病变范围广、程度重、进展快，从而成为心血管疾病的重要危险人群。研究结果显示60%～75%的糖尿病患者死因为心血管疾病，糖尿病患者发生心血管事件的危险性是非糖尿病患者的2～4倍。ALLHAT研究发现，糖尿病人群的心血管病危险比携带两个主要心血管病危险因素（其中一个为高血压）的非糖尿病患者还要高24%。

糖尿病导致血管损害的机制复杂，其所致的高血糖、胰岛素抵抗及其伴随的血脂异常可通过糖氧化产物、糖基化产物、脂质氧化产物等物质的增加，促进炎症、氧化应激反应，抑制内皮细胞功能，导致内皮细胞损伤，促进血小板黏附聚集及干扰凝血/抗凝平衡等多种机制导致动脉病变及动脉事件的发生。

一、炎症及氧化应激

相关研究发现糖尿病可致血中多种炎症因子水平［如C-反应蛋白（CRP）、肿瘤坏死因子α（TNF-α）、白介素-6（IL-6）等］升高，上述物质可致动脉内皮受损、炎症细胞趋化、黏附，致使动脉管壁出现炎症及氧化应激反应，导致动脉管壁受损、粥样硬化病变出现。同时炎症因子也可致血凝-纤溶失衡，促进血栓形成。

二、内皮功能异常

高血糖可致一氧化氮合酶（eNOS）功能受损，并促进内皮细胞及血管平滑肌细胞活性氧的生成，导致氧化应激反应。胰岛素抵抗可使游离脂肪酸生成增加，后者可激活蛋白激酶C（PKC）、抑制eNOS激活物磷脂酰肌醇（PI）-3激酶的活性，促使活性氧生成增加，导致内皮细胞受损、NO生成减少、内皮依赖性血管舒张功能受损。

三、血管平滑肌细胞

糖尿病因氧化应激增强，PI-3激酶活性降低，PKC、糖基化代谢产物及NF-κB增高等因素可促使血管平滑肌细胞（VSMC）表型转化为致动脉粥样硬化表型，且由于斑块局部炎症反应及氧化应激的活跃致使斑块内VSMC凋亡增加，局部VSMC数量减少；同时糖尿病可致金属蛋白酶活性增高，斑块局部胶原分解增加，上述因素共同作用可致斑块稳定性下降、易破裂，引起局部动脉血栓形成。

四、血小板功能

血小板可在不依赖胰岛素的情况下吸收葡萄糖，氧化应激反应可促进该吸收过程，引起血小板蛋白激酶活化、NO生成减少，促进血小板聚集和黏附。另一方面，糖尿病时血小板表面受体表达可发生变化，作为vWF受体的糖蛋白（GP）Ⅰb和血小板GPⅡb/Ⅲa受体表达可能增加，因而促进血小板血栓的形成。

五、凝血功能

高血糖可上调内皮细胞和VSMC组织因子的表达，凝血因子ⅦA生成增加，抗凝血酶和蛋白C的产生减少，由于凝血因子的增加和抗凝物质的减少，使得糖尿病患者存在高凝易栓现象。

第三节　高血压合并高血糖时对血管损伤的机制

高血压是心血管疾病的重要危险因素，当其与糖尿病共存时患者心血管事件发生风险将大幅增加。高血压和糖尿病均可导致内皮受损，激活炎症及氧化应激反应，导致动脉血管病变的发生，两者同时存在时动脉受损程度将叠加，其中涉及多种可能的机制。

一、多种共同危险因素并存

基础研究方面发现，多种基因异常与高血压和糖尿病均有相关性，其中涉及血管紧张素系统、肾上腺髓质素、载脂蛋白、α 内收蛋白基因及肥胖相关基因等，提示二者或可存在共同的发病基础或可伴随共同的异常基因型及相应的临床表型，从而导致共同的器官损害。另一方面后天的多种外界因素的参与在高血压和糖尿病中也有相似之处，如高脂、高盐、高热量饮食，静坐生活方式，吸烟酗酒等不良嗜好，精神压力过大等，上述因素不仅可导致高血压和糖尿病的发生同时也可参与动脉血管病变的发生、发展和血管事件的出现。

二、炎症及氧化应激

高血压和糖尿病患者血中炎症因子水平均有升高，提示二者均存在炎症反应及氧化应激反应增强的现象。

三、肾素-血管紧张素-醛固酮系统（RAAS）

RAAS 活性增强广泛存在于高血压、糖尿病患者中。该系统的活化不仅可导致周围阻力增加、水钠潴留，使血压升高，血管紧张素 Ⅱ（A Ⅱ）还可激活 NADH/NADPH 氧化酶、Rho/Rho 激酶、蛋白酶 C、丝裂原活性蛋白激酶

（MAPK），促进活性氧产生，促进 IL-6、趋化因子、黏附因子等炎性细胞因子的产生，从而促进血管壁炎症反应及氧化应激，导致内皮细胞受损及动脉病变出现。同时 A Ⅱ 可下调过氧化物酶体增殖物激活受体（PPAR）-α 和 PPAR-γ 的表达，干扰其抗炎作用从而加重炎症反应。

四、胰岛素抵抗

胰岛素抵抗是由于胰岛素作用的缺陷使得正常水平的胰岛素无法促进组织对葡萄糖的摄取和利用，提示骨骼肌、肝、脂肪及心血管组织对胰岛素反应受损。大多数 2 型糖尿病患者存在胰岛素抵抗，而高血压患者中有约半数存在该异常。多种因素如肥胖、炎症反应均可诱导胰岛素抵抗的出现，A Ⅱ 也可通过作用于其 1 型受体（AT1R）导致胰岛素抵抗。胰岛素抵抗可促进脂肪细胞、骨骼肌细胞及心血管组织活性氧的产生；还可使胰岛素信号通路异常，其中包括磷酸酶过表达和蛋白激酶瀑布的异常，从而导致多种细胞因子、生长因子、多肽的表达发生异常，且能引起极低密度脂蛋白（VLDL）的产生增加；此外胰岛素抵抗可导致凝血纤溶系统异常，纤维蛋白原和纤溶酶原激活物抑制剂（PAI）-1 的增加，导致易栓状态的出现。

五、交感神经系统

交感神经兴奋可致血压升高及 RAAS 激活，也可引起糖、脂代谢异常，同时可作用于免疫系统导致多种炎症因子的产生及释放，引起或加重炎症反应，参与血管病变的发生。

第四节 糖尿病成为冠心病等危症的原因

冠心病的等危症是指非冠心病者在 10 年内发生主要冠状动脉事件的危险与已患冠心病者等同，新发和复发缺血性心血管病事件的危险＞15%。糖尿病被认定为冠心病的等危症之一源于一系列相关研究结果。

1993 年发表的队列研究发现，在对参与

MRFIT 研究的 34.7978 万例男性随访 12 年后，其中糖尿病患者绝对心血管病死亡率显著高于非糖尿病者。

1998 年发表的一项芬兰研究则首次提出无心肌梗死病史的糖尿病患者是心肌梗死的高危人群，其风险等同于陈旧性心肌梗死无糖尿病患

者。研究共纳入 1373 例非糖尿病患者和 1059 例糖尿病患者，随访 7 年比较二者心肌梗死发生风险，结果显示 7 年心肌梗死事件发生率在各组分别为：非糖尿病陈旧心肌梗死组 18.8%、非糖尿病无陈旧心肌梗死组 3.5%、糖尿病伴陈旧心肌梗死组 45.0%、糖尿病无陈旧心肌梗死组 20.2%，提示糖尿病是心肌梗死发生的重要风险因素，在调整年龄、性别、总胆固醇、高血压、吸烟后无心肌梗死糖尿病患者心肌梗死死亡风险仍等同于陈旧性心肌梗死无糖尿病患者。此后的研究结果也再次证实了上述结果，FINMONICA 心肌梗死注册研究相关分析发现，在冠心病心肌梗死患者中合并糖尿病者死亡率明显高于非糖尿病患者。

正是基于此前的研究结果，2001 年美国国家胆固醇教育计划（NCEP）成人治疗组第三次报告（ATPⅢ）提出：将无冠心病的糖尿病从冠心病危险因素升级为冠心病的等危症，也就是说糖尿病患者发生心血管事件的风险等同于冠心病、周围血管疾病、腹主动脉瘤及颈动脉粥样硬化（颈动脉狭窄超过 50%）患者。

此后的研究结果不仅证实了合并糖尿病的风险，同时也提示即使在应用了多种干预措施的现在，对于糖尿病人群的风险意识仍不可有丝毫减少。美国相关研究发现，在过去的 30 年中，经过年龄调整后男性中非糖尿病和糖尿病心脏病死亡率分别下降 36.0% 和 13.1%；女性中，非糖尿病心脏病死亡率下降 27%，但合并糖尿病的女性心脏病死亡率反而升高 23%。近期 MONICA/KORA 研究结果则显示，虽然近 25 年来心肌梗死患者生存率改善，但合并糖尿病的冠心病患者致死性心肌梗死的发生率仍显著高于无糖尿病患者。通过上述研究可以发现，即便经过治疗，与普通患者相比，糖尿病患者仍具有很高的心血管病风险。

此外，血糖异常在冠心病患者中普遍存在。冠心病患者血糖调查结果发现，冠心病患者中已有糖尿病者的比例为 31%，糖耐量试验后新诊断的糖尿病为 12%、糖耐量减低为 25%、空腹血糖异常为 3%，总体来看所调查冠心病患者中糖尿病及糖调节异常的发生率达 71%，且经相关分析，该结果无法用患者当时所处的应激状态解释。该状况也再次提示糖代谢异常与冠状动脉病变之间存在密切关系。

第五节　两病并存时的治疗策略及血压达标值

高血压合并糖尿病提示多种心血管危险因素并存，心血管事件及死亡风险大大增加，至少是两者单独存在时的两倍。《中国高血压防治指南 2010》将合并糖尿病患者无论血压等级均列为很高危，糖耐量受损及空腹血糖异常则列为影响分层的心血管危险因素（表 13-5）[2]。当两病共存时，治疗原则应为多种危险因素同时干预，其中包括血压控制、降糖治疗、血脂调节、血栓预防及合并症治疗等。

一、非药物治疗

合并糖尿病的高血压患者非药物治疗甚为重要，不仅是降压、降糖药物治疗的基础，同时作为心血管病危险因素的干预措施在治疗及预防心血管事件发生中发挥作用，其中包括医学营养（能

表 13-5　高血压患者心血管危险水平分层

其他危险因素和病史	1 级 高血压	2 级 高血压	3 级 高血压
无	低危	中危	高危
1～2 个其他危险因素	中危	中危	很高危
≥3 个其他危险因素或靶器官损害	高危	高危	很高危
临床并发症或合并糖尿病	很高危	很高危	很高危

量平衡、超重和肥胖的控制、饮食方式和宏量营养素的分配等）、限盐、戒烟、限制饮酒等。

二、高血压治疗及靶目标选择

1. 降压治疗在合并糖尿病的高血压防治中的作用

对于 2 型糖尿病患者而言，合并高血压比例

高，约为 50%～60%。已有多项临床研究证实，严格控制血压可显著降低糖尿病患者心血管事件及其他糖尿病并发症的发生。UKPDS 研究结果显示，糖尿病合并高血压患者收缩压每降低 10 mmHg 糖尿病相关任何并发症风险下降 12%、死亡风险下降 15%；ADCANCE 研究显示，糖尿病患者药物治疗使平均血压降低 5.6/2.2 mmHg，则患者微血管或大血管事件发生率可下降 9%、心血管死亡率下降 14%、全因死亡事件相对危险性减少 14%，由此可见良好的血压控制是降低糖尿病患者尤其合并高血压患者心血管事件发生率和死亡风险的关键治疗措施。

高血压合并糖尿病患者控制血压带来的获益明显高于普通高血压患者。HOT 研究相关分析发现：在降压幅度相似的情况下，合并糖尿病的高血压患者获益更大，舒张压≤80 mmHg 组和≤90 mmHg 组相比，合并糖尿病组患者心肌梗死发生率下降约 50%，而全组下降仅 28%，心血管死亡在糖尿病组下降也较为明显，虽未达到统计学差异。Syst-Eur 研究糖尿病亚组分析同样显示：糖尿病组心血管事件发生率下降 62%，全组仅下降 25%。由此可见，合并糖尿病的高血压患者是心血管事件的高危人群也是从降压治疗中获益最多的人群，应当成为血压干预的重点人群。

2. 目标血压的选择

以往多国高血压指南如 2007 年 ESC/ESH 高血压指南、2009 年日本高血压指南等均建议：合并糖尿病的高血压患者血压控制在 130/80 mmHg 以下。但 2010 年 ACCORD 研究结果的公布，使得该目标血压的合理性受到质疑。AC-CORD-BP 研究作为 ACCORD 研究的一部分，共入选 4733 例确诊心血管疾病或伴有心血管高危因素的 2 型糖尿病患者，随机分组，目标血压分别为：强化降压组 SBP<120 mmHg、标准降压组 SBP<140 mmHg，平均随访 4.7 年后发现，强化降压组与标准降压组主要终点事件发生率无差别（分别为每年 1.87% 和 2.09%，P=0.20），每年全因死亡率无差异（分别为 1.28% 和 1.19%，P=0.55）；强化降压组治疗相关性不良反应事件发生率高于标准降压组（3.3% vs.

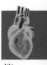
1.3%，P<0.001）。提示与 140 mmHg 的目标血压相比，将心血管风险水平较高的 2 型糖尿病患者血压降低至 120 mmHg 以下并不能降低非致死性心肌梗死、非致死性脑卒中和心血管疾病死亡的发生率，却增加了治疗相关性的不良反应事件。因而使得糖尿病目标血压的选择成为争议的重点。

《2010 年中国高血压防治指南》推荐糖尿病患者降压目标为，一般糖尿病患者<130/80 mmHg，老年或伴严重冠心病者<140/90 mmHg；2013 年《ESH/ESC 动脉高血压管理指南》推荐目标血压为<140/85 mmHg；2014 年 JNC8 则提出目前的随机对照研究并无充分证据表明将糖尿病患者收缩压降至 130 mmHg、舒张压降至 90 mmHg 会带来更多的获益，因此推荐 60 岁以下高血压患者包括合并糖尿病患者，血压目标值为<140/90 mmHg，60 岁以上患者控制目标为<150/90 mmHg。

2013 年《中国 2 型糖尿病防治指南》将糖尿病合并高血压患者的目标血压推荐为<140/80 mmHg，同时指出部分患者如年轻没有并发症、在没有明显增加治疗负担的情况下，收缩压可降至<130 mmHg。2014 年美国 ADA 指南推荐，糖尿病合并高血压的患者应将 SBP 降至<140 mmHg，舒张压控制在<80 mmHg；较低的收缩压目标（如<130 mmHg）可能适合部分患者，如年轻患者，只要无过度的治疗负担可使血压达标。《2015 年 ADA 糖尿病医学诊疗标准》则提出以往<130 mmHg 的目标血压是来自观察性研究而非证据级别更高的随机对照试验，而随机对照试验的结论不支持对糖尿病患者进行严格的血压控制，因此目标血压推荐为<140/90 mmHg，指南也提出如不增加治疗负担、针对部分患者如年轻人可选择较低的目标血压，即<130/80 mmHg。

总之，合并糖尿病的高血压患者的目标血压应综合考虑患者年龄、一般情况、是否已合并缺血性疾病（尤其冠心病）、主要威胁患者的疾病和患者的医疗负担等，如患者冠脉正常、主要风险源于脑血管病且无严重动脉狭窄病变，选择较低的目标血压可能更有助于脑血管病的预防，相

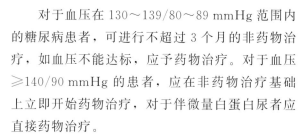

反则应选择稍高的目标血压。

3. 药物选择

对于血压在 130～139/80～89 mmHg 范围内的糖尿病患者，可进行不超过 3 个月的非药物治疗，如血压不能达标，应予药物治疗。对于血压≥140/90 mmHg 的患者，应在非药物治疗基础上立即开始药物治疗，对于伴微量白蛋白尿者应直接药物治疗。

药物选择首先考虑使用血管紧张素转化酶抑制剂（ACEI）或血管紧张素受体拮抗剂（ARB），理由是上述两类药物对糖尿病肾脏有更好的保护作用，且具有改善糖、脂代谢的特点。

血压达标通常需要 2 个或 2 个以上的药物联合治疗，联合治疗方案的选择应当以 ACEI 或 ARB 作为基础，但该两类药物不建议联合应用。用于控制血压时，可应用利尿剂、β 受体阻滞剂或二氢吡啶类钙通道阻滞剂，其中利尿剂和 β 受体阻滞剂宜小剂量使用，反复低血糖发作患者注意慎用 β 受体阻滞剂，以免掩盖低血糖症状。伴前列腺肥大且血压控制不佳的患者也可使用 α 受体阻滞剂。

三、血糖控制

高血糖可导致氧自由基生成增多、氧化应激增强等多种病理生理情况发生，且与高血压、脑血管病、心力衰竭等多种心血管疾病、事件及死亡等有关；而 DDCT、UKPDS、Kumomoto、ADVANCE、美国退伍军人糖尿病研究（VADT）等临床研究发现，强化血糖控制可以降低已经发生的早期糖尿病微血管病变（如视网膜病变、早期肾损害等）进一步发展的风险；UKPDS 结果显示，强化控制血糖可能降低心肌梗死、脑卒中等大血管病变的发生，因此血糖控制是合并糖尿病的高血压患者治疗中重要的组成部分。

鉴于 ACCORD、ADVANCE、VADT 研究提示在糖尿病病程较长、年龄较大并具有多个心血管危险因素或已经发生过心血管病变的人群中，采用强化血糖控制并不能降低心血管疾病和死亡的发生风险，相反可能增加全因死亡风险。2013 年《中国 2 型糖尿病防治指南》建议，在年龄较大、糖尿病病程较长和已经发生过心血管疾

病的患者中，要充分平衡强化血糖控制的利弊，在血糖控制目标的选择上采用个体化的策略。

血糖控制情况可应用血糖（空腹、餐后 2 h）、HbA1c 等多种指标评估，其中 HbA1c 可反映长期血糖控制水平。血糖控制目标：对于成年 2 型糖尿病患者，HbA1c 控制目标为＜7%；部分患者 HbA1c 控制目标可选择＜6.5%，甚或尽可能接近正常；对于有严重低血糖史、预期寿命较短、有显著的微血管或大血管并发症或有严重合并症的患者可选择将 HbA1c 控制在＜8.0%。

四、调脂治疗

由于糖尿病患者发生心脑血管疾病的风险显著增加，血脂尤其低密度脂蛋白胆固醇（LDL-C）的监测及控制对于患者降低心血管事件甚为重要，已有多项研究证明他汀类降脂药物可明显降低糖尿病患者发生大血管病变和死亡的风险。

我国糖尿病指南也指出糖尿病患者应每年至少检查一次血脂，包括 LDL-C、HDL-C、TG、TC。治疗时应将降低 LDL-C 作为首要目标。指南建议下列糖尿病患者，无论基线血脂水平如何，应在生活方式干预的基础上使用他汀类药物：①有明确的心血管疾病，LDL-C 的控制目标是＜1.8 mmol/L；②无心血管疾病、年龄超过 40 岁、并有一个或多个心血管疾病危险因素者（早发性心血管疾病家族史、吸烟、高血压、血脂异常或蛋白尿），LDL-C 的控制目标是＜2.6 mmol/L；如最大耐受剂量的他汀类药物未达到上述治疗目标或 LDL-C 水平稍高于2.6 mmol/L 可将 LDL-C 从基线降低 30%～40%。若 TG 超过 11.0 mmol/L 可使用相应药物如贝特类、烟酸或鱼油治疗。

五、抗血小板治疗

缺血性心血管事件是影响合并糖尿病的高血压患者生存率的主要原因，阿司匹林在心脑血管疾病二级预防中的作用有大量临床研究证据支持，其可有效降低严重心血管事件风险 25%，其中非致命性心肌梗死风险下降 1/3，非致命性脑卒中风险下降 1/4，所有血管事件风险下降 1/6。同时已有的证据支持阿司匹林用于糖尿病人群作

为心血管疾病的二级预防，以及应用于心血管疾病高风险患者作为心血管疾病的一级预防。阿司匹林推荐剂量为 75～150 mg/d，该剂量范围内阿司匹林的疗效和安全性可达到较好的平衡。

合并糖尿病的高血压患者抗血小板治疗的推荐用法为：①具有心血管疾病病史患者应用阿司匹林 75～150 mg/d 作为二级预防措施，推荐剂量 100 mg/d；②合并血栓症急性发作如急性冠脉综合征、缺血性脑卒中或 TIA、闭塞性周围动脉粥样硬化时，应按相关指南的推荐使用阿司匹林，通常在急性期可给予负荷剂量（300 mg/d），后应用小剂量（100 mg/d）作为二级预防；③鉴于两病并存者均为高危心血管疾病患者，如无禁忌均应使用小剂量阿司匹林（75～100 mg/d）进行一级预防；④阿司匹林不能耐受者可用氯吡格雷（75 mg/d）代替。

高血压患者在长期使用阿司匹林时应注意：①血压控制稳定（<150/90 mmHg）后开始应用，血压控制不良患者阿司匹林可能增加脑出血风险。②服用前应筛查有无发生消化道出血的高危因素，如消化道疾病（溃疡病及其并发症史）、65 岁以上、同时服用皮质类固醇或其他抗凝药或非甾体消炎药等。如果有高危因素应采取预防措施，包括筛查与治疗幽门螺杆菌感染，预防性应用质子泵抑制剂，以及采用合理联合抗栓药物的方案等。③合并活动性胃溃疡、严重肝病、出血性疾病者需慎用或停用阿司匹林。

六、并发症治疗

合并糖尿病的高血压患者心血管疾病发病率高，其中对患者生存率影响最大的疾病仍为大血管并发症。对于已确诊冠心病的患者应在积极并适度控制血压（目标血压<140/90 mmHg）、血糖的基础上，根据患者冠脉缺血症状的有无及冠脉病变的程度，选择药物治疗、介入治疗或外科治疗。对于缺血性卒中患者应根据患者是否处于脑梗死急性期及患者一般情况及血管病变情况给予适当的降压治疗，目标血压应为<140/90 mmHg，高龄或合并双侧颈动脉或颅内动脉严重狭窄患者应在监测患者有无脑缺血症状发生的前提下谨慎降压。脑梗死 24 h 内血压<180/100 mmHg 不予降压治疗，除非患者合并严重的心力衰竭、主动脉夹层或高血压脑病。合并早期肾病患者应积极控制血压至 SBP<140 mmHg，大量蛋白尿患者 SBP 应<130 mmHg，在血肌酐<3 mg/dl 或肾小球滤过率>30 ml/（min·1.73 m²）时首选 RAAS 抑制剂治疗，治疗过程中应监测肾功能及血钾；终末期肾病患者可选用 CCB、β 受体阻滞剂和利尿剂治疗，如血肌酐≥1.5 mg/dl 或肾小球滤过率<30 ml/（min·1.73 m²）应选择袢利尿剂取代噻嗪类利尿剂治疗。对于糖尿病微血管并发症者如糖尿病足、周围神经病变等患者应依据相关指南给予积极治疗。

第六节　指南解读

2013 年以来由于糖尿病、高血压领域的多项临床研究结果的先后公布，相关指南也多有更新，糖尿病方面主要关注点在于 HBA1c 在糖尿病诊断中的地位、血糖控制的目标值、血脂控制等，在高血压方面主要为两病并存时血压控制的靶点，该部分内容见本书其他部分的血压控制内容，不再累述。

一、HbA1c 在糖尿病诊断中的应用

现已有多个糖尿病相关指南推荐 HbA1c 用于糖尿病诊断。近期指南包括 2014 美国糖尿病协会（ADA）制定的《美国糖尿病指南》推荐 HbA1c≥6.5% 用作糖尿病诊断标准之一，同时要求 HbA1c 测定须在实验室进行，使用由美国糖化血红蛋白标准化计划组织（NGSP）认证以及标准化的检验方法。《2013 加拿大糖尿病防治临床实践指南》也将 HbA1c≥6.5% 纳入糖尿病诊断标准，同时指出该标准不适用于疑似 1 型糖尿病患者的确诊。

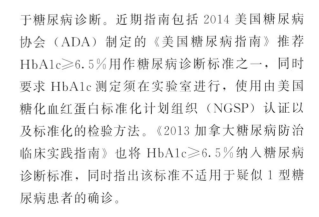

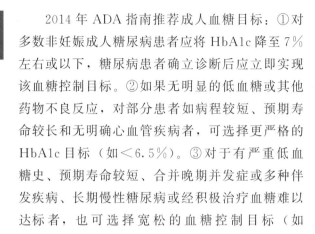

二、血糖控制的目标值

2014 年 ADA 指南推荐成人血糖目标：①对多数非妊娠成人糖尿病患者应将 HbA1c 降至 7% 左右或以下，糖尿病患者确立诊断后应立即实现该血糖控制目标。②如果无明显的低血糖或其他药物不良反应，对部分患者如病程较短、预期寿命较长和无明确心血管疾病者，可选择更严格的 HbA1c 目标（如＜6.5%）。③对于有严重低血糖史、预期寿命较短、合并晚期并发症或多种伴发疾病、长期慢性糖尿病或经积极治疗血糖难以达标者，也可选择宽松的血糖控制目标（如 HbA1c＜8%）[3]。

《2015 AACE/ACE 糖尿病临床实践指南》推荐大多数非妊娠 2 型糖尿病患者合理的血糖控制目标为 HbA1c≤6.5%，相应的空腹血糖应＜6.1 mmol/L，餐后 2 h 血糖应＜7.8 mmol/L。对于曾出现严重低血糖、预期寿命有限、合并进展性肾病和大血管并发症、并存较多疾病及病程较长的糖尿病患者，在不出现高血糖相关症状的前提下，血糖控制目标可适当放宽至 HbA1c 7.0%～8.0%[4]。

2013 年国际糖尿病联盟（IDF）颁发的《老年 2 型糖尿病管理全球指南》对老年糖尿病患者进行分类后加以推荐：生活自理者，HbA1c 控制目标为 7.0%～7.5%；生活不能自理者，HbA1c 目标为 7.0%～8.0%，必要时可放宽至 8.5%；对于临终患者，尽量减少症状性高血糖或者低血糖即可[5]。

三、糖尿病患者的血脂控制

2014 年美国 ADA 指南建议：无明确心血管疾病的糖尿病患者血脂控制目标：LDL-C＜100 mg/dl（2.6 mmol/L）；对于糖尿病合并明确的 CVD 患者，LDL-C＜70 mg/dl（1.8 mmol/L）是可选的目标；如最大耐受剂量的他汀类药物未达标可选择将 LDL-C 降至比基线低约 30%～40%；其他血脂指标理想目标为：TG＜150 mg/dl（1.7 mmol/L），HDL-C 男性＞40 mg/dl（1.0 mmol/L）、女性＞50 mg/dl（1.3 mmol/L）[3]。

2014 年美国国家脂质协会（NLA）《血脂异常管理建议》提出 1 型或 2 型糖尿病患者属于动脉粥样硬化性心血管疾病（ASCVD）高危人群，无需风险评估可以直接予以他汀类药物治疗。

《2014 年中国胆固醇教育计划血脂异常防治专家建议》指出，LDL-C 是最主要的调脂治疗靶点，对于糖尿病患者建议 LDL-C＜2.6 mmol/L，在糖尿病伴发高血压等危险因素时建议 LDL-C＜1.8 mmol/L。

2013 年 IDF 发布的《老年 2 型糖尿病管理全球指南》提出，对于功能状况良好的老年糖尿病患者，可参照一般成人降脂目标：LDL-C＜2.0 mmol/L，首选他汀类药物，老年患者宜选择小剂量；三酰甘油（甘油三酯，TG）＜2.3 mmol/L、高密度脂蛋白胆固醇（HDL-C）＞1.0 mmol/L。对于既往有心血管疾病病史的老年患者，LDL-C＜1.8 mmol/L。对于虚弱、痴呆及晚期患者应放宽血脂控制目标甚至不予干预[5]。

四、糖尿病高危人群的识别

2014 年《中国成人 2 型糖尿病预防的专家共识》提出：具有下列一个及以上的糖尿病高危因素者可定义为糖尿病高危人群：①年龄＞40 岁；②既往有糖尿病前期病史；③超重和肥胖（体重指数＞24 kg/m²），男性腰围≥90 cm，女性腰围≥85 cm；④静坐的生活方式；⑤一级亲属中有 2 型糖尿病患者；⑥有巨大儿（出生体重≥4 kg）生产史、妊娠期显性糖尿病或妊娠糖尿病病史的女性；⑦高血压；⑧脂代谢异常；⑨动脉粥样硬化性心脏病患者；⑩有一过性类固醇性糖尿病病史；⑪多囊卵巢综合征患者；⑫严重精神病和（或）长期接受抗抑郁症药物治疗的患者[1]。

五、如何预防或延迟 2 型糖尿病的发生

2014 年美国 ADA 指南提出：对于 IGT、IFG 或 HbA1c 在 5.7%～6.4%者，尤其 BMI＞35 kg/m²，年龄＜60 岁者和既往妊娠糖尿病的女性，可以考虑使用二甲双胍治疗以预防 2 型糖尿病的发生；糖尿病前期患者建议至少每年检查以明确是否进展为糖尿病。

综上所述，合并糖尿病的高血压患者作为心血管疾病的高危人群具有其特殊性，应得到更多

关注。目前其中部分领域仍在探索中，未能达成完全统一的意见，如合并糖尿病的高血压患者血压控制目标值等，仍需进一步相关循证证据的支持。

（王鲁雁）

参考文献

［1］ American Diabetes Association. Executive Summary: Standards of Medical Care in Diabetes- 2014. Diabetes Care，2014，37（Sup1）：s5-s80.

［2］ 中国高血压防治指南修订委员会. 中国高血压防治指南 2010. 中国高血压杂志，2011，37：579-615.

［3］ Handelsman Y，Bloomgarden ZT，Grunberger G，et al. American Association of Clinical Endocrinologists and American College of Endocrinology-clinical practice guidelines for developing a diabetes mellitus comprehensive care plan-2015. Endocr Pract，2015，21（0）：1-87.

［4］ 中华医学会糖尿病学分会. 中国 2 型糖尿病防治指南（2013 年版）. 中国糖尿病杂志，2014，22：2-42.

［5］ Dunning T，Sinclair A，Colagiuri S. New IDF Guideline for managing type 2 diabetes in older people. Diabetes Res Clin Pract，2014，103（3）：538-540.

第十四章　脑血管疾病患者的高血压

第一节　高血压脑血管病的分类及发病机制

一、高血压脑血管病的分类

高血压所致脑血管疾病的主要类型有：①短暂性脑缺血发作（transient ischemic attack，TIA）；②脑梗死；③高血压性脑出血；④蛛网膜下腔出血；⑤血管认知功能障碍；⑥高血压性脑病。其中，短暂性脑缺血发作及脑梗死称为缺血性脑卒中，高血压性脑出血及蛛网膜下腔出血称为出血性脑卒中[1]。

二、高血压脑血管病的发病机制

长期血压升高可导致脑动脉结构变化，主要表现为动脉内膜及中层损伤，动脉壁玻璃样变和纤维素样变性，导致动脉弹性降低，动脉管腔缩小或闭塞以及局部血栓形成。另外，脑动脉的中、小动脉分支，形成壁结构薄弱的微动脉瘤，在血管张力急剧升高时动脉瘤壁破裂，导致脑出血或蛛网膜下腔出血。

第二节　高血压合并不同脑血管疾病的诊断、鉴别诊断及降压治疗策略[2]

一、高血压脑病

（一）诊断

高血压脑病是指血压急剧升高，一般舒张压在 130 mmHg 以上，所引起的一种暂时性急性脑功能障碍的综合征[1]。高血压脑病属于高血压急症范畴。临床表现为突发急剧的血压升高，伴有严重头痛、惊厥、意识改变、局灶性神经功能损害症状和眼底有高血压性视网膜病变，及时降压后，病情可完全缓解，不遗留后遗症，否则可导致严重的脑损害以致死亡。

当具备以下条件时，应诊断高血压脑病：①有高血压病或其他引起血压升高的疾病史，血压迅速升高，尤以舒张压升高为主，舒张压多大于 130 mmHg。②有过度疲劳、神经紧张、情绪激动或停服降压药物等诱发因素。③临床上出现以颅内压增高和局限性脑组织损害为主的神经系统异常表现，如剧烈头痛、恶心、呕吐、抽搐、偏瘫、失语、意识障碍、视盘水肿等症状和体征，一般在血压明显升高后 12～48 h 内发生；头痛一般为全头痛，以前额或后枕部为主，咳嗽或用力时加重。④头颅 CT 或 MRI 显示特征性的顶枕叶水肿。⑤患者应用速效降压药物后，症状和体征随着血压下降，一般在数小时内好转或缓解；若不缓解或病情继续恶化或出现新的神经系统体征，应考虑其他疾病可能。其中，血压突然升高、严重头痛与意识障碍是本病必不可少的症状。

（二）鉴别诊断

血压降低后，若症状、体征无缓解，病情仍

继续恶化或继续出现新的神经系统体征，应除外其他脑血管疾病，这些脑血管疾病均有相应的临床表现及治疗后动态变化。

1. 高血压性脑出血

脑出血患者多有高血压病史，血压会明显升高，有明确的神经系统定位体征，可出现呕吐、昏迷和偏瘫，一旦发生昏迷，经降压治疗后症状不能缓解，患者可出现死亡。头颅 CT 可确定诊断。

2. 蛛网膜下腔出血

蛛网膜下腔出血主要表现为头痛、呕吐等颅内压增高的症状和脑膜刺激征阳性，有诱发因素。患者起病突然，突发剧烈头痛、呕吐及脑膜刺激征，部分患者可有血压升高，但意识障碍通常较轻，极少出现偏瘫。脑脊液压力增高，为均匀一致的血性脑脊液；而高血压脑病，脑脊液不是血性脑脊液。头颅 CT 可确诊。

3. 脑梗死

常在安静或睡眠中发病，典型症状是入睡时一切正常，晨起时出现半身无力，多见于动脉粥样硬化、高血压、糖尿病的老年人。该病有明确的定位症状和体征，以偏瘫、偏身感觉障碍和失语为主，一般无头痛、呕吐、昏迷等症状。发病 24 h 后头颅 CT 可发现梗死灶，头颅 MRI 可早期发现病灶以确诊。

4. 短暂性脑缺血发作（TIA）

TIA 好发于中老年人，多伴有高血压、动脉粥样硬化、糖尿病、高脂血症等脑血管病危险因素。临床症状具有发病突然、不伴先兆、历时短暂、恢复完全、反复发作的特点，发作可持续数分钟至数小时，但一般在 24 h 内完全恢复。高血压脑病则是在高血压基础上，迅速出现头痛、呕吐、意识障碍、抽搐发作等症状。TIA 主要依赖详细的病史和临床症状特点，结合必要的影像学检查而确诊。

（三）降压策略

治疗原则：迅速降压、控制抽搐、减轻脑水肿、降低颅内压。

发病后 1 h 内应将血压降至 160/100 mmHg 左右，或将原血压水平降低 20%～25%，但不宜降得过低，以免发生组织器官缺血。常用降压药物

有：①硝普钠。该药对小动脉及小静脉有直接扩张作用，起效快、作用短。50 mg 加入 5% 葡萄糖溶液 500 ml 中静滴，速度为 1 ml/min，监测血压并根据血压水平调整滴速，直至血压达到目标水平。②乌拉地尔。该药具有 α 受体阻滞作用。10～50 mg 缓慢静滴，初始速度 2 mg/min，5 min 内出现降压效果，监测血压并调整输入速度，维持速度 9 mg/h。③拉贝洛尔。该药小剂量为 β 受体阻滞作用，大剂量以 α 受体阻滞作用为主。首剂 20～80 mg 静脉注射，10～15 min 可重复，或以 0.5～1 mg/min 静滴。④其他药物，如硝酸甘油、尼卡地平、艾司洛尔可静脉滴注。⑤无静脉用药条件的情况下可给予短效降压药口服，如卡托普利、拉贝洛尔、乌拉地尔、硝苯地平等，慎用或不用硝苯地平舌下含服。

二、脑出血

（一）诊断

高血压性脑出血是高血压继发脑血管病变，当病变脑血管破裂时，引起脑实质内出血。大多数自发性颅内出血属于高血压性脑出血。脑动脉本身中层平滑肌细胞及外膜结缔组织少，且缺乏外弹力层，在此基础上血压骤然升高时易导致脑血管破裂出血。高血压性脑出血好发于基底节区的小穿通动脉，如豆纹动脉，脑出血一般单发，也可多发或复发，出血灶大小不等。

脑出血发病年龄常在 50 岁以上，冬春季节多发，多有高血压病史，通常在活动、情绪激动或饮酒后起病，大多数患者发病前无先兆，起病急，发展快，数十分钟到数小时达高峰，突发出现局灶性神经功能缺损症状，常伴有头痛、呕吐和不同程度的意识障碍。根据脑出血的部位不同，临床表现亦不同。

1. 基底节出血

最常见的出血部位是壳核-内囊，最常见的病因是高血压性动脉硬化。临床表现除具有脑出血的一般症状外，病灶对侧常出现偏瘫、偏身感觉障碍和同向性偏盲（三偏），双眼向出血侧凝视，优势半球出血可伴失语，出血量大可有意识障碍。基底节区出血发生在丘脑时，患者可出现对侧偏身深浅感觉减退、感觉过敏或自发性疼

痛，可伴有对侧下肢为主的肢体瘫痪。病灶在优势半球时出现语言障碍，包括语调低沉、缓慢而不清、重复言语、发音困难、复述差等丘脑性失语的特征。

2. 脑干出血

绝大多数为脑桥出血，偶见中脑出血，延髓出血极为罕见。脑桥出血在脑干出血中发病率最高，多由基底动脉脑桥支破裂所致。脑桥出血常突然起病，出现剧烈头痛、呕吐、眩晕、复视、偏瘫或四肢瘫痪，出血量较大时，患者迅速出现意识障碍、针尖样瞳孔、中枢性高热、中枢性呼吸障碍、应激性溃疡等。中脑出血较少见，出血量少可表现为同侧动眼神经麻痹、对侧偏瘫（Weber 综合征）或对侧肢体小脑性共济失调（Claud 综合征）。出血量大者出现深昏迷、四肢瘫痪，可迅速死亡。延髓出血常急骤发病，突发意识障碍，继之发生中枢性呼吸、循环衰竭，患者快速死亡，少数轻症者可表现为不典型的 Wallenberg 综合征。

3. 小脑出血

多见于小脑上动脉的分支破裂出血，临床上可分为小脑半球和蚓部出血。临床表现以剧烈的眩晕、剧烈头痛、呕吐为首发症状，最突出的症状为平衡障碍、肌张力减低、意向性震颤、眼震、共济失调，无肢体瘫痪。出血量大时出现脑干受损或脑疝表现，危及生命。

4. 脑叶出血

脑叶出血指发生于额叶、顶叶、颞叶、枕叶等部位的出血，是皮质下动脉破裂所致。老年人脑叶出血多由高血压动脉粥样硬化引起，其他病因有脑动脉畸形、Moyamoya 病、血管淀粉样变、肿瘤。临床表现主要取决于出血部位及出血量，多为突然起病，首发症状多为头痛，还可出现脑膜刺激征及出血脑叶的局灶性定位症状，如额叶出血可有偏瘫、运动性失语、精神障碍，顶叶出血可有偏身感觉障碍、失读、失算、构图不能，颞叶出血可有对侧上肢为主的偏瘫、共济失调、失语、幻嗅，枕叶出血主要表现为视野缺损。

5. 脑室出血

多由脑室内脉络丛动脉或室管膜下动脉破裂

出血后血液直接流入脑室所致。表现为剧烈头痛、呕吐、脑膜刺激征、双侧瞳孔缩小、病理反射阳性、去大脑强直。

（二）鉴别诊断

1. 脑梗死

患者常在安静时起病，进展相对缓慢，头痛、呕吐、脑膜刺激征少见。头颅 CT 可鉴别。

2. 脑栓塞

患者多有心脏瓣膜疾病、心房颤动病史，起病急，可有一过性意识障碍，但头痛、呕吐、脑膜刺激征少见，头颅 CT 可鉴别。

3. 蛛网膜下腔出血

好发于中青年人，多由脑动脉瘤或脑血管畸形引起，可表现为剧烈头痛，脑膜刺激征明显，偏瘫等脑局灶性体征少见。头颅 CT 可见蛛网膜下腔高密度影。

（三）降压策略

脑出血患者血压的控制目前并无统一标准，应根据患者的年龄、既往有无高血压、有无颅内压升高、出血原因、发病时间等情况确定血压水平。目前推荐的不同情况下降压目标为：①收缩压＞200 mmHg 或平均动脉压＞150 mmHg，建议持续静脉用降压药快速降压，每 5 min 测血压 1 次；②收缩压＞180 mmHg 或平均动脉压＞130 mmHg，且可能存在颅内高压时，需要静脉给药降压；③收缩压＞180 mmHg 或平均动脉压＞130 mmHg，且没有颅内压增高时，可以轻度降压，可降至 160/90 mmHg 或将平均动脉压降至 110 mmHg。

三、脑梗死

（一）诊断

脑梗死，即动脉粥样硬化性血栓性脑梗死，是指脑组织局部供血动脉血流突然减少或停止，局部脑组织发生缺血缺氧性坏死、软化，而出现相应神经功能缺损。该病好发于中老年高血压患者，常伴冠心病、血脂异常、糖尿病，可有家族史。常在安静状态下发病，多数发病时无明显头痛、呕吐和意识障碍，病程逐渐进展，出现受累动脉供血区神经功能损伤的定位性症状和体征。

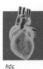

1. 颈内动脉闭塞

多数患者有病灶对侧三偏征（偏瘫、偏盲、偏身感觉障碍），主侧病变有失语，可伴病侧黑矇、霍纳（Horner）征

2. 大脑前动脉及分支闭塞

患者出现对侧下肢为主的运动及感觉障碍、精神症状、记忆障碍、意识障碍、额叶性共济失调。

3. 大脑中动脉及分支闭塞

皮质支闭塞可出现中枢性偏瘫、偏身感觉障碍、向对侧凝视麻痹，优势半球受损可有运动性或感觉性失语。中间支闭塞可出现对侧偏瘫、偏身感觉障碍，而没有皮质功能缺损症状。大脑中动脉起始段闭塞时，由于阻塞于 Willis 环远侧，不能由前交通动脉和后交通动脉获得对侧的血流，仅脑表面可从同侧大脑前和大脑后动脉皮质获得部分侧支循环，因此，临床上同时有中央支和皮质支闭塞的表现，且因广泛脑水肿常出现昏迷，严重颅内高压可致脑疝而死亡。

4. 大脑后动脉及分支闭塞

皮质支闭塞时可出现皮质型偏盲、记忆力下降，主侧受累可出现失认、失读、失语。中央支闭塞可出现丘脑综合征（对侧偏身感觉减退、感觉异常、丘脑性疼痛、锥体外系症状）。

5. 椎-基底动脉及分支闭塞

基底动脉主干闭塞常引起广泛的脑桥梗死，可突发眩晕、眼球震颤、复视、共济失调，迅速出现昏迷、面部与四肢瘫痪、去脑强直、瞳孔缩小、高热，甚至呼吸及循环衰竭而死亡。

6. 小脑梗死

由小脑上动脉、下前或下后动脉闭塞引起。主要表现为偏侧肢体共济失调、肌张力减低、平衡障碍和站立不稳、眼球震颤、眩晕、呕吐、脑水肿、颅内高压、头痛、意识障碍等。突然发病、迅速出现局限性神经功能缺失症状和体征并持续 24 h 以上，具有脑梗死的特点。出现的神经症状和体征可以用某一血管综合征解释者，需要考虑急性脑梗死的可能，同时结合头部影像学检查排除其他脑血管病，最后可确诊。

（二）鉴别诊断

1. 脑出血

起病时血压明显升高，多在情绪激动、用力时发作，突发出现局灶性神经功能缺损的症状和体征，常伴有头痛、呕吐和不同程度的意识障碍。脑数字减影血管造影（DSA）检查大脑动脉一般通畅。头颅 CT 可发现脑内高密度影。

2. 蛛网膜下腔出血

好发于中青年人，多由脑动脉瘤或脑血管畸形引起，可表现为剧烈头痛，脑膜刺激征明显，偏瘫等脑局灶性体征少见。头颅 CT 可见蛛网膜下腔高密度影。

3. 脑栓塞

好发于心脏瓣膜疾病、心房颤动患者。栓子多栓塞于大脑中动脉，主要表现为偏瘫、偏盲、偏身感觉障碍，主侧病变有失语。头颅 CT 可发现缺血性脑梗死。

（三）降压策略

脑梗死急性期重度高血压的处理原则：①平稳控制过高的血压；②防止降压过低、过快；③严密监测血压变化，尤其在降压治疗过程中；④降压宜缓慢；⑤降压要个体化；⑥维持降压效果的平稳；⑦在降压过程中应注意靶器官的保护，尤其是心、脑、肾。

目前关于脑梗死后早期是否应该降压和降压目标值尚存在争议。《2010 年中国高血压防治指南》认为，缺血性脑卒中发生后 24 h 内血压升高的患者应谨慎处理，除非收缩压≥180 mmHg 和（或）舒张压≥100 mmHg，或伴有严重心功能不全、主动脉夹层、高血压脑病，一般不积极降压。准备静脉溶栓的患者，应使收缩压＜185 mmHg、舒张压＜110 mmHg。

四、脑栓塞

（一）诊断

脑栓塞是指各种栓子随血流进入颅内动脉系统，使血管腔急性闭塞引起相应供血区脑组织缺血坏死及脑功能障碍。该病起病急骤，数秒至数分钟达高峰。由于存在广泛脑动脉痉挛，患者可出现癫痫发作、意识障碍，但持续时间较短。栓塞引起的神经功能障碍，取决于栓子的数目、范围和部位。椎-基底动脉栓塞时可迅速昏迷；大血管主干栓塞可出现持久昏迷，并有广泛性脑水肿及明显颅高压表现，可出现受累动脉供血区神经功能损伤的定位性症状和体征，出现偏瘫、偏盲、偏身感觉障碍、失语等。头颅 CT 或 MRI 检查可发现缺血性脑梗死或出血性脑梗死的表现。患者突然出现偏瘫、感觉障碍、失语等局灶性神经症状，并有栓子来源的证据，结合头部影像学检查可确诊脑栓塞。

（二）鉴别诊断

1. 脑出血

起病时血压明显升高，多在情绪激动、用力时发作，突发出现局灶性神经功能缺损的症状和体征，常伴有头痛、呕吐和不同程度的意识障碍。脑 DSA 检查大脑动脉一般通畅。头颅 CT 可发现脑内高密度影。

2. 蛛网膜下腔出血

好发于中青年人，多由脑动脉瘤或脑血管畸形引起，可表现为剧烈头痛，脑膜刺激征明显，偏瘫等脑局灶性体征少见。头颅 CT 可见蛛网膜下腔高密度影。

3. 脑梗死

动脉粥样硬化性脑梗死多见于患有动脉粥样硬化、高血压、糖尿病或冠心病的中老年人。患者常在安静时起病，进展相对缓慢，头痛、呕吐、脑膜刺激征少见，出现受累动脉供血区神经功能损伤的定位性症状和体征。头颅 CT 可鉴别。

（三）降压策略

脑栓塞的降压治疗策略与动脉粥样硬化血栓性脑梗死的治疗基本相同。

五、短暂性脑缺血发作（TIA）

（一）诊断

TIA 是指伴有局灶症状的短暂性的脑血流障碍，临床上以反复发作的短暂性失语、瘫痪或感觉障碍为特点，发病突然，症状或体征一般不超过 24 h。TIA 好发于中老年人，多伴有高血压、动脉粥样硬化、糖尿病、高脂血症等脑血管危险因素。临床症状具有发病突然、没有先兆、历时短暂、恢复完全、反复发作的特点。

TIA 根据受累血管的来源分为颈内动脉系统 TIA 和椎-基底动脉系统 TIA。眼动脉受累缺血可出现单眼突发的一过性黑蒙，大脑中动脉供血区缺血可出现偏瘫、偏身感觉障碍、失语、失写、失用，大脑前动脉受累可出现人格改变、情感障碍等。椎-基底动脉系统 TIA 主要表现为脑干、小脑、枕叶、颞叶内侧缺血导致的神经功能缺损症状，最常见的是一过性眩晕、眼震、站立行走不稳，一过性视物成双、视物模糊、视物变形、视野缺损等，一过性吞咽困难、饮水呛咳、构音障碍、声音嘶哑等延髓麻痹症状，一过性单侧或双侧肢体瘫痪、感觉异常、交叉性瘫痪。TIA 的诊断主要依靠详细的病史和临床症状特点，即短暂性、反复性、刻板性，结合头部影像学检查可确诊。

（二）鉴别诊断

1. 脑梗死

动脉粥样硬化性脑梗死多见于患有动脉粥样硬化、高血压、糖尿病或冠心病的中老年人。患者常在安静时起病，进展相对缓慢，头痛、呕吐、脑膜刺激征少见，出现受累动脉供血区神经功能损伤的定位性症状和体征。头颅 CT 可见脑梗死灶。

2. 癫痫

有发作性局灶神经功能缺损表现，持续数秒至数分钟，可有抽搐症状，脑电图可发现癫痫样放电波形。如果在发病过程中监测到典型的痫性放电证据，结合患者发作特点，可确诊为癫痫或某种癫痫综合征。

3. 梅尼埃病

多发于中青年患者，临床症状持续时间多超过 24 h。主要表现为发作性眩晕、耳鸣，反复发作数次后听力减退。眩晕表现突出时与椎-基底动脉 TIA 相似，但梅尼埃病除眼震外，无其他神经系统定位体征。

（三）降压策略

积极寻找病因，进行针对性的治疗。TIA 发作期间血压维持在 140～160/90～95 mmHg 或平均动脉压 100～120 mmHg，有颈动脉狭窄者，要根据狭窄程度适当上调血压。发病期间，按脑卒中稳定期合理控制血压。

第三节　指南解读

Meta 分析表明，抗高血压药物治疗可以使致死性脑卒中和血管性死亡呈下降趋势。PATS 及 PROGRESS 研究表明，缺血性脑卒中及出血性脑卒中均可从降压治疗中获益。对一般脑卒中后的高血压患者，应积极常规降压治疗；但对老年患者、双侧颈动脉及颅内动脉狭窄的患者，应谨慎降压。根据患者血压水平及耐受性调整降压药物及剂量，如果出现头晕及其他不良反应，应改药或减药，将血压维持在 160/100 mmHg 左右。对于急性缺血性脑卒中患者，溶栓前血压应控制在 <185/110 mmHg。发病 24 h 内应谨慎降压，除非血压 >180/100 mmHg 或伴有严重心功能不全、主动脉夹层、高血压脑病，一般不降压。降压的合理目标是 24 h 内血压降低约 15%。对于急性脑出血患者，如果血压 >200/150 mmHg，要考虑积极降压，血压要每 5 min 监测一次。如果血压 >180/130 mmHg，并有颅内压升高，则需要静脉给药降压；如果没有颅内压升高的证据，则需要轻度降压，目标血压为 160/90 mmHg 或平均动脉压 110 mmHg[3]。

（耿强）

参考文献

[1] Rashid P, Leonardi-Bee J, Bath P. Blood pressure reduction and secondary prevention of stroke and other vascular events: a systematic review. Stroke, 2003, 34 (11): 2741-2748.

[2] James PA, Oparil S, Carter BL, et al. 2014 evidence-based guideline for the management of high blood pressure in adults: report from the panel members appointed to the Eighth Joint National Committee (JNC 8). JAMA, 2014, 311 (5): 507-520.

[3] 中国高血压防治指南修订委员会. 中国高血压防治指南 2010. 中华高血压杂志. 2011, 19 (8): 701-743.

第十五章　肾功能障碍患者的高血压

第一节　高血压肾损害的定义

早在 1955 年美国学者 Perara 在对 500 例高血压患者（1/3 是非裔美国人）研究中就提到了高血压造成肾损害。美国肾脏病数据系统（The United States renal data system，USRDS）年度报告中指出，高血压造成的肾损害已占到终末期肾病（end stage renal disease，ESRD）病因的第二位。我国全国性透析登记 CNRDS 数据显示，2011 年新导入的透析患者，由高血压肾损害引起 ESRD 患者占 9.9%，位列第 3 位。

国外对高血压造成的肾损害多采用"高血压肾损害（hypertensive nephrosclerosis）"这一概念，也有使用"hypertension-attributed nephropathy，hypertension nephropathy"等。hypertensive nephrosclerosis 是根据临床表现进行的诊断，特点是中等量蛋白尿，伴有高血压、无糖尿病，常用于非裔美国人。美国非裔慢性肾病和高血压研究（African-American study of kidney disease and hypertension，AASK）是较早涉及高血压肾损害的临床研究，纳入了 1094 例高血压造成肾损害的患者，因高血压肾损害的诊断缺少明确的临床指标，因此将入组的高血压合并蛋白尿（24 h 尿蛋白定量＜2.5g/24 h），且不伴有糖尿病的慢性肾脏疾病患者均归为高血压造成的肾损害（hypertensive nephrosclerosis）。AASK 研究和慢性肾衰竭队列（chronic renal insufficiency cohort，CRIC）研究结果均表明，载脂蛋白 L1（apolipoprotein L1，APOL1）的遗传变异可能增加慢性肾病向终末期肾病转化，与慢性肾病的进展密切相关。APOL1 相关的肾硬化和

原发性高血压造成的小动脉硬化的临床表现和尿检结果没有不同，都表现为蛋白尿阴性或者中等程度的蛋白尿，都被认为是高血压肾损害（hepertension nephrosclerosis），但是与真正的高血压肾损害并不完全相同，尤其是两个等位基因（G1、G2）均突变的 APOL1 相关的肾硬化，肾病理有其特异性，如毛细血管袢完全固缩，甚至整个肾小球消失，包蔓囊内没有胶原沉积，肾小管呈甲状腺样萎缩等。而高血压造成的小动脉性肾硬化表现为由于低灌注造成的肾小球血管袢的缺血塌陷，动脉肌内膜层增厚，管腔狭窄，包蔓囊腔内有胶原沉积。治疗效果上 APOL1 相关的肾硬化使用 RAAS 阻滞剂效果欠佳，良好的血压控制并不能延缓肾病的进展。APOL1 基因异常是引起肾损害和高血压的病因，其损害可能是由于 APOL1 蛋白的直接毒性引起。因此，使用高血压肾损害（hypertensive nephrosclerosis）这一概念可能并不恰当，而动脉性肾损害（arteriolar nephrosclerosis）可更好体现高血压造成的肾损害特点。

通常高血压肾损害是指高血压造成肾结构和功能的损害，临床表现为微量或轻中度蛋白尿或肾功能损害，常合并左心室肥厚或高血压眼底动脉硬化。肾病理表现为肾小血管病变导致的肾缺血性改变。根据高血压程度和肾小动脉病理特征分为良性肾小动脉硬化和恶性高血压肾损害。良性肾小动脉硬化是指高血压造成肾小血管、肾小球和肾小管缺血性损害，包括肾小动脉玻璃样变、小叶间动脉和弓形动脉等肌内膜增厚、肾小

球毛细血管塌陷、基底膜皱缩，严重者甚至出现肾小球硬化、肾小管萎缩和基底膜增厚。恶性高血压肾损害也称为恶性肾小动脉硬化，是由恶性高血压引起的严重肾功能损害，病理特征是入球小动脉纤维素样坏死和小叶间动脉"葱皮样"改变，肾小球可以呈良性肾小动脉硬化的缺血性改变，也可以表现为节段坏死增生性改变。但这种病理表现可能并不是高血压肾损害的特异性表现，吸烟、肥胖、高脂血症及高龄等原因可能会造成相似的病理表现。

（李月红　李敏侠）

第二节　高血压导致肾损害的病理生理机制

高血压肾损害根据肾小动脉病理类型分为良性小动脉肾硬化症和恶性小动脉肾硬化症，临床上以前者多见。高动力循环状态是高血压肾损害的始动因素，当长期高血压引起血管内压力的改变超过"肾血管自身调节"的范围，肾血管即发生适应性改变，导致肾小动脉管壁增厚、管腔狭窄，引起肾血流、肾小球滤过率（glomerular filtration rate，GFR）下降，肾小球发生缺血性损害。恶性高血压病理改变以小血管内皮细胞损伤为核心。包括：①肾小动脉病变：小动脉增生性动脉内膜炎和入球小动脉壁纤维素样坏死（恶性高血压的特征性病理表现）。小动脉病变可表现为典型的"洋葱皮"样改变，血管腔狭窄，少数病例管腔内纤维蛋白血栓形成造成血管完全闭塞。②肾小球病变：原发性高血压其肾小球多表现为缺血性皱缩；而肾实质性疾病则同时有缺血性病变和基础肾小球病变的特点，多以 IgA 肾病为主。③肾小管间质病变：肾小管可出现上皮细胞脱落、再生等急性肾小管坏死样病变，可有不同程度的肾小管萎缩。间质可出现水肿、炎症细胞浸润和肾间质纤维化。

高血压致肾损害的机制不十分清楚，多种机制参与了高血压导致的肾小动脉、肾小球及肾小管间质的损伤。血压的升高、内分泌因素、遗传因素与潜在的肾脏疾病等相互作用（图 15-1），此外，肾损伤个体易感性的差异很大。损伤和再生的平衡决定肾小球硬化症的发展。

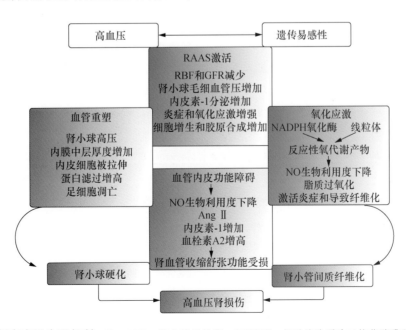

图 15-1　高血压肾损害病理生理机制。注：GFR：肾小球滤过率；NADPH：烟酰胺腺嘌呤二核苷酸磷酸酯；NO：一氧化氮；RBF：肾血流量

一、高血压肾损伤的血管重塑机制

血压增高时，肾通过收缩肾小球入球小动脉、球管平衡的调节机制来进行调整。高血压引起肾损害的程度与肾微血管在动脉压力中暴露的程度成正比。在高血压肾病早期，血管壁承受的应力增加，血管结构出现自适应变化，内膜中层厚度增加，相应管腔狭窄。随着动脉压力进一步增加，超过自身调节机制引起肾小动脉纤维素样坏死（恶性小动脉肾硬化症），引起急性肾小球损伤。随着肾灌注压缓慢升高，血管壁自适应变化，管壁增厚、内皮细胞被拉伸、氧跨平滑肌壁扩散的距离增加，这种自适应变化导致肾小球及肾小管间质缺血性损伤。

自适应机制涉及肾小球内皮细胞、系膜细胞、足细胞、基底膜和细胞外基质，包括血管收缩、细胞增生、重构和纤维化等病理变化，也包括转录激活、信号通路传导、免疫炎症等机制。内皮细胞被拉伸，细胞增殖，细胞外基质和细胞骨架重塑，改变了信号的转导；肾小球系膜细胞增殖并激活RAAS，同时血管通透性增加，肿瘤生长因子（TGF-b）和纤维粘连蛋白增加；足细胞为应对损害性刺激，伪足减少、足突弥漫融合，细胞外观平坦而僵硬。损伤持续存在，足细胞凋亡，从基底膜脱落，裸基底膜形成，产生大量蛋白尿。血管紧张素Ⅱ（AngⅡ）和活性氧（ROS）可以直接引起足细胞的肥大和凋亡。肾小管基底膜损伤促进小管及间质纤维化和炎症，蛋白管型可能阻塞肾小管，加重小管-间质损伤。这些自适应机制最终却导致肾小球硬化。

肾小球高压引起毛细血管内皮细胞损伤和蛋白滤过率增高，导致肾小球毛细血管节段性坏死和肾小球硬化。球周血管硬化导致肾血流量进一步减少，为维持肾小球滤过率，滤过分数增加，肾小球对大分子物质的通透性增加。血浆蛋白超滤导致肾小球系膜细胞增殖及肾小管蛋白重吸收增加，最终引起肾小球硬化和肾小管间质纤维化。

二、肾素-血管紧张素-醛固酮系统激活

从肾血流动力学看，AngⅡ导致肾血浆流量

和肾小球滤过率下降，AngⅡ刺激肾上腺皮质分泌醛固酮，致远端肾小管水钠重吸收和内皮素-1（ET-1）的表达。高血压肾损伤中RAAS成分的测定具有重要的治疗意义。美国非裔慢性肾病和高血压研究（AASK）证实，ACEI显著延缓了肾病进展，其肾保护作用独立于降压效果以外，提示了RAAS激活在高血压肾损伤中具有重要作用。AngⅡ通过AT1受体促炎症、促纤维化和氧化应激，激活内源性核因子-κB（nuclear factor kappa B，NF-κB）途径、丝裂原活化蛋白激酶（mitogen-activated protein kinases，MAPKs）系统和Rho激酶（Rho kinase，ROCK）等信号转导系统，上调白细胞介素-1（interleukin-1，IL-1）、白细胞介素-16（IL-16）、白细胞介素-17（IL-17）、肿瘤坏死因子-α（tumor necrosis factor α，TNF-α）等炎症因子，以及转化生长因子-β（transforming growth factor-β，TGF-β）、单核细胞趋化蛋白-1（monocyte chemotactic protein 1，MCP-1）、纤溶酶原激活物抑制剂-1（plasmino-gen activator inhibitor 1，PAI-1）、内皮素-1（endothelin-1，ET-1）、血管细胞黏附分子-1（vascular cell adhesion molecule 1，VCAM-1）和基质金属蛋白酶抑制剂-1（tissue inhibitor of metalloproteinase-1，TIMP-1）等促纤维化因子表达，诱导小管上皮发生上皮细胞-肌成纤维细胞转分化（epithelial- mesenchymal transition，EMT），发生肾小球硬化和肾间质纤维化，最终进展为ESRD。

足细胞是肾小球滤过膜分子屏障的结构基础，其细胞膜上存在丰富的AngⅡ受体，足细胞丢失可能与高血压肾损害相关。研究发现高血压肾损害患者中足细胞数量和足细胞相关分子基因表达减少，足细胞丧失可直接导致肾小球硬化和肾功能丧失。高血压肾损害可能是通过AngⅡ及AT1受体的上调，肌动蛋白细胞骨架的重组，TGF-β增加和氧化应激引起足细胞丢失。

多数研究认为AT2受体对肾有保护作用。AT2受体敲除的老鼠相对其他肾损伤模型老鼠存在更严重的肾小球损伤，出现更多的蛋白尿和更高的死亡率。Landgraf等研究显示，AT1受体表达增加、AT2受体表达减少和AT1/AT2受体

比例发生改变，巨噬细胞在肾小球和小管间质大量浸润，肾皮质出现胶原沉积，小动脉和中型动脉发生增殖性改变。给予卒中易感性的自发性高血压大鼠非肽类选择性 AT2 受体激动剂可显著降低蛋白尿、减轻肾炎症的发生。

醛固酮是引起肾小动脉硬化的独立危险因子。临床随机对照试验证实醛固酮受体拮抗剂依普利酮可显著降低高血压患者的尿微量蛋白，RAAS 抑制剂联用依普利酮可显著降低高血压患者的尿蛋白。醛固酮可通过还原型辅酶 Ⅱ（nicotinamide-adenine dinucleotide phosphate，NADPH）氧化酶依赖机制引起氧化应激，以 Smad 途径（减少 Smad7 表达和增加 p-Smad2 水平）促进胶原合成和 NF-KB 激活使 TGF-β1、PAI-1、骨桥蛋白（osteopon-tin，OPN）增加，导致小管上皮细胞发生 EMT、间质纤维化和肾小球硬化。醛固酮和炎性细胞因子 IL-1β、TNF-α 可引起肾系膜细胞表达趋化因子骨桥蛋白（OPN）增加，OPN 反过来又可促进醛固酮诱导的炎症反应、氧化应激和肾间质纤维化，形成恶性循环加重高血压肾损伤。即使在缺乏醛固酮条件下，Ang Ⅱ 或盐仍能通过 RAAS 相关的 C3 肉毒素底物 1（Ras-related C3 botulinum toxinsubstrate1，Rac1）激活盐皮质激素受体引起肾损伤。醛固酮还可引起足细胞损伤和系膜细胞凋亡。

三、氧化应激与炎症反应

氧化应激是由机体内反应性氧代谢产物（reactive oxygen species，ROS）和抗氧化机制失衡造成的细胞、组织损伤。ROS 与肾病进展关系密切，肾小动脉、肾小球和肾小管细胞、致密斑和足细胞均产生 ROS。血管活性物质、剪应力的机械因素和代谢因素均可刺激细胞炎症反应和活性氧的产生。Ang Ⅱ 可刺激线粒体 K_{ATP} 通道，使线粒体膜电位去极化，上调膜结合的 NADPH 氧化酶及其亚基的形成，胞浆内 NADPH 氧化酶 4（NADH oxidase 4，Nox4）可将一个电子转移到氧分子产生 ROS，主要产生超氧阴离子（O^{2-}），并转化为过氧化氢、高亚氯酸和羟基自由基，损伤 DNA、脂质和蛋白，可直接激活 MAPK（如 SAPK/JNK、ERK 和 p38 磷酸化）促发凋亡机制。

ROS 是血管收缩/舒张的调控器，减少一氧化氮的生物利用度，导致脂质过氧化，激活炎症转录因子和导致纤维化，最终引发肾损伤和肾硬化。

此外，氧化应激均伴 NF-κB 上调，通过上调炎症因子的表达，触发炎症反应。也有学者认为高血压肾损害是由多种细胞（如巨噬细胞、T 淋巴细胞）、炎症介质（TNF-α、IL-6、IL-1β）和趋化因子等相互作用造成的炎症性损伤。炎症反应又通过白细胞和巨噬细胞产生 ROS，引起氧化应激，加重靶器官损伤。

四、血管内皮功能障碍

内皮细胞的新陈代谢非常活跃，内皮细胞层的完整性对于血管张力和渗透率有举足轻重的作用。血压升高持续时间过长，内皮细胞活化，血管内皮功能障碍，最终管腔狭窄闭塞，导致组织灌注减少和缺氧。在 CKD 患者，内皮细胞的重要作用不仅体现在心血管疾病发病率和死亡率方面，也体现在肾病的进展方面。实验表明内皮细胞损伤导致肾髓质毛细血管网减少，是肾损伤和组织缺氧的核心步骤。并且内皮细胞合成 NO 减少，成为潜在的血管损伤因素。一项 CKD 合并高血压研究中发现，血液中内源性 NO 合成酶抑制剂（非对称二甲基精氨酸）增多，NO 活性减少，加速肾损害的进展。内皮细胞还会释放 ET-1、Ang Ⅱ 和血栓素 A2 发挥收缩血管的作用。Ang Ⅱ 刺激产生 ET-1，ET-1 发挥收缩肾皮质和髓质血管、肾小球系膜皱缩，以及产生过多的细胞外基质等生物效应。此外，ET-1 还通过激活 TGF-β、NF-κB 等细胞因子启动和维持炎症和纤维化。内皮素-1 在急性肾损伤、缺血性肾损伤中发挥重要作用。

综上所述，血管重塑、RAAS 激活、氧化应激、血管内皮功能障碍等机制促进高血压导致的肾损害，但并不是所有高血压患者都出现肾损害，且即使发生高血压肾损害，个体的损伤程度也不尽相同。因此，遗传易感性和表观遗传性等越来越受到关注。明确高血压肾损伤的机制可为制定针对性的治疗提供指导。

（庄震　李月红）

第三节　微量白蛋白尿在高血压早期肾损害中的意义

白蛋白的分子量为 69KD，肾功能正常时带负电荷的白蛋白不能透过肾小球滤过膜，少量白蛋白可被肾小管重吸收，因此正常尿中的白蛋白含量很低。肾小球滤过膜由内到外分别是内皮层、基底膜层和上皮层，当肾小球滤过屏障受损，白蛋白滤过量超出肾小管重吸收能力，尿中白蛋白含量升高。一般正常白蛋白尿（normoal buminuria，尿白蛋白＜30 mg/d 或尿白蛋白/肌酐＜30 mg/g），微量白蛋白尿（microal buminuria，尿白蛋白 30～300 mg/d 或尿白蛋白/肌酐 30～300 mg/g），显性白蛋白尿（macroal buminuria，尿白蛋白＞300 mg/d 或尿白蛋白/肌酐＞300 mg/g）。

尿微量白蛋白是糖尿病或者高血压肾损伤患者早期内皮功能损伤的标志。由于肾小球毛细血管压力增高，肾小球滤过膜通透性增加，内皮层损害出现尿微量白蛋白。高糖诱导细胞外基质改变，如硫酸乙酰肝素蛋白多糖（heparan sulfate proteoglycans）减少，基底膜通透性改变，使糖尿病患者出现微量蛋白尿。滤出的白蛋白被肾小管上皮细胞吸收，产生毒性及炎症反应引起肾损害，白蛋白尿是肾损伤启动和进展的指标。

一、微量白蛋白尿是高血压肾损伤患者心血管疾病及其进展的危险因素

9000 例有心血管病风险的患者随访研究（Heart Outcomes Prevention Evaluation，HOPE）发现，不管有没有糖尿病，尿白蛋白轻度升高的患者心血管疾病相关的心肌梗死、卒中、心血管病死亡等风险增加。对 LIFE 研究的事后分析发现，7143 例无糖尿病的高血压患者、1063 例有糖尿病且伴有高血压和左心室肥厚的患者，患者尿白蛋白/肌酐每升高 10 mg/g，心肌梗死或者脑卒中死亡的风险在糖尿病患者增加 57％，非糖尿病患者心血管死亡率增加 98％。即使对于既无高血压也无糖尿病的患者，尿微量白蛋白仍是心血

管疾病和死亡的危险因素。Pascual 等对 2835 例无心血管疾病的患者进行一项随访 4.7 年的研究发现，病程中出现尿微量白蛋白或者尿微量白蛋白持续存在的患者，比尿微量白蛋白维持正常或者减少的患者，心血管疾病的危险明显增加。对于高血压和（或）糖尿病患者，尿微量白蛋白较少，其心肌梗死和卒中的发生率下降。

二、微量白蛋白尿是肾功能损害及其进展的指标

尿白蛋白是 2 型糖尿病患者死亡及进展至终末期肾病的独立危险因素，与估测的肾小球滤过率（eGFR）下降协同具有更强的预测效果。meta 分析结果显示，不管有无高血压，有无糖尿病，尿微量白蛋白都是肾功能进展至终末期肾病的危险因素。不仅尿微量白蛋白本身，微量蛋白尿的变化也可以预示肾功能进展的危险。2 型糖尿病合并微量白蛋白尿的患者随访 2 年的研究发现，尿微量白蛋白减少 50％时肾小球滤过率下降约 1.8 ml/min；尿微量白蛋白减少少于 50％时肾小球滤过率下降 3.1 ml/min。IRMA-2 研究发现，不管血压控制情况如何，尿白蛋白减少与肾功能下降速度成负相关。

三、微量白蛋白尿在高血压肾损害早期诊断中的意义

尿微量白蛋白与高血压关系密切，尿微量白蛋白升高是反映高血压肾损害及其预后的早期指标。中国约有 8.1％的高血压患者尿微量白蛋白阳性。1998 年 Bigazzi 等发现有微量白蛋白尿的高血压患者肾功能下降更快，Magic 对 917 例不伴有糖尿病的高血压患者随访 11.8 年后发现，基础尿微量白蛋白高的高血压患者更易发生肾损害。AASK 研究纳入的高血压患者发现，控制尿白蛋白能够减缓 eGFR 下降的速度，减少进展至 ESRD 的危险。慢性肾脏疾病血压控制较差的患

者，尿微量白蛋白较高。

尿微量白蛋白在肾脏疾病中的诊断价值仍存在一定争议，血压控制良好时尿微量白蛋白仍可见明显升高。ACCOMPLISH（avoiding cardio-vascular events through combination therapy in patients living with systolic hypertension）研究对于＞65岁的高血压患者研究发现，尿微量白蛋白与疾病进展并不完全一致，尿微量白蛋白明显减少组中，肌酐加倍及进展至 ESRD 的概率反而更大。Baumann 进行一项长达 4 年的随访研究发现，视网膜小动脉狭窄与尿微量白蛋白如同时存在，肾脏终点事件风险增加 16.2 倍；而单纯白蛋白尿的患者肾脏终点事件风险增加 5.4 倍；视网膜小动脉狭窄结合尿白蛋白是慢性肾脏疾病 2～4 期危险分层的有利工具，能够预测慢性肾脏疾病的进展。因此，微量白蛋白尿是否作为心血管疾病危险因素的指标，而不是慢性肾脏疾病进展的指标需要进一步探讨。显性蛋白尿是肾脏疾病进展及慢性肾脏疾病治疗效果的指标。

四、微量白蛋白尿的检测方法

24 h 尿蛋白定量是检测微量白蛋白尿的金标准，但 24 h 尿蛋白定量检测不方便，随机尿的微量白蛋白/肌酐（urinary albumin-to-creatinine ratio，ACR）与 24 h 尿蛋白定量具有很好的相关性，更适合疾病的筛查。有学者认为用清晨尿液样本检测 ACR 预测肾脏疾病的进展最佳。也有研究认为清晨与其他时间随机尿液样本相比没有显著差异。推荐采用清晨首次尿液样本，相同时间获取尿样更能说明疾病的变化，需要注意剧烈运动、炎症等可引起尿白蛋白排泄一过性升高。

（李敏侠　李月红）

第四节　高血压肾损害与原发性肾脏疾病的鉴别要点

高血压肾损害通常是指由原发性高血压所致的肾小动脉或肾实质损害，主要表现为蛋白尿，肾功能受损，心、脑和眼底等靶器官受损。恶性高血压临床表现为短期内血压急剧升高，舒张压高达 130 mmHg 以上，合并双侧视网膜出血、絮状渗出物、视乳头水肿、心功能不全和高血压脑病等，肾脏损害表现为血尿、蛋白尿、肾功能损伤乃至急性肾衰竭。高血压肾损害常常呈渐进出现，以下临床表现高度提示高血压肾损害的存在：①高血压病史长且血压控制欠佳；②尿检改变轻微，尿蛋白≤2＋或 24 h 尿蛋白＜500 mg/24 h，尿沉渣无明显细胞成分；③有心、脑、眼等高血压靶器官损害的证据，如超声心动图或心电图检查证实的左心室肥厚，眼底镜检查见到动脉硬化等；④临床无肾毒性物质暴露史，无遗传或先天性肾脏疾病，无其他系统性疾病导致肾损害的证据；⑤可有高血压家族史（一级直系亲属）。

原发性高血压引起的肾损害通常称为良性肾硬化，病理改变以广泛入球小动脉透明变性和小叶间动脉及弓状动脉肌中膜肥厚、内膜纤维化为特征，随着血管壁增厚、管腔狭窄，肾小球及肾小管间质呈缺血表现，肾小球毛细血管皱缩、系膜基质增加，球囊壁增厚，最终导致萎缩和硬化。光镜下入球小动脉玻璃样变性，小叶间动脉和弓状动脉内膜增厚，肾小球缺血性萎缩，后期可见萎缩和代偿性肥大的肾单位交替出现。免疫荧光检查可见较弱的 IgM 在肾小球和小动脉壁上沉积。电镜下可见肾小球基底膜缺血性皱缩，缺血性硬化部位和小血管壁可见血浆蛋白凝聚的电子致密物。恶性高血压肾损害病理主要是动脉内膜增生和纤维素样坏死，最终导致肾小球硬化、肾小管萎缩及肾间质纤维化。光镜下肾小叶间动脉、入球小动脉内膜水肿、黏液变性乃至纤维素样坏死、小血栓形成，小叶间动脉和弓状动脉内膜葱皮样纤维性增厚、管腔狭窄。肾小球节段性纤维素样坏死、缺血性皱缩和硬化。

一、原发性高血压肾损害常见的鉴别疾病

肾是高血压最易损害的器官，高血压患者肾

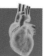

脏疾病的发病率高。另一方面，原发性肾脏病变的患者亦常出现高血压，难治性高血压的发病率远高于无肾脏疾病人群。慢性肾脏疾病患者血压升高程度、难治程度等都高于无肾病的高血压患者。高血压肾损害和原发性肾脏疾病引起的高血压有时很难鉴别，肾脏疾病按受累部位主要包括肾小球病、肾小管病、肾间质病和肾血管病，而高血压肾损害主要累及肾小管。按受累部位分类的肾脏疾病临床特点见图 15-2，肾小球病变患者血压升高常于肾脏疾病后出现，尿检异常较明显，可有血尿、中到大量蛋白尿及原发病相应的临床及实验室检查证据。有部分肾小球疾病患者尿检改变较轻，但合并有血压升高，与高血压肾损害难以鉴别，可考虑肾穿刺活检。

高血压肾损害还应与其他以肾小管损害表现为主的疾病鉴别（表 15-1）：

（1）缺血性肾病：缺血性肾病是肾动脉狭窄等继发的肾脏损害，肾动脉狭窄常有肾血管性高血压。引起肾动脉狭窄的原因包括动脉粥样硬化性肾动脉狭窄、纤维肌性发育不良和大动脉炎等。临床上表现为难治性高血压、基础血压正常或控制良好者血压急剧升高，反复发作的肺水肿或不能解释的充血性心力衰竭，应用利尿剂后血压反而升高。肾损害主要表现为尿检无明显异常、肾功能进行性恶化、肾浓缩功能减退、影像学可见单侧或双侧肾动脉狭窄、双肾大小不一致等表现。患者亦可能出现胆固醇结晶栓塞表现，有皮肤青斑、发绀、坏疽、溃疡、外周血嗜酸性粒细胞增高等表现。由于高血压患者易并发动脉粥样硬化和胆固醇栓塞等，长期高血压的患者是发生缺血性肾病的高危人群，应注意识别。

（2）慢性间质性肾炎：病因多样，包括遗传性、免疫相关性、感染性、梗阻性及血液系统疾病相关疾病等。初期可出现尿浓缩功能减退，随后逐渐出现肾小管源性蛋白尿（常 $< 1\ g/d$）、无菌性白细胞尿、肾小管功能损害和进行性肾小球滤过功能减退。随病变进展可逐渐出现贫血、高血压，逐渐进展为 ESRD。病理表现为不同程度的肾小管萎缩、肾间质炎性细胞浸润及纤维化。

高血压肾损害诊断的必备条件是高血压先于肾脏病变出现，然而很多患者就诊时对出现高血压的时间并不清晰。通过全面的临床评估仍不能排除肾脏疾病伴肾性高血压时，可考虑进行肾活检。肾脏疾病导致的肾性高血压可见肾小球或肾小管间质病变明显，而非仅仅是缺血性改变。

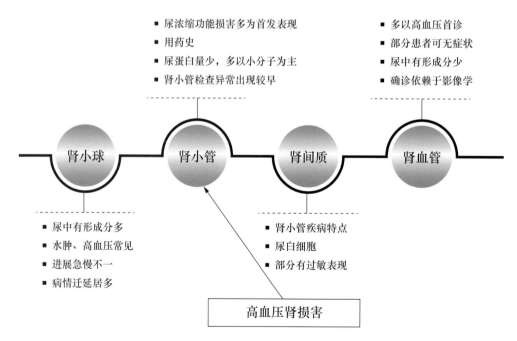

图 15-2　按受累部位分类的肾脏疾病临床特点

表 15-1 高血压肾损害常见的鉴别疾病

	肾小管间质病变			肾小球疾病
	高血压肾损害	缺血性肾脏病变	慢性间质性肾炎	
临床特点	多 40 岁以上发病，有高血压家族史	肾功能进行性加重	多有长期服用镇痛药、中草药或感染病史，不一定伴高血压	肾脏病变发生在前
辅助检查	无肾动脉狭窄的影像学证据	肾动脉检查有肾动脉狭窄	肾小管功能受损表现突出，肾性失钾、肾性糖尿	肾小球源性血尿、大量蛋白尿

二、恶性高血压肾损害的鉴别疾病

恶性高血压诊断需满足以下两个条件：①舒张压≥130 mmHg；②眼底出血、渗出或视乳头水肿。对于短期内出现视物模糊、高血压和急性肾衰竭的患者应警惕恶性高血压的发生。恶性高血压可为原发性高血压加重，也可为继发性高血压加重引起，同样需鉴别肾实质性、肾血管性和内分泌性因素。

高血压合并急性肾衰竭的患者，需要与急进性肾小球肾炎相鉴别。临床表现同样有血尿、蛋白尿、肾功能急剧受损，但肾受累表现更为严重，可出现少尿、无尿，虽然多数患者有高血压，但舒张压很少超过 130 mmHg，需要检查血清抗中性粒细胞胞质抗体（ANCA）及抗基底膜（GBM）抗体。当表现为急性肾炎综合征，不能除外新月体肾炎、急性肾小球肾炎，或尿蛋白量大不除外肾实质病变时，可考虑进行肾活检明确诊断。

高血压肾损害主要依赖临床诊断，肾活检率极低，仅占 0.46%～1%。国外研究显示单凭临床诊断本病的误诊率很高。Zucheli 等发现临床诊断为高血压肾损害的白人患者，经肾活检确诊后的符合率仅有 48%。单纯临床诊断高血压肾损害可能出现一定偏差，如患者就诊时已出现肾损害，很难除外合并基础肾脏疾病；另一方面，高血压患者多伴有胰岛素抵抗、肥胖、吸烟、高尿酸、高密度脂蛋白降低与出生低体重等因素，这些均可引起肾损害。有研究表明 APOL1、MYH9 等基因变异与高血压肾损害的发生密切相关。高血压肾损害的病理表现也可出现在老年人、糖尿病、肥胖或代谢综合征、IgA 肾病和 FSGS 患者中，高血压患者出现肾损害有可能是之前存在肾潜在损伤，而血压升高成为"二次"打击。应从发病顺序、伴随症状、检验特征等多方面综合评估，加强对伴发疾病的诊断与识别，避免漏诊及过度诊断的发生，必要时结合肾脏病理检查进行诊断。

（温雯 李月红）

第五节 透析患者降压药物的应用及注意事项

终末期肾病（end stage renal disease，ESRD）血液透析（hemodialysis，HD）患者中 70%～90% 合并高血压，高血压与透析患者死亡率增加密切相关。透析患者血压升高的因素有很多，包括容量负荷增加、血管钙化、营养不良、伴随心脑血管疾病等。最重要的是容量负荷增加，减轻容量负荷、控制干体重是透析患者最重要的控制血压方式。其他措施包括：调整生活方式，如减少盐的摄入、控制透析间期体重增长及适当活动等；调整透析治疗方案，如选择合适的透析方式和超滤模式，充分透析达到合理干体重；药物治疗也是控制高血压的重要手段。

血液透析患者的血压受透析周期的影响呈周期性变化，血压评价指标包括透析前血压、透析后血压和透析中血压等。一般情况下透析前血压最高，透析过程中约 50% 患者血压下降，15% 血压升高，透析患者往往不存在生理性的夜间低血压。透析前、透析中和透析后均为高血压反映患者体内血容量过多；透析过程中血压大幅下降或频发低血压可能与透析间期容量增加过多，透析超滤过快、心功能减退及自主神经功能紊乱等有关。透析患者选择降压药物需要兼顾血压水平，如透析过程中及透析间期持续性血压升高应该服用长效药物；易出现透析中低血压的患者，可以在透析前停药或选择透析可清除的药物；透析中血压升高的患者则应将透析前降压药物加量，并避免使用容易被透析清除的药物。

由于缺乏大型随机对照试验（RCT），透析患者的血压靶目标值尚无统一标准。KDIGO 建议按照年龄、伴随心血管疾病和其他并发症，以及治疗耐受程度（避免出现体位性头晕和自主性低血压）制定个体化的降压目标。有研究表明，与普通患者不同，血液透析患者的血压与死亡风险呈"U"形曲线，透前血压低于 110 mmHg，或超过 150～159 mmHg 与严重心血管事件、死亡率升高相关；且血压降得过低有发生血管通路栓塞的风险。基于以上研究，建议将目标值调整为透析前收缩压 140～160 mmHg、舒张压 70～90 mmHg，透析后收缩压 135～154 mmHg、舒张压 70～90 mmHg。

大部分透析患者在进入透析前就已合并高血压，且开始服用多种降压药物。透析患者的降压药物可参照非透析患者的降压指南选用。如果没有残余尿，除利尿剂以外其他降压药物均可用于透析患者，包括血管紧张素转化酶抑制剂（ACEI）、血管紧张素 Ⅱ 受体拮抗剂（ARB）、钙通道阻滞剂（CCB）、α/β 受体阻滞剂和中枢性降压药等。大部分透析患者需要联合使用两种或两种以上不同类别的降压药。透析患者应用降压药时应注意透析对药物代谢动力学的影响，选择蛋白结合率高和透析清除率低的降压药物，或在透析后追加剂量（常见降压药物的使用剂量、代谢及透析清除率，见表 15-2）。透析患者易出现夜间血压升高，可于睡前服用一种或多种降压药物。个体差异及药物的副作用也会限制一些药物的应用，透析患者中常见降压药物种类如下。

1. 血管紧张素转化酶抑制剂

肾素-血管紧张素系统抑制剂在合并心、肾疾病的患者，有很好的靶器官保护及减少心血管

事件的作用，在开始透析后可继续应用。此类药物降压效果确切、血流动力学稳定、部分药物透析清除率低。有报道 ACEI 降低血液透析患者死亡的风险，并能增加循环抗氧化活性，降低 C 反应蛋白水平。ACEI 类药物的不良反应主要有咳嗽、血液透析后低血压和高血钾。使用过程中应注意控制钾的摄入，监测血压和血钾浓度。

2. 血管紧张素 Ⅱ 受体拮抗剂

ARB 与 ACEI 具有相似的降压效果以及心血管保护作用。Suzuki 等针对血液透析患者的研究表明，ARB 可以减少血液透析患者心血管事件的发生。另一个在 HD 患者中进行的较小型研究发现与安慰剂相比，ARB 使心血管事件减少接近 3 倍[12]。ARB 类药物无干咳不良反应，对 ACEI 不耐受者可换用 ARB。

3. 钙通道阻滞剂

CCB 类药物降压作用较强，耐受性好，血液透析不容易清除，多数不需要在透析前后进行剂量调整。Tepel 等研究表明 CCB 能降低 ESRD 患者的全因死亡率和心血管死亡率，透析前有心血管疾病的患者获益更大。短效 CCB 有增加心血管事件的风险，建议尽量选用长效制剂。另外，因 CCB 类药物有负性肌力和反射性增快心率的作用，如果合并心力衰竭和心动过速患者应慎用。该类药的不良反应较少，主要为下肢水肿和齿龈增生，停药后可消失。

4. α/β 受体阻滞剂

适用于合并高心率、心动过速、心绞痛或近期急性心肌梗死的患者。我国 β 受体阻滞剂应用广泛，近年来国内外对于该类药品在降压治疗中的地位一直存在很大争议，数项 meta 分析表明该类药物在减少心血管终点事件（特别是卒中）方面的效果较弱。因此，近年指南包括 2013 年版欧洲高血压指南、2014 年美国成人高血压管理指南（JNC8）等，均将该类药品剔除出一线推荐。但一项针对合并心力衰竭的 HD 患者的前瞻性随机研究发现，使用卡维地洛的患者与安慰剂组相比，心血管事件的死亡率及住院率均显著下降。meta 分析表明在透析患者中该类降压药对心血管事件的发生具有延缓作用。β 受体阻滞剂的主要不良反应有影响血糖和血脂代谢、心脏抑制

等，不推荐合并严重脂质代谢异常、心功能减退、心动过缓的患者使用。卡维地洛有助于降低透析中高血压的发生率。α受体阻滞剂如特拉唑嗪在男性合并前列腺肥大的患者更适合。$α_1$受体阻滞剂易导致透析中低血压，兼有α和β受体阻滞作用的药物一般不作为首选降压药，常在一线降压药物应用后血压仍然不达标时联合应用。

5. 利尿剂

对于有残余肾功能的患者，如果容量负荷过重降压药物效果下降，调整透析处方时可考虑应用利尿剂（主要指袢利尿剂）。对于 eGFR 非常低，尿量<400 ml/d 的患者利尿效果有限，在无尿的 HD 患者，即便给予高剂量袢利尿剂也是无效的。此类药物用量大时耳毒性增强，因此，不推荐常规应用利尿剂，尤其高剂量的利尿剂。

6. 中枢性降压药

主要用于治疗顽固性高血压，如可乐定、复方降压片、利舍平、甲基多巴等，一般不用作一线用药，常与其他降压药物配合，作为二、三线治疗用药。不良反应有口干、乏力、胃痛、心悸、头晕、失眠等。

总之，与非透析患者相比，透析患者的高血压病因复杂，控制容量负荷、调整透析方案是根本，通常需要联合使用降压药物控制血压，尽量选择长效、透析时不清除的药物，并注意减少心血管并发症。

（王炜　李月红）

表 15-2　降压药物的常用剂量、代谢途径及透析清除率（KDIGO 指南）

药物	常用剂量	排泄途径	GFR<10 ml/(min·1.73 m²)	透析清除 血液透析	透析清除 腹膜透析	透析后补充
血管紧张素转化酶抑制剂						
贝那普利	5～40 mg qd	肾（肝）	50%～75%	可忽略	否	5～10 mg
卡托普利	12.5～50 mg tid	肾	50%	50%	否	12.5～25 mg
依那普利	2.5～10 mg q12 h	肾（肝）	50%	50%	否	2.5～5 mg
福辛普利	10 mg qd	肾（肝）	75%	否	否	不需
赖诺普利	2.5～10 mg qd	肾	25%～50%	50%	否	2.5～5 mg
培哚普利	2～8 mg qd	肾（肝）	25%～50%	50%	否	2 mg
雷米普利	5～10 mg qd	肾（肝）	25%～50%	20%	否	2.5 mg
坎地沙坦	8～35 mg qd	肾（肝）	100%	否	否	不需
血管紧张素 II 受体拮抗剂						
厄贝沙坦	75～300 mg qd	肝	100%	否	否	不需
氯沙坦	50～100 mg qd	肾（肝）	100%	否	否	不需
奥美沙坦	10～40 mg qd	肾（肝）	100%	否	否	不需
替米沙坦	40～80 mg qd	肝	100%	否	否	不需
钙通道阻滞剂						
缬沙坦	80～320 mg qd	肝（肾）	100%	否	否	不需
氨氯地平	2.5～10 mg qd	肝	100%	否	否	不需
非洛地平	5～10 mg qd	肝	100%	否	否	不需
拉西地平	2～6 mg qd	肝（肾）	100%	否	否	不需
尼卡地平	20～40 mg tid	肝	100%	否	否	不需
硝苯地平	30～90 mg qd	肝	100%	否	否	不需
尼莫地平	30 mg q8 h	肾（肝）	100%	否	否	不需
尼群地平	20 mg bid	肝（肾）	100%	否	否	不需

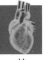

表 15-2　降压药物的常用剂量、代谢途径及透析清除率（KDIGO 指南）（续）

药物	常用剂量	排泄途径	GFR<10 ml/(min·1.73 m²)	透析清除 血液透析	透析清除 腹膜透析	透析后补充
α/β受体阻滞剂						
维拉帕米	180～360 mg qd	肝	100%	否	否	不需
比索洛尔	2.5～20 mg qd	肝	100%	否	否	不需
卡维地洛	25 mg bid	肝（肾）	50%	否	未知	不需
艾司洛尔	50～150 μg/(kg·min) iv	肝	100%	否	否	不需
拉贝洛尔	200～600 mg bid	肾（肝）	100%	否	否	不需
美托洛尔	50～100 mg bid	肾（肝）	100%	否	否	50 mg
普萘洛尔	80～160 mg bid	肾	100%	否	否	不需
索他洛尔	160 mg qd	肾	15%～30%	50%	否	50 mg
多沙唑嗪	1～16 mg qd	肝	100%	否	否	不需
哌唑嗪	1～15 mg bid	肝	100%	否	否	不需
利尿剂						
特拉唑嗪	1～20 mg qd	肝	100%	否	否	不需
呋塞米	40～80 mg bid	肾（肝）	100%	否	否	不需
布美他尼	0.5～2 mg q8～12 h	肾	100%	否	否	不需
氢氯噻嗪	20～50 qd	肾	避免	否	否	不适用
螺内酯	50～100 mg qd/bid	肾（肝）	避免	未知	未知	不适用
托拉塞米	5～10 mg bid	肝（肾）	100%	避免	避免	不需
中枢性降压药						
可乐定	0.1～0.3 mg bid/tid	肾（肝）	100%	5%	否	不需

iv，静脉应用；qd，每日 1 次；bid，每日 2 次；tid，每日 3 次

第六节　指南解读

高血压和慢性肾病（chronic kidney disease，CKD）互为因果，近年国内外的高血压指南均有关于肾脏损害患者降压治疗的解读，KDIGO/KDOQI 指南是针对慢性肾脏疾病患者的质量控制指南，有针对慢性肾脏疾病患者降压治疗的建议。

一、高血压与慢性肾脏疾病互为因果

高血压可以引起肾损害，是慢性肾脏疾病发展的关键因素，据统计约 25.6% 的高血压患者可发生肾功能不全。232 025 名日本人[1]有关高血压与 CKD 关系的研究中，75474 名血压控制<120/80 mmHg，59 194 名处于高血压前期（120～

129/80～84 mmHg），46 547 名血压处于正常高限（130～139/85～89 mmHg），50 810 名高血压患者未使用降压药物治疗。统计结果发现血压控制理想、高血压前期、血压正常高限和高血压患者，CKD 发生率在男性人群分别为 13.9%、15.6%、18.1% 和 20.7%，女性为 10.9%、11.6%、12.9% 和 15%。男性人群处于血压正常高限比血压控制理想的人群 CKD 发生率显著增高。

慢性肾脏疾病患者高血压发生率高、控制率低，心血管病及死亡风险极高。我国流行病学调查显示 CKD 的患病率为 10.8%，CKD 非透析患者高血压患病率为 67.3%，知晓率为 85.8%，治疗率为 81.0%，达标率仅为 33.1%（<140/90 mmHg）和 14.1%（<130/80 mmHg），美国的相关数据分别为 85.7%、98.9%、98.3%、67.1% 和 46.1%。

《中国高血压防治指南 2010》[2] 将高血压患者根据其血压水平、心血管危险因素、靶器官损害、临床并发症和是否有糖尿病，分为低危、中危、高危和很高危 4 个层次。高血压肾脏靶器官损害指 eGFR<60 ml/（min·1.73 m²）或血清肌酐轻度增高，男性 115～133 μmol/L（1.3～1.5 mg/dl），女性 107～124 μmol/L（1.2～1.4 mg/dl），或微量白蛋白尿 30～300 mg/24 h 或尿白蛋白/肌酐≥30 mg/g（3.5 g/mol）。危险分层中肾脏并发症包括肾功能受损，男性肌酐≥133 μmol/L（1.5 mg/dl），女性≥124 μmol/L（1.4 mg/dl），尿蛋白≥300 mg/24 h。

二、指南推荐高血压肾损害患者的降压靶目标值

《中国高血压防治指南 2010》[2] 明确指出：慢性肾脏疾病患者应严格控制血压，当尿蛋白>1 g/d 时，血压目标应<125/75 mmHg，并尽可能将尿蛋白降至<1 g/24 h，从而延缓肾功能的进展，减少心脑血管并发症的风险。同时要警惕血压控制水平的下限，避免血压过低影响心脑血管及肾的血流灌注，建议尽量避免收缩压低于110 mmHg。2015 年中国台湾地区高血压管理指南[3] 更多考虑亚洲人群情况，一般高血压患者其目标值为<140/90 mmHg，慢性肾脏疾病患者降压目标也是<140/90 mmHg，但对于合并冠心病、糖尿病或蛋白尿的患者，血压控制目标为<130/80 mmHg，与 2014 年《日本高血压管理指南》[4] 血压控制的靶目标值相同。

美国高血压指南（JSN7）中，无合并症的高血压患者目标血压为<140/90 mmHg，慢性肾脏疾病或心血管高危风险的人群目标血压为<130/80 mmHg。2014 年美国高血压指南（JNC8）将慢性肾脏疾病患者的降压目标值同样定为<140/90 mmHg[5]。2013 欧洲高血压学会/欧洲心脏病学会（ESH/ESC）《高血压管理指南》[6] 指出除

糖尿病患者须控制血压在 140/85 mmHg，其余人群不论心血管风险等级，降压目标均为 140/90 mmHg。2015 年加拿大高血压教育计划（CHEP）专家委员会同样建议非糖尿病肾脏疾病患者降压目标值为<140/90 mmHg[7]。2012 年 KDIGO 指南[8] 指出无白蛋白尿的 CKD 患者降压目标为≤140/90 mmHg，有白蛋白尿和接受肾移植的 CKD 患者目标值为≤130/80 mmHg，与近年的国内外高血压指南基本一致。由此看出，大部分指南将有蛋白尿的慢性肾脏疾病患者血压值控制得更严格。

三、重视高血压肾损害的早期筛查

2014 年《日本高血压管理指南》[4] 强调为早期发现高血压肾损害，一旦发现高血压，所有患者均要进行尿液检测及 eGFR 的计算，推荐尿白蛋白排泄率或白蛋白/肌酐检测[3]。当非糖尿病患者在尿蛋白定性高于±时，就需要进行尿白蛋白/尿肌酐监测，当结果高于 150 mg 肌酐时定义为蛋白尿。

无尿蛋白的 CKD 患者血压≥140/90 mmHg，或合并蛋白尿的慢性肾脏疾病患者血压≥130/80 mmHg，需进行有关实验室检查（血红蛋白、血清肌酐、估算的肌酐清除率或肾小球滤过率、血电解质、空腹血糖、血脂、血清尿酸、尿常规等），在 2 周至 1 个月间复测诊室血压。如无尿蛋白的 CKD 患者血压<140/90 mmHg，或合并蛋白尿的 CKD 患者血压<130/80 mmHg，继续随访。复查血压仍≥140/90 mmHg 者应寻找靶器官损害的证据（左心室肥厚、微量白蛋白尿、无症状动脉粥样硬化、踝臂指数<0.9 或脉搏波传导速度加快等）。如存在靶器官损害则应启动治疗流程。若无靶器官损害应进行动态血压（ambulatory blood pressure monitoring，ABPM）或家庭自测血压（home blood pressure monitoring，HBPM）除外白大衣高血压的可能。如 HBPM≥135/85 mmHg 或 ABPM≥130/80 mmHg 应启动治疗流程。HBPM 和 ABPM 正常者应继续随访。合并尿蛋白的 CKD 患者 HBPM 和 ABPM 界值尚不明确，但应是低于诊室血压（130/80 mmHg）。若患者血压在正常高限（120

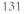

～139/80～89 mmHg)，合并尿蛋白的 CKD 患者血压在 120～129/70～79 mmHg，应在 3～6 个月内强调家庭血压监测和动态血压监测以除外隐性高血压。

四、重视 ABPM 及 HBPM 检查

近年来诊室外血压（out-of-office blood pressure）得到临床医生越来越多的重视，主要包括动态血压和家庭自测血压。研究显示相比诊室血压，ABPM 和 HBPM 与左心室肥厚、颈动脉中膜厚度增加等靶器官损害更具有相关性。CKD 患者常出现血压节律及变异度异常，甚至难治性高血压，动态血压测量可以为临床医生提供更详细的数据，包括平均血压、血压昼夜节律、血压变异度、动态动脉僵硬度等，有利于监测 CKD 患者夜间高血压及药物性低血压等情况。家庭自测血压则可以帮助临床医生了解 CKD 患者在日常生活中的血压控制水平。诊室外血压测量比诊室血压更有利于预测其心血管事件、ESRD 及死亡风险，尤其是在 ESRD 患者。因此，多个指南都对 ABPM 和 HBPM 在高血压诊断和评估中的作用进行了肯定。临床应该重视对 CKD 患者诊室血压、动态血压及家庭自测血压的监测，全面评估患者血压控制情况。

五、积极干预及治疗措施

各大指南均强调降压的重要环节是生活方式的改变，包括合理膳食、限制盐的摄入。《中国高血压防治指南 2010》[2] 推荐钠摄入＜100 mmol/d（相当于盐＜5.8 g/d）。2014 年《日本高血压管理指南》[4] 强调盐摄入应＜6 g/d，但不能＜3 g/d。《2015 年加拿大高血压教育计划指南》[7] 推荐每日钠摄入量减少至 2 g（5g 盐或 87 mmol 钠）。而 2012 年 KDIGO[8] 指南对摄盐的要求更为严格，除非有禁忌证，推荐低盐饮食（钠＜2.4 g/d）。另外，各大指南均推荐减少膳食脂肪、增加水果蔬菜的摄入、限制饮酒。2012 年 KDIGO 指南规定男性限制每日酒精摄入量不超过 20 g，女性不超过 10 g，戒烟，增加体力活动，推荐至少每周进行 5 次、每次持续 30 min 的锻炼。《中国高血压防治指南 2010》[2] 建议体重指数（BMI，kg/m²）应控制在

24 kg/m² 以下。研究表明如平均体重下降 5～10 kg，收缩压可下降 5～20 mmHg。《日本高血压管理指南》[4] 建议 BMI 指标在 25 kg/m² 以下。KDIGO 指南推荐达到或维持 BMI 为 20～25 kg/m²。即使不达标体重下降 4 kg 也可以显著降低血压。

CKD 患者降压药物的选择需综合考虑患者是否合并糖尿病和蛋白尿及心、脑、肾的保护作用，特殊人群如血液透析、肾移植、儿童、老年 CKD 患者选择药物更应该注意[9]。选择的药物主要有血管紧张素转化酶抑制剂（angiotensin converting enzyme inhibitor，ACEI）、血管紧张素 Ⅱ 受体拮抗剂（angiotensin receptor blockers，ARB）、钙通道阻滞剂（calcium channel blocker，CCB）、噻嗪类利尿剂和 β 受体阻滞剂等。

RENNAL、IRMA-2、IDNT、ESCAPE 等大型研究均提示 ACEI/ARB 类药物可以改善患者肾功能，国内外指南也均推荐慢性肾脏疾病患者（无论是否伴糖尿病）应首选 ACEI 或 ARB 治疗，必要时可联合噻嗪类利尿剂，容量负荷过重者可联合袢利尿剂。循证医学表明对合并蛋白尿的患者，无论是糖尿病肾病还是非糖尿病肾病，在同等降低血压的前提下，使用肾素-血管紧张素-醛固酮系统阻滞剂可获得更多保护肾功能、降低蛋白尿、延缓肾脏疾病发展的益处。为达到最佳降低尿蛋白的效果，ACEI/ARB 通常使用常规降压剂量的 2 倍以上。中晚期慢性肾脏疾病患者（血肌酐 3.1～5.0 mg/dl）应谨慎使用，使用过程中应密切观察血压、电解质及肾功能的变化，尤其是高钾血症。

《中国高血压防治指南 2010》指出：若肾功能明显受损如血肌酐＞265.2 μmol/L 或 GFR＜30 ml/(min·1.73 m²) 或有大量蛋白尿，宜首选二氢吡啶类 CCB，噻嗪类利尿剂适用于 GFR＞30 ml/(min·1.73 m²)，袢利尿剂适用于 GFR＜30 ml/(min·1.73 m²) 的患者。对于终末期肾病未透析患者一般不使用 ACEI 或 ARB 及噻嗪类利尿剂，可用 CCB 和袢利尿剂等降压治疗，必要时增加 α/β 受体阻滞剂。α 受体阻滞剂如特拉唑嗪适用于伴前列腺增生的高血压患者，不作为高血压治疗的首选药。伴有尿酸升高的高血压患者优先选用 ACEI、ARB 或钙通道阻滞剂降压[10]。

表 15-3 指南推荐高血压伴肾脏疾病患者常用 ACEI/ARB 类药物及剂量[9]

中文	英文	达峰时间（h）	半衰期（h）	常用剂量	肾功能不全（CCr：10～30ml/min）剂量用法
卡托普利	Captopril	1～1.5	2	12.5～100 mg, tid	6.25～12.5 mg, tid
贝那普利	Benazepril	2～4	11	5～40 mg, qd	2.5～20 mg, qd*
培哚普利	Perindopril	2～4	10	4～8 mg, qd	1～2 mg, qd
福辛普利	Fosinopril	3～4	12	10～40 mg, qd	10～40 mg, qd
缬沙坦	Valsartan	2	9	80～160 mg, qd	80～160 mg, qd
氯沙坦	Losartan	3～4	6～9	50～100 mg, qd	不建议
厄贝沙坦	Irbesartan	1～1.5	11～15	150～300 mg, qd	150～300 mg, qd
坎地沙坦	Candesartan	2～4	9	4～16 mg, qd	2～8 mg, qd
替米沙坦	Telmisartan	0.5～1	>20	20～80 mg, qd	禁用

注：* 也可将每日剂量等分为 2 次服用；qd，每日 1 次；tid，每日 3 次；CCr：肌酐清除率；ACEI：血管紧张素转化酶抑制剂；ARB：血管紧张素受体拮抗剂

LIFE 研究显示 β 受体阻滞剂比 ARB 引起更多卒中，JNC8 指南不再推荐 β 受体阻滞剂作为降压起始治疗的一线用药。ASCOT-BPLA 研究显示 β 受体阻滞剂联合利尿剂相比于 ARB 或 ACEI 联合 CCB 未能更好地降低心血管事件发生率，故 2007 年 ESC 指南并不推荐两者合用。但随后有众多临床试验证明，β 受体阻滞剂联合利尿剂相比于安慰剂，可明显降低卒中及心血管事件风险，且比其他药物组合，其降压作用与心血管保护作用并无上下，2013 年 ESC 指南承认 β 受体阻滞剂可以与利尿剂联合，但由于存在增加糖尿病发病的风险，使用时存在一定限制。目前 β 受体阻滞剂仍是治疗 CKD 伴高血压患者合并心功能不全、心室肥厚者的有效降压药物。

对于高危以及基础血压极高的患者，起始方案即可选择联合用药，以尽快控制血压水平，防治并发症。结合 2013 年 ESC 指南及 2013 年 JNC8 指南等，联合用药应注意[11]：①限制钠盐摄入量或加用利尿剂可以增强 ACEI 和 ARB 降压及降尿蛋白作用。②2013 年 ESC 及 JNC8 指南推荐 CKD 患者可将 RAAS 阻滞剂与任何其他种类的降压药物联合使用。③2007 年 ESC 指南指出 CKD 患者若需联合用降压药，肾素-血管紧张素-醛固酮系统阻滞剂联合 CCB 是其优先推荐的药物组合。收缩期高血压患者联合治疗避免心血管事件的研究（Accomplish 研究）显示，贝那普利联合氨氯地平组较贝那普利联合氢氯噻嗪组

能更好地减少肌酐倍增及 ESRD 风险。④不推荐两种 RAAS 阻滞剂联合使用，ACEI 和 ARB 联用并不优于单药加倍剂量。ESBARI、REIN、COOPERATE 研究结果显示，与仅使用 ACEI 或 ARB 的患者相比，两药联用肾衰竭和高钾血症发生风险均增加 1 倍以上，此外低血压发生率也升高。故 2013 年 ESC 指南及 JNC8 指南都不推荐两种 RAAS 阻滞剂合用。但两种 RAAS 阻滞剂是否可以在严密监测肾功能及电解质的基础上应用于年轻、肾功能正常、未合并心血管疾病、能够严格控制钾摄入量、以蛋白尿为主要表现的肾小球肾炎患者，仍需要更多的研究去验证。⑤醛固酮受体拮抗剂为保钾利尿剂，宜与排钾利尿剂联用，当与 AECI、ARB 和其他保钾利尿剂联用时需高度谨慎，螺内酯和依普利酮与细胞色素 P450 具有交互作用，联合应用时应慎重。⑥CCB 类药物尤其是二氢吡啶类 CCB 易致液体潴留，宜避免联用其他血管扩张剂，二氢吡啶类 CCB 还可影响代谢，并可与环孢素及他克莫司相互作用。非二氢吡啶类 CCB 与 β 受体阻滞剂联用易致严重的缓慢性心律失常，在进展性 CKD 中尤为明显，不宜联用。

CKD 患者高血压表现为夜间血压升高，42% 为非杓型血压，22% 为反杓型血压。因此将一种或多种降压药物于睡前服用，在不增加药物数量和剂量的情况下对非杓型血压者是一项经济、简单、有效的控制 CKD 高血压、减少不良

事件风险、维持 eGFR 的方法。老年高血压、肾功能不全或合并心力衰竭、脱水、伴糖尿病的 CKD 患者应注意缓慢降压，在 1～2 周内使血压平稳缓慢地下降，降压过程中同时监测肾功能和血钾水平，快速降压可导致肾有效血流灌注减少造成肾功能进一步下降。

总之，高血压合并肾损害的患者越来越多，积极降压治疗既能延缓慢性肾脏疾病的发展，又能减少心脑血管事件的发生。目前国内外针对高血压合并肾损害患者的降压靶目标不尽相同，大部分研究认为无白蛋白尿的 CKD 患者降压目标为≤140/90 mmHg，有白蛋白尿和接受肾移植的 CKD 患者目标值为≤130/80 mmHg。所有高血压患者均应常规检查尿微量白蛋白，以便尽早发现肾损害。生活方式改变（减少食盐摄入、减轻体重、运动等）尤其重要，药物治疗首选 ACEI/ARB 类药物，应注意各类降压药物的适应证和禁忌证，根据我国国情和患者个体化特点综合考虑，根据年龄、脉压、是否合并心血管疾病及其他合并症、CKD 的进展风险，制订个体化的降压治疗方案。

（吕佳璇　李月红）

参考文献

［1］Yuichiro Y，Shouichi F，Yuji S，et al. Association between prehypertension and chronic kidney disease in the Japanese general population. Kidney International，2012，81（3）：293-299.

［2］中国高血压防治指南修订委员会. 中国高血压防治指南 2010. 中华心血管杂志，2011，39（7）：579-616.

［3］Chern-En C，Tzung-Dau W，Kwo-Chang U，et al.

2015 Guidelines of the Taiwan Society of Cardiology and the Taiwan Hypertension Society for the Management of Hypertension. Journal of the Chinese Medical Association，2015，78（1）：1-47.

［4］Shimamoto K，Ando K，Fujita T，et al. The Japanese Society of Hypertension Guidelines for the Management of Hypertension（JSH 2014）. Hypertension Research Official Journal of the Japanese Society of Hypertension，2014，37（4）：253-390.

［5］Carrie A. JNC8 Guidelines for the Management of Hypertension in Adults. American Family Physician，2014，90（7）：503-504.

［6］Giuseppe M，Robert F，Krzysztof N，et al. 2013 ESH/ESC guidelines for the management of arterial hypertension：the Task Force for the Management of Arterial Hypertension of the European Society of Hypertension（ESH）and of the European Society of Cardiology（ESC）. European Heart Journal，2013，34（28）：1099-1105.

［7］Gelfer M，Dawes M，Kaczorowski J，et al. Diagnosing hypertension：Evidence supporting the 2015 recommendations of the Canadian Hypertension Education Program. Canadian Family Physician Médecin De Famille Canadien，2015，61（11）：957-961.

［8］Taler S J，Rajiv A，Bakris G L，et al. KDOQI US Commentary on the 2012 KDIGO Clinical Practice Guideline for Management of Blood Pressure in CKD - American Journal of Kidney Diseases. American Journal of Kidney Diseases，2013，62（2）：201-213.

［9］国家卫生计生委合理用药专家委员会，中国医师协会高血压专业委员会. 高压合理用药指南. 中国医学前沿杂志（电子版），2015（6）：22-64.

［10］王文，商卓. 高尿酸血症与高血压的关系. 中国心血管杂志，2010，15（6）424-425.

［11］高血压联盟（中国）. 中国高血压患者教育指南. 中华高血压杂志，2013，6（12）：1123-1149.

第十六章 血脂异常患者的高血压

高血压病患者逐年增加，患者数庞大，其中合并血脂异常者的数量众多。高血压和高脂血症同为冠心病的危险因素，二者合并出现显著增加高血压病或血脂异常患者的危险分层，因此需要重视。

临床上血脂异常包括高胆固醇血症、高三酰甘油（甘油三酯）血症、低高密度脂蛋白血症和混合型高脂血症四种。这四种类型的血脂异常，高血压患者中都能够见到。其中以低密度脂蛋白胆固醇（LDL-C）增高为主要表现的高胆固醇血症是动脉粥样硬化性心血管疾病（ASCVD，包括冠心病、缺血性脑卒中以及外周动脉疾病）最重要的危险因素；ASCVD发生原因是多方面的，一些与生活方式相关如吸烟、缺乏体力活动和饮食习惯，这些习惯是可以改良的；高血压、糖尿病和血脂异常也是可以治疗的，这些都是可以改变的危险因素；而不能改变的危险因素有年龄和性别。在我国，随着人民生活水平的提高，饮食习惯的西方化，血脂异常的发生率逐年增高，心脑血管疾病的发生也逐年增加，已经形成了严峻的挑战。基于近10年来血脂异常领域循证医学，特别是随机双盲研究证据的增加，2013年美国、欧洲都发布了血脂异常指南，尽管指南是针对欧美人群，仍然对我国现行的血脂异常治疗理念和医疗实践产生了一定影响[1]。针对我国人群有一定参考价值。因为种种原因，针对中国人群进行的随机双盲临床对照研究较少，因此我国血脂异常指南如2007年《中国成人血脂异常防治指南》多为参照国外指南制定。

第一节 血脂异常的定义

ASCVD的一级和二级预防中，血脂异常的诊治是至关重要的内容。临床常规检验提供的血脂参数包括总胆固醇（TC）、高密度脂蛋白胆固醇（HDL-C）、低密度脂蛋白胆固醇（LDL-C）、极低密度脂蛋白胆固醇（VLDL）和甘油三酯（TG）。血脂异常包含了广阔的脂质异常，其中一些在ASCVD的一级和二级预防中有重要意义。流行病学和观察研究发现，总胆固醇增高和LDL-C增高与ASCVD的发病风险密切相关，随着LDL-C水平增高，ASCVD的发病率与致残率也增高。大量流行病学和循证医学证据揭示，LDL-C是致动脉粥样硬化的基本因素。基础研究发现，LDL-C通过损伤的血管内皮进入血管壁内，在内皮下滞留并被氧化修饰成氧化型LDL-C，巨噬细胞吞噬氧化型LDL-C后转化为泡沫细胞。泡沫细胞不断增多融合，构成动脉粥样硬化斑块的脂质核心。鉴于LDL-C在动脉粥样硬化发生中的核心作用，并且有强有力的证据揭示降低TC和LDL-C可以预防和治疗ASCVD，因此TC和LDL-C水平仍然被作为ASCVD预防和治疗干预的主要靶指标。

除了TC和LDL-C外，几个其他类型的血脂异常好像也可触发冠心病的发生。一个相对常见的特殊类型的血脂异常类型，即高VLDL颗粒，表现为轻度增高的高甘油三酯、高水平的小而致密LDL-C与降低的HDL-C。至今还没有干预这一临床血脂异常类型可降低CVD风险的临床证据，因此该血脂异常类型可被认为是CVD预防和治疗的备选干预目标。

LDL-C 和 VLDL-C 统称为非 HDL-C，二

者包括所有致动脉粥样硬化性脂蛋白中的胆固醇，因此非 HDL-C 可作为 LDL-C 的替代指标。临床上，非 HDL-C 数值由 TC 减去 HDL-C 获得。

流行病学研究发现，TG 和 HDL-C 水平与 ASCVD 的发病存在相关性，低 HDL-C 与高甘油三酯水平的人群中，ASCVD 发病风险也增高。然而，近年来所完成的多项以升高 HDL-C 和降低 TG 为治疗目标的药物试验未能降低主要心血管终点事件发生率。目前仍建议 LDL-C 为血脂异常的主要干预靶点。在保证 LDL-C（或非 HDL-C）达标的前提下，力争将 HDL-C 和 TG 控制于理想范围（HDL-C≥1.04 mmol/L，TG＜1.7 mmol/L）。生活方式干预治疗是升高 HDL-C 和（或）降低 TG 的首要措施。若 TG 严重升高（≥5.6 mmol/L）时，有发生急性胰腺炎的风险，为降低该风险，可选用贝特类或烟酸类药物治疗。应用他汀以外的药物升高 HDL-C 进行的临床试验，没有改善临床终点事件的证据，目前不建议使用。

第二节　总体心血管风险评估

在血脂管理方面，绝大多数指南中，致动脉粥样硬化性心血管疾病的一级预防多采取危险分层（危险评估基于 Framingham 评分或其他积分系统）来给出有针对性的治疗建议和 LDL-C 的治疗目标。2013 年 ACC/AHA 血脂指南对血脂异常的治疗进行新的推荐，不再对动脉粥样硬化性心血管疾病的一级和二级预防推荐 LDL-C 或非 HDL-C 特定目标。为使 LDL-C 水平降低，新指南确定了适用他汀类药物治疗的四组一级和二级预防患者，并要求临床医生专注于减少此类患者的心血管疾病事件。这四类患者包括：伴有临床动脉粥样硬化性心血管疾病、LDL-C≥190 mg/dl（包括家族性高胆固醇血症），这两类推荐高强度治疗；第三类患者是，患糖尿病，年龄 40～75 岁，LDL-C 70～189 mg/dl，无动脉粥样硬化性心血管疾病证据，推荐中等强度他汀类治疗；第四类患者是，无心血管疾病或糖尿病，但 LDL-C 为 70～189 mg/dl 且动脉粥样硬化性心血管疾病 10 年风险≥7.5%，推荐中等或高强度他汀类治疗。该指南在我国也引起众多心血管内外科医生的争论，预计我国新的血脂指南将保留危险分层和 LDL-C 目标值。

2013 年发表的《国际动脉粥样硬化学会血脂异常管理全球建议书》把 ASCVD 的一级预防人群分为高危人群、中高危人群、中度风险人群、低风险人群。①高危人群：50 岁到 80 岁，ASCVD 风险≥45%，糖尿病加其他危险因素，家族性高胆固醇血症且可能存在慢性肾脏疾病。②中高危人群：50 岁到 80 岁，ASCVD 风险 30%～44%，不合并其他危险因素的糖尿病患者，存在慢性肾脏疾病，存在更高风险的代谢综合征人群。③中度风险人群：50 岁到 80 岁，ASCVD 风险 15%～29% 的人群。④低风险人群：50 岁到 80 岁，ASCVD 风险＜15% 的人群。

2013 年 ESC/EAS 血脂异常治疗指南，保留了心血管疾病风险的危险分层，对于以下人群自动进入心血管疾病极高危或高危组，确诊的心血管疾病、2 型糖尿病或伴微量白蛋白尿的 1 型糖尿病、某一危险因素特别高水平、慢性肾脏疾病，对于其他患者采用积分系统进行评分，指标包括 TC 和 LDL-C 水平、年龄、性别、是否吸烟、收缩压水平。该指南具体危险分层如下：

1. 极高危

以下患者的任一种：

通过介入或非介入方式（如冠状动脉造影、核素显像、运动超声心动图、超声诊断的颈动脉斑块）诊断的心血管疾病患者，曾患心肌梗死的患者，急性冠状动脉综合征患者，经皮冠状动脉介入治疗的患者，行冠状动脉旁路移植术的患者，其他接受再血管化治疗的患者，缺血性卒中患者，外周血管疾病患者。

2 型糖尿病或伴靶器官损害的 1 型糖尿病（如微量白蛋白尿）患者。

中重度慢性肾脏疾病［GFR＜60 ml/（min·

1.73 m²）] 患者。

10 年心血管疾病致死性风险≥10%。

2. 高度危险

单一危险因素显著异常，如家族性高胆固醇血症或者严重的高血压。

根据积分计算的 10 年心血管疾病致死风险≥5% 并<10%。

3. 中度危险

这类患者是指根据积分计算的 10 年心血管致死风险≥1% 并<5%。许多中年患者属于这一危险分组。这些危险包括早发性冠心病家族史，腹型肥胖，缺乏体力活动，HDL-C 降低，TG、高敏C 反应蛋白（hs-CRP）、纤维蛋白原、同型半胱氨酸、载脂蛋白 B 和 A 型性格等。

4. 低风险

根据积分计算的 10 年心血管疾病致死风险<1% 的患者。

多国指南评分体系不完全相同，但入选极高危和高危组的人群是高度一致的。我国目前仍然沿用 2007 年血脂指南，极高危人群包括急性冠状动脉综合征患者，及冠心病合并糖尿病两类人群。

第三节　血脂和血脂参数的实验室评估

在 40 岁以上男性或 50 岁以上女性或绝经后女性，应常规监测血脂，特别是在有其他危险因素存在的情况下；任何年龄的有动脉粥样硬化的所有患者或 2 型糖尿病患者应该评估血脂成分。有早发冠心病家族史的患者也应该早期筛查。对高血压患者应该同时监测并存的代谢异常和血脂异常。中心型肥胖患者也应该筛查血脂。

自身免疫性疾病如类风湿关节炎、系统性红斑狼疮、牛皮癣可增加心血管疾病风险，慢性肾脏疾病患者 [GFR<60 ml/(min·1.73 m²)] 增加心血管疾病事件的风险，应该筛查血脂。家族性高胆固醇血症患者表现为皮肤或肌腱黄色瘤和角膜弓，常有显著异常的高胆固醇和显著增高的LDL-C，应早期筛查。

血脂异常的基线筛查评估包括 TC、TG、LDL-C 和 HDL-C。apoB 和 apoB/apo A1 比值也可应用，为和传统血脂参数一样的危险因素。

血样的采集最好在禁食 12 h 后进行，TG 的检测时需要禁食 12 h，如果 LDL-C 由 Friedewald公式计算得出，也需要禁食。TC、apoB、apo A1和 HDL-C 可应用非禁食血样检测。血浆脂质存在明显的个体差异，有报道 TC 可变异 5%～15%，TG 变异大于 20%，特别是在高甘油三酯血症的患者。影响因素包括分析变异、饮食、体力活动和季节因素，如冬季 TC 和 LDL-C 高。

一、脂质和脂蛋白分析

1. 总胆固醇

TC 在每个国家的风险评估系统中都被用于总体心血管疾病风险的评估。但就某一个具体患者，TC 有可能误导。特别在女性常常伴有较高的 HDL-C，而在糖尿病患者和代谢综合征患者HDL-C 较低。为了精准分析心血管疾病风险，应该至少检测 HDL-C 和 LDL-C。总体心血管疾病风险评估不包括家族性高胆固醇血症患者或者那些 TC>8.0 mmol/L（约 310 mg/dl）的患者。这些患者总是在高危险中，应该得到持续的关注。

2. 低密度脂蛋白胆固醇

在大多数临床研究中的 LDL-C 是应用Friedewald 公式（TG 大于 4.5 mmol/L 或者超过约400 mg/dl 不适用）得出的。LDL-C 的推算基于以下假设：①因为公式需要分别独立测试的 TC、TG和 HDL-C，因此具有方法学本身的误差；②VLDL 内恒定的胆固醇/TG 比例，TG 大于4.5 mmol/L 或者超过约 400 mg/dl 时，该公式不适用；③非禁食情况下，Friedewald 公式不适用，但可以确定非 HDL-C。

计算得出的 LDL-C 仍然被广泛应用，尽管有其局限性。尽管绝大多数已经进行的临床研究应用的是计算得出的 LDL-C，如果有条件推荐尽量直接检测 LDL-C。在高风险糖尿病和代谢综合征的患者，非 HDL-C 和 apo B 可能对致动脉粥样硬化颗粒的评估更好。

3. 非高密度脂蛋白胆固醇

非 HDL-C 用于血浆内总的致动脉粥样硬化颗粒（VLDL＋IDL＋LDL）数目的评估，并且与 apo-B 相关性良好。非 HDL-C＝TG－HDL-C。与 LDL-C 比较，非 HDL-C 能够提供更好的风险评估，特别是伴有高 TG 的糖尿病、代谢综合征和慢性肾脏疾病患者。

4. 高密度脂蛋白胆固醇

目前绝大多数的检测方法都有较高的质量，但仍应做好国际间的质量控制。

5. 甘油三酯

TG 的检测应用精确且廉价的酶学方法。一个极为少见的错误是，在高血糖的患者可错误地检测出非常高水平的 TG。高 TG 常常伴有低 HDL-C 和高浓度的小而密的低密度脂蛋白胆固醇颗粒。新近的研究提示非禁食血浆的 TG 可能含有与心血管疾病风险增加相关的脂蛋白残粒的信息。但它是否可应用于临床实践仍在争论中。

6. 载脂蛋白

从技术角度看，apo B 和 apo A1 检测具有优势，已经有好的免疫化学方法可很容易地进行全自动分析。检验方法易于操作，不需要空腹，并且中度升高的 TG 不影响检测。apo B 是致动脉粥样硬化脂蛋白家族 VLDL、IDL 和 LDL 中主要的载脂蛋白。apo B 是评估血浆中这些脂蛋白颗粒数目的好的指标。在小而密 LDL 颗粒特别高的患者，Apo B 可能有重要价值。在几个前瞻性研究中已经证实 apo B 在风险预测方面和 LDL-C 等效。在他汀类药物的试验中，apo B 没有被作为一个主要的治疗目标，但数个他汀试验的事后分析结果提示 apo B 不仅可以作为一个危险指标，而且也是一个比 LDL-C 更好的治疗指标。apo B 的主要劣势是未被纳入总体风险评估，以及未在既往的对照试验中作为主要的治疗目标。近期的一项多因素回归分析提示 apo B 和非 HDL-C 与传统的血脂指标比率比较没有任何额外益处，与此相似，在非诺贝特糖尿病干预研究（FIELD）中，apo B 并没有比传统的血脂指标为该研究中的糖尿病患者提供任何获益。但在一项分析 LDL-C、非 HDL-C 和 apo B 的研究中，发现 apo B 是一个更优秀的心血管疾病风险指标。

apo A1 是 HDL 中的主要蛋白质，每个 HDL 颗粒中含有数个 apo A1 分子。血浆 Apo A1 水平男性＜120 mg/dl 或者在女性 apo A1＜140 mg/dl 被认为 HDL-C 低。

7. apo B/apo A1 比值、TC/HDL-C 比值、非 HDL-C/HDL-C 比值

这些比值提供相似的信息。apo B/apo A1 比值大多是在临床研究中作为危险因子使用，致动脉粥样硬化脂蛋白和 HDL-C 比值（TC/HDL-C 比值、非 HDL-C/HDL-C 比值）对于危险评估是有用的。

8. 载脂蛋白 a

数个研究发现载脂蛋白 a［LP（a）］是另一个危险因素。LP（a）与 LDL 有相似的特征，但含有一个特殊的蛋白质 LP（a），其结构与其他载脂蛋白不同。血浆 LP（a）水平主要由基因决定。有数种方法用于检测 LP（a），但不同的检测方法需要标准化。对一般人群进行危险筛选时，不推荐测定血浆 LP（a）；但在心血管疾病高危的患者或有早发动脉粥样硬化疾病家族史患者，应该检测 LP（a）。

9. 脂蛋白颗粒大小

脂蛋白是不同大小的颗粒，并且有大量数据提示 LDL 和 HDL 的不同亚类可能对动脉粥样硬化有不同的危险性。小而密的 LDL 被认为是一个新的危险因素，可能在将来被应用于临床，但目前并不推荐用于危险评估。

二、基因检测

已经发现数个与心血管疾病相关的基因。目前不推荐基因检测用于危险评估。但是，研究显示在未来有一组基因可能被用于高危患者的识别。为了诊断特殊类型的高胆固醇血症，可能考虑与家族性高胆固醇血症相关的基因和载脂蛋白 E（apo E）基因型检测。apo E 表现三种基因型：apo E2、apo E3 和 apo E4。apo E 基因检测主要

用于 β 载脂蛋白异常血症（apo E2 纯合子），推荐用于严重高脂蛋白血症的患者。在家族性高胆固醇血症患者家族中进行的基因筛查方法已经具备，应该在特定的医疗机构使用。

第四节　治疗目标

血脂异常的治疗目标，应该主要基于临床研究的结果。在几乎所有的降脂临床研究中，LDL-C 都是治疗反应的首要标志指标。因此，LDL-C 仍然是血脂异常治疗策略中治疗的主要靶目标。新近的胆固醇治疗临床研究 meta 分析（CTT）涉及超过 170 000 名患者，证实 LDL-C 降低与冠心病发生率的降低呈剂量相关性[2]。

大多数指南推荐在心血管疾病的一级预防的临床实践中根据心血管疾病风险来调整预防干预的强度。因此当心血管疾病风险从极高危到高危与中危时，目标值应该降低。

2013 年 ESC/EAS《血脂异常治疗指南》强调，LDL-C 每降低 1.0 mmol/L（约 40 mg/dl）心血管疾病死亡率与致残率下降 22%[1]。就对心血管疾病带来的益处来看，根据目前的资料，LDL-C 降低到＜1.8 mmol/L（70 mg/dl 以下）时提供最好的获益。在大多数患者，他汀类药物单药治疗可以达到这一目标。因此，对于心血管疾病极高危风险患者，LDL-C 的治疗目标值是＜1.8 mmol/L（70 mg/dl 以下）或者比基线水平下降≥50%。高危患者，已有数个临床试验提示，LDL-C 的治疗目标值是＜2.6 mmol/L（100 mg/dl 以下）。因为高危患者的目标值是基于临床试验的推测，最终治疗决策需要临床医生谨慎判断，因此该指南同时指出，临床医生应该训练自己的决断以避免过早的或不必要的降脂治疗。对于中度危险的患者，LDL-C 的治疗目标值是＜3 mmol/L（115 mg/dl 以下）。

LDL-C 以外的其他靶目标

2013ESC/EAS《血脂异常治疗指南》指出，因为在临床对照研究中，apo B 和 LDL-C 同步检测，apo B 可以替代 LDL-C。基于目前获得的资料，apo B 至少是和 LDL-C 一样好的危险因子，并且是反映降低 LDL-C 治疗效果的更好参数。实验室检测 apo B 比 LDL-C 更少有误差，

特别是在合并高甘油三酯血症的患者。不过，apo B 检测并未在所有的临床实验室开展。已经在应用 apo B 的医生可以继续应用；极高危患者 apo B 目标值是＜80 mg/dl，高危患者 apo B 目标值是＜100 mg/dl。非 HDL-C 的特定目标值应该比 LDL-C 目标值高（约 30 mg/dl）；极高危患者非 HDL-C 目标值是＜2.6 mmol/L（＜约 110 mg/dl），高危患者非 HDL-C 目标值是＜3.3 mmol/L（＜约 130 mg/dl）。对于极高危患者，在 LDL-C（或 apo B）达到目标值以后，调整降脂治疗策略以促进其他一个或多个指标达到目标。但这种措施的临床应用的优势，仍需根据临床结果明确。

迄今，尚无根据临床试验数据得出的 HDL-C 和 TG 水平的目标值，尽管高水平的 HDL-C 促进动脉粥样硬化消退而低水平的 HDL-C 与冠心病死亡率增高有关，即使 LDL-C 低到＜1.8 mmol/L（70 mg/dl 以下）时。但缺乏干预 HDL-C 和 TG 以降低冠心病死亡率的临床试验，因此 HDL-C 和 TG 被认为可作为次要的或可选择的指标。

2013 年 ACC/AHA 血脂指南取消了对动脉粥样硬化性心血管疾病 LDL-C 或非 HDL-C 推荐目标，即合并心血管疾病的患者不再推荐 LDL-C 低于 100 mg/dl、70 mg/dl 的达标值和理想值。为使 LDL-C 水平降低，新指南确定了适用他汀类药物治疗的四组一级和二级预防患者，并要求临床医生专注于减少此类患者的心血管疾病事件。这四类患者包括：第一类，伴有临床动脉粥样硬化性心血管疾病患者；第二类，LDL-C≥190 mg/dl（包括家族性高胆固醇血症）患者，这两类患者推荐高强度治疗，LDL-C 水平至少降低 50%；第三类患者是，患糖尿病，年龄 40～75 岁，LDL-C 70～189 mg/dl，无动脉粥样硬化性心血管疾病证据，推荐中等强度他汀类治疗，

LDL-C 水平降低 30%～49%；第四类是，无心血管疾病或糖尿病，但 LDL-C 为 70～189 mg/dl 且动脉粥样硬化性心血管疾病 10 年风险 ≥7.5%，推荐中等或高强度他汀类治疗，LDL-C 水平降低 30%～49%。

我国血脂异常有人群特征，控制有自己的目标值。《2014 年中国胆固醇教育计划血脂异常防治专家建议》给出的具体目标见表 16-1[3]。

表 16-1　ASCVD 一级预防与二级预防胆固醇治疗的目标值

临床疾患和（或）危险因素	目标 LDL-C（mmol/L）
ASCVD	<1.8
糖尿病＋高血压或其他危险因素*	<1.8
糖尿病	<2.6
慢性肾病（3 期或 4 期）	<2.6
高血压＋1 项其他危险因素*	<2.6
高血压或 3 项其他危险因素*	<3.4

* 其他危险因素包括：年龄（男≥45 岁，女≥55 岁），吸烟，HDL 降低，肥胖，早发的缺血性心血管疾病家族史

第五节　改善生活方式

饮食可以直接或者间接通过影响传统危险因素如血脂水平、血压或血糖水平来影响动脉粥样硬化的进展[4]。

1. 生活方式干预以降低 TC 和 LDL-C

减少膳食中的饱和脂肪酸，饮食中饱和脂肪酸提供的能量每增加 1%，LDL-C 增加 0.8～1.6 mg/dl。

减少膳食中的反式脂肪酸，西方膳食中反式脂肪酸摄入量约占总摄入量的 2%～5%，反式脂肪酸对 TC 和 LDL-C 的影响同饱和脂肪酸。

减少膳食中胆固醇的摄入量，胆固醇的摄入量与冠心病的死亡率之间有肯定的相关性，不依赖于血浆胆固醇的水平。

控制体重，减重可影响 TC 和 LDL-C 水平，但幅度较低；明显肥胖的患者，每降低体重 1 kg，LDL-C 降低约 0.2 mmol/L（约 8 mg/dl）。

增加体育锻炼，增加规律的体育锻炼，轻微降低 TC 和 LDL-C，作用比控制体重更低。

增加膳食纤维，特别是可溶性的膳食纤维，蔬菜、水果中含量丰富，具有直接的降低胆固醇效应。

用不饱和脂肪酸代替饱和脂肪酸，可选用橄榄油、鱼油等。

2. 改善生活方式以降低甘油三酯

用单不饱和脂肪酸或多不饱和脂肪酸代替饱和脂肪酸，不饱和脂肪酸可改善胰岛素敏感性，降低血浆 TG 水平，特别是降低餐后 TG 水平。

补充 n-3 多不饱和脂肪酸，可降低血浆 TG，但通常的饮食情况下，不显著降低 TG。为了达到降低 TG 的目的，需要服用 n-3 多不饱和脂肪酸类药物或多食用富含 n-3 多不饱和脂肪酸的食物。

减少膳食中脂肪总量，在严重高 TG 血症的患者，即使在禁食下，也存在高乳糜微粒血症，应该减少膳食中脂肪总量越少越好（<30 g/d）；在这些患者，可应用中链脂肪酸以减少乳糜微粒的转运及在肝的合成。

减少单糖或者双糖的摄入。

控制体重，减低体重可以改善胰岛素敏感性并降低 TG 水平。许多研究发现，控制体重可以降低 TG 水平达 20%～30%，如果体重得到稳定控制，这种效果可以维持。

减少酒精摄入，酒精摄入主要的负面影响是升高 TG 水平。在严重高 TG 的患者，即使少量饮酒也可以进一步导致血浆 TG 浓度升高，在普通人群酒精导致 TG 升高的效应只有在人们饮酒量超出推荐的量（男性每天 20～30 g，女性 10～20 g）时才会出现。

3. 影响 HDL-C 水平的生活方式

单不饱和脂肪酸增加 HDL-C，同时增加 LDL-C；另一方面，反式脂肪酸减低 HDL-C 并增加 LDL-C。多不饱和脂肪酸替代单不饱和脂肪

酸对 HDL-C 的影响很小或没有影响。总体上 n-3 脂肪酸对 HDL-C 的影响有限（＜5％）。

与禁酒者相比，少量饮酒（男性每天 20～30 g，女性 10～20 g）轻微增加 HDL-C 水平。

控制体重对 HDL-C 有轻微的影响；每稳定降低体重 1 kg，HDL-C 升高 0.01 mmol/L（约 0.4 mg/dl）。

有氧运动，每周消耗热量 1500～2200 kcal，比如每周快走 25～30 km（或者等量运动）可能增加 HDL-C 0.08 ～ 0.15 mmol/L（3.1 ～ 6 mg/dl）。

戒烟可能也有助于升高 HDL-C 水平。

第六节　血脂异常的药物治疗

一、高胆固醇血症的药物治疗

人体胆固醇水平由多种遗传基因、环境因素和主要的饮食习惯决定。高胆固醇血症也可以继发于其他疾病。继发性高胆固醇血症常见于下面几种情况，甲状腺功能减退、肾病综合征、妊娠、库欣综合征、免疫抑制剂、类固醇激素等。因此，高胆固醇血症在治疗前应考虑是否有继发性高胆固醇血症。例如甲状腺功能减退常伴有轻度的高胆固醇血症，甲状腺功能正常后，高胆固醇血症消失。

（一）他汀类药物

作用机制：他汀类药物通过竞争性抑制羟甲基戊二酰辅酶 A（HMG-CoA）还原酶活性而降低肝内胆固醇的合成。细胞内胆固醇浓度的降低可诱导肝细胞表面低密度脂蛋白受体的表达，从而导致更多摄取循环中的 LDL-C 以降低循环 LDL-C 与其他含 apo B 载脂蛋白的颗粒（包括富含 TG 的颗粒）。

1. 临床研究中的有效性

他汀类药物是心血管疾病防治中最为被广泛研究的药物之一，其研究范围已经超出了现在指南的范围。已经有一定数目的大规模临床试验证实了他汀类药物在心血管疾病的一二级预防中可以显著降低发病率和死亡率。他汀类药物也可以使冠状动脉粥样硬化进展延缓甚至逆转。

2. meta 分析

在一项涉及 26 个随机双盲对照的临床试验的 meta 分析（CTT 研究）发现，他汀类药物使用下，LDL-C 每降低 1.0 mmol/L（约40 mg/dl），全因死亡率降低 10％，冠心病死亡率降低 20％，主要冠状动脉事件风险减低 23％，卒中风险减低 17％[2]。LDL-C 每降低 1.0 mmol/L（约 40 mg/dl），主要的心血管事件降低比率在所有各个亚组很相似。获益在第一年很显著，在此后的治疗中获益更大。接受他汀类药物治疗的患者，没有任何其他非心血管疾病致死率的增加，包括肿瘤。他汀类药物带来的肌肉溶解的风险很低并且没有统计学差异。在该 meta 分析中，没有对肝酶增加的信息进行分析。其他的 meta 分析中，重点探讨了一级预防的有效性和安全性结果，总体上与 CTT 研究结果一致。考虑到效价比和生活质量，对心血管低风险的患者进行一级预防，处方他汀类药物应谨慎。

不同他汀类药物的最大推荐剂量降低 LDL-C 的能力不同。目前已有的证据提示，临床获益不依赖于具体的他汀类药物，而依赖于 LDL-C 降低的程度；因此选用他汀类药物应满足患者个体的危险分层所对应的 LDL-C 目标值，达到相应的减低幅度。提供以下建议：

- 评估患者总体心血管疾病风险。
- 让患者参与降低心血管疾病风险的决策。
- 判定该危险分层的 LDL-C 目标值。
- 计算达标需要降低 LDL-C 的幅度。
- 选择一种通常可以达到这样的降低幅度的他汀类药物。
- 因为对他汀类药物的治疗反应存在个体差异，向上滴定剂量来达到目标值是必需的。
- 如果他汀类药物不能达标，联合用药。

当然，这是选择用药的一般原则。在选择药

物时，需要考虑到患者的临床情况，合并的治疗药物和对药物耐受性。

2013 年 ACC/AHA 血脂指南对血脂异常的治疗进行新的推荐，不再推荐 LDL-C 或非 HDL-C 特定目标[5]。为使 LDL-C 水平降低，新指南确定了适用他汀类药物治疗的四类患者，包括：第一类，伴有临床动脉粥样硬化性心血管疾病，第二类，LDL-C≥190 mg/dl（包括家族性高胆固醇血症），这两类推荐高强度治疗，选用强效他汀类药物：阿托伐他汀 80 mg/d 或者瑞舒伐他汀 20～40 mg/d；第三类患者是，患糖尿病，年龄 40～75 岁，LDL-C 70～189 mg/dl，无动脉粥样硬化性心血管疾病证据，推荐中等强度他汀类治疗，选用辛伐他汀 20～40 mg/d、普伐他汀 40 mg/d、氟伐他汀 40～80 mg/d、阿托伐他汀 20～40 mg/d 或者瑞舒伐他汀 10～20 mg/d。第四类是，无心血管疾病或糖尿病，但 LDL-C 为 70～189 mg/dl 且动脉粥样硬化性心血管疾病 10 年风险≥7.5%，推荐中等或高强度他汀类治疗，选用辛伐他汀 20～40 mg/d、普伐他汀 40 mg/d、氟伐他汀 40～80 mg/d，或者阿托伐他汀 20～80 mg/d 或者瑞舒伐他汀 10～40 mg/d。

3. 他汀类药物的副作用和药物相互作用

不同的他汀类药物在生物利用度、血浆蛋白结合率、排泄率和溶解性方面有具体差异。洛伐他汀和辛伐他汀是前体药物，其余的他汀是活性药物。药物的吸收率介于 20% 到 98% 范围。许多他汀类药物要进行由肝内细胞色素 P450 同工酶介导的肝代谢。除了普伐他汀、瑞舒伐他汀和匹伐他汀。这些酶主要在肝和肠道表达。

尽管他汀类药物治疗在心血管疾病的预防中有益处，对他汀类药物治疗的反应存在个体差异，副作用的发生也如此。

（1）肌肉损伤：他汀类药物通常耐受性好，严重的不良事件罕见。一项 meta 分析系统研究了在随机双盲安慰剂对照研究中的 129 000 例患者，发现：一些情况增加了他汀类药物副作用的可能性，如高龄、低体重、女性、肝肾功能异常、围术期和酗酒等。与他汀类药物治疗相关的最严重副作用是肌病，有些进展为肌肉溶解，继而导致肾衰竭和死亡。肌酸磷酸激酶（CK）的

升高是肌肉细胞损伤和死亡的主要标志物。肌肉细胞释放的肌红蛋白可以直接损伤肾。CK 是他汀类药物诱发肌病的最好的标志。他汀类药物诱发肌病的通常定义为两次检测 CK 升高超过 CK 测定正常上线的 5 倍。在临床试验中，肌病的发生率低（<1/1000），和安慰剂组患者比较严重危险的肌病罕见（<1/10 000）。肌肉损伤的机制不清楚。肌病最可能发生在病情复杂和（或）服用多种药物的患者，或者老年人特别是女性。临床试验中，没有 CK 增高的肌肉疼痛见于 5%～10% 的患者。如果服用他汀类药物的患者报道肌肉疼痛或无力，应该尽快检查。如果症状可以耐受，这些没有 CK 升高的肌肉疼痛患者可以继续他汀类药物治疗。如果肌肉疼痛不能耐受或者有加重，应该停用他汀类药物。如要再次应用需和患者仔细讨论，可用小剂量或者换药和（或）联合用药。

（2）肝损伤：目前临床上多应用谷丙转氨酶（ALT）、谷草转氨酶（AST）来评估肝细胞损伤。临床试验中他汀类药物治疗的患者有 0.5%～2% 转氨酶升高。转氨酶升高定义为 2 次不同时间检测的值超过正常上线的 3 倍，检测间距数天到数周。转氨酶增高是否真是肝毒性，尚未确定。进展为肝衰竭的情况是极为罕见的。减少他汀类药物剂量后，转氨酶增高的情况多可逆转，因此对于转氨酶增高的患者应该再次检测转氨酶来验证，持续检测直到转氨酶正常为止。如果转氨酶增高大于 3 倍或更高的情况持续存在，应该停用他汀类药物治疗。

（3）2 型糖尿病：近期发现他汀类药物治疗可能增加糖尿病的发生，但不应该影响他汀类药物治疗；高风险患者心血管疾病风险绝对降低的益处要超过可能的糖尿病发生率极轻微增加这一可能的副作用。

（4）药物相互作用：有些重要的药物相互作用可能增加副作用。他汀类代谢中酶途径的抑制剂或诱导剂有多种，这些均可能增加他汀类药物不良反应。除外普伐他汀、瑞舒伐他汀和匹伐他汀，均经过肝细胞色素酶系代谢，这些酶通常在肝和小肠表达。CYP3A 同工酶是最丰富的，其他同工酶如 CYP3A4、CYP2C8、CYP2C9、CYP2C19

和 CYP2D6 也参与他汀类药物的代谢。因此其他药物类酶学底物可能干扰他汀类药物代谢。他汀类药物和贝特类药物联合应用可能增加肌病的发生。危险性最高的是吉非罗齐，应避免与他汀类药物联合应用。他汀类药物与非诺贝特、苯扎贝特联合应用，增加肌病发生的风险低。他汀与烟酸类药物联合应用是否增加肌病的发生，仍存争论。

（二）胆酸螯合剂

1. 药物作用机制

胆酸在肝内由胆固醇转化而来。胆酸释放入小肠，大多数被主动吸收回到肝。消胆氨和Colestipol，是两种老的胆酸结合交换树脂。胆酸结合树脂在肠道内不被吸收和消化酶改变。因此，临床获益是间接的。通过结合胆酸，药物阻断了胆酸入血，从而通过肠肝循环清除大部分胆酸。肝缺乏胆酸，会从肝储存的胆固醇合成更多的胆酸。进入肝的胆酸减少，会上调肝内的由胆固醇到胆酸合成的关键酶特别是 CYP7A1。胆固醇合成胆酸的增加，导致 LDL 受体活性的代偿性增加，从而于循环中清除 LDL-C 并降低 LDL-C 水平。

2. 临床研究中的疗效

消胆氨最大剂量 24 g，Colestipol 20 g，choletagel 4.5 g，LDL-C 减低 18%～25%。对 HDL-C 影响不大。在一些特定患者，TG 可能升高。在临床试验中，胆酸螯合剂可以降低 LDL-C 从而降低高胆固醇血症患者心血管疾病事件，随 LDL-C 降低幅度的不同获益有差异。

3. 不良反应和药物相互作用

胃肠道不良反应（胃肠胀气、便秘、消化不良、恶心）常见，即使在低剂量时也可见到，因而限制了该类药物的应用。可以通过小剂量起始治疗，服药时服用足量的水来减轻这些不良反应。剂量增加的过程应该是渐进的。有脂溶性维生素吸收降低的报道。另外，在一些特定患者，这些药物可能增加 TG 水平。

胆酸螯合剂与许多常用的药物有重要的相互作用，因此，该类药物应该在服用其他药物前 4 h 或服用其他药物后 1 h 服用。Colesevelam 代表着一类新的分子构造的药物，耐受性要优于消胆氨。该类药物减低 LDL-C 同时可以升高 2 型糖尿病患者糖化血红蛋白。Colesevelam 与其他药物相互作用少并且可以与他汀类药物联合应用。对于其他药物，服用其他螯合剂时的原则和注意事项是一致的。

（三）胆固醇吸收抑制剂

1. 药物作用机制

依折麦布是第一个通过抑制饮食来源胆固醇和胆汁胆固醇的吸收而不影响其他脂溶性营养吸收的降脂药物。通过抑制肠绒毛刷状缘（最可能影响转运蛋白 Niemann-Pick 1）而影响胆固醇吸收，依折麦布降低循环入肝的脂蛋白胆固醇的数量。进入肝的胆固醇数量减少，肝反应性上调 LDL 受体，进而增加血液中 LDL 的清除率。

2. 依折麦布在临床研究中的治疗作用

在临床研究中，依折麦布单药治疗可以降低高胆固醇血症患者 LDL-C 15%～22%。他汀类药物联合依折麦布治疗 LDL-C 的降低幅度增加 15%～20%。辛伐他汀 10 mg、20 mg、40 mg 和 80 mg 治疗，可使 LDL-C 降低 33%、34%、41% 和 48%，联合应用依折麦布 10 mg，LDL-C 依次降低 45%、52%、55% 和 60%。慢性肾病心肾保护研究（SHARP 研究）发现：与安慰剂组比较，依折麦布联合辛伐他汀治疗组患者主要终点事件（心肌梗死、冠心病死亡、缺血性卒中以及任何血运重建组成的复合终点）减少 17%。

适应人群：与常规剂量他汀类药物联合应用于急性冠脉综合征患者或慢性肾病患者以预防心血管事件；经常规剂量他汀类药物治疗后胆固醇水平仍不达标者；不适用或不耐受他汀类药物的患者，可单用依折麦布。

3. 不良反应和药物相互作用

依折麦布的临床应用不受年龄、性别与种族的影响，在肝功能轻度受损和肾功能中重度受损的患者，依折麦布不需要调整剂量。不良反应少见且轻微。较常见的有头痛、腹痛、腹泻，一般无需处理，也可见到轻度肝转氨酶升高和肌肉疼痛。不推荐妊娠和哺乳期妇女应用依折麦布。

二、高甘油三酯血症的治疗药物

甘油三酯是否是一个冠心病独立危险因素，

仍在激烈争论中。近期的研究提示富含 TG 的脂蛋白是心血管疾病的危险因素。非禁食检测的 TG 比空腹检测的 TG 能更好预测冠心病危险。高 TG 引起的冠心病风险增加可能与残粒增加、小而密 LDL 颗粒或低 HDL 有关，高甘油三酯血症与冠心病的关系仍有争议。近期，非 HDL-C 已经成为代替 TG 和残粒的一个好的指标。大约 1/3 的成人 TG 大于 1.7 mmol/L，高 TG 有不同的病因，常见的有：遗传倾向、肥胖、2 型糖尿病、摄入酒精、单一的高碳水化合物饮食、肾脏疾病、甲状腺功能减退、妊娠、免疫异常、药物（如类固醇激素、口服避孕药、他莫昔芬、β 受体阻滞剂如卡维地洛、利尿剂、胆酸结合树脂、精神类药物等）引起。高甘油三酯血症的处理如下。

（一）预防急性胰腺炎

严重高甘油三酯血症主要的临床风险是急性胰腺炎。当 TG 超过 10 mmol/L（大于约 880 mg/dl）时，急性胰腺炎的危险性显著增加，预防是必需的。显著的高甘油三酯血症在急性胰腺炎的病因中约占 10%，即使在 TG 在 5 mmol/L 到 10 mmol/L 之间，也可以发生胰腺炎。

有症状者住院治疗，密切检测 TG 水平。必须限制饮食中的热量和脂肪含量（推荐 10%～15%）并且戒酒。启动贝特类药物（非诺贝特）治疗，联合应用 n-3 脂肪酸（每天 2～4 g）或者烟酸。糖尿病患者，启动胰岛素治疗以使血糖得到良好控制。通常 2～5 天内血 TG 水平会快速降低。在紧急的情况，透析可以迅速降低 TG 水平。

（二）TG 的控制策略

尽管 TG 是否是心血管病危险因素尚未确定，空腹 TG 的理想水平是小于 1.7 mmol/L。第一步是评估甘油三酯的病因，评估总的心血管风险。主要目的是 LDL-C 达到与心血管疾病风险相对应的 LDL-C 目标值。降低 LDL-C 的获益，证据充分，而降低 TG 水平获益的证据仍然不足。

1. 生活方式改善

体重控制结合规律的体育锻炼项目能够降低

TG 20%～30%，所有肥胖患者、代谢综合征或 2 型糖尿病患者都应强制进行。

2. 药物治疗

空腹 TG 的理想水平是小于 1.7 mmol/L，对于高心血管疾病风险患者，生活方式调整下，空腹 TG＞2.3 mmol/L 时，应该给予药物治疗来进一步降低 TG。目前的药物治疗方式包括：他汀类、贝特类、烟酸和 n-3 多不饱和脂肪酸。

（1）他汀类药物：他汀类药物能降低死亡率，并且对大多数心血管疾病终点参数有效，应该首选他汀类药物来降低总的心血管疾病风险和轻度增高的 TG 水平。更强效的他汀类药物（阿托伐他汀、瑞舒伐他汀和匹伐他汀）已经被证实可以显著降低高 TG 患者的 TG 浓度。

（2）贝特类药物

1）作用机制：贝特类药物是 PPAR-α 激动剂，作用于转运因子调节脂质和脂蛋白代谢中的不同环节。贝特类药物可以显著降低空腹 TG 浓度、餐后 TG 浓度和富含 TG 的脂蛋白残粒，轻微升高 HDL-C。

2）临床研究中的疗效：贝特类药物的临床疗效主要来自四个随机双盲安慰剂对照试验：赫尔辛基心脏研究（HHS）、退伍老兵高密度脂蛋白干预研究（VA-HIT）、苯扎贝特心肌梗死预防研究（BIP）和 FIELD 研究。这些研究得出一致的结果显示贝特类药物可以降低非心肌梗死的发生率（尽管常常是事后分析结果），高 TG/低 HDL-C 水平患者效果最显著。但是，其他终点事件方面结果不一致。因此，在降低终点事件方面，贝特类药物的证据远不如他汀类药物丰富。ACCORD-LLA 研究纳入 5518 名 2 型糖尿病患者在 20～40 mg 辛伐他汀治疗的基础上比较非诺贝特和安慰剂治疗对心血管转归（心血管死亡、心肌梗死及脑卒中）的影响，结果表明，平均随访 4.7 年后，两组平均 LDL-C 水平降至 80 mg/dl，与安慰剂相比，54～160 mg 非诺贝特治疗使 TG 降低幅度达 30%，且 HDL-C 升高达 11%，然而，非诺贝特治疗并未能给 2 型糖尿病患者带来显著心血管临床受益（2.2% vs. 2.4%，P＝0.32）。但是，ACCORD-LLA 事后分析显示，对高 TG（＞204 mg/dl）及低 HDL-C（＞34 mg/dl）

的亚组（$n=941$）糖尿病患者，非诺贝特治疗可能有益（心血管事件的相对危险降低 31%，$P=0.03$）。近期的 meta 分析报道贝特类药物降低心血管疾病事件 13%，$TG>2.3$ mmol/L 的患者获益更显著。

3）不良反应和药物相互作用：贝特类药物通常耐受性好，不良反应轻微，约 5% 出现胃肠道不适、2% 出现皮疹。贝特类药物相关的常见不良反应还有肌病、肝酶增高和胆石症。FIELD 研究中胰腺炎发生率轻微增加（0.8% *vs.* 0.5%）、肺栓塞发生率轻微增加（1.1% *vs.* 0.7%），结果有显著性差异，深静脉血栓发生率有增加趋势（1.4% *vs.* 1.0%）但无统计学差异。CK 增高（大于 5 倍上限值）和 ALT 增高（大于 3 倍上限值）的患者非诺贝特组高于安慰剂，这种异常的发生率小于 1%。肌病的发生率非诺贝特为他汀类药物的 5.5 倍。慢性肾病、肌病在不同的贝特和他汀类药物联合应用时发生率不同。吉非罗齐与他汀类药物联合应用的肌病发生率高于非诺贝特和他汀类药物联合应用。贝特轻微升高血肌酐和同型半胱氨酸，不同的贝特类药物间有个体差异。2 型糖尿病患者应用贝特类药应该检测肌酐。

（3）烟酸

1）作用机制：有报道烟酸可以降低脂肪酸进入肝内并减低肝分泌 VLDL，该效应好像是脂肪组织细胞内的激素敏感酯酶介导的。烟酸升高 HDL-C 和 apo A1 主要是通过刺激肝产生 apo A1 增加。

2）临床疗效：烟酸对血清脂质和脂蛋白有多种有益的效应。烟酸有效降低 TG 和 LDL-C，反映了降低所有含 apo B 的蛋白质的效应。烟酸增加含 apo A1 的蛋白质，反映了增加 HDL-C 和 apo A1 的效应。目前烟酸多为缓释剂型。烟酸每日 2 g，可降低 TG 约 20%～40%，降低 LDL-C 15%～18%，升高 HDL-C 约 15%～35%。家族动脉粥样硬化治疗研究（FATS）和 HDL 动脉粥样硬化治疗研究（HATS）得到了烟酸使冠状动脉造影结果获益的效应。他汀类药物治疗患者中伴有低 HDL-C 者，与安慰剂比较烟酸治疗一年后 MRI 检测的颈动脉斑块面积显著减小。他汀类药物背景下烟酸治疗研究（AIM-HIGH）在

3414 例明确的心血管疾病合并血脂紊乱（HDL-C<40 mg/dl 和 TG150～400 mg/dl）且已经接受辛伐他汀 40～80 mg，必要时加用 10 mg 依折麦布以将 LDL-C 降低至 80 mg/dl 的受试者中，考察缓释烟酸 1500～2000 mg 治疗对心血管不良事件（冠心病死亡、心肌梗死、缺血性卒中、急性冠状动脉综合征及冠状动脉或脑血管血运重建）的影响。计划随访观察 5 年的研究因无效提前 2 年终止。研究结果显示，与安慰剂治疗相比，缓释烟酸治疗后 LDL-C 及 TG 水平更低（分别为 67 mg/dl *vs.* 62 mg/dl；152 mg/dl *vs.* 120 mg/dl），而 HDL-C 显著升高（38 mg/dl *vs.* 42 mg/dl），而心血管事件发生率相近（16.2% *vs.* 16.4%，$P=0.79$），其中缺血性卒中在缓释烟酸组呈升高趋势（1.6% *vs.* 0.9%，$P=0.11$）。HPS2-THRIVE 研究采用随机分组、双盲、安慰剂、平行对照研究设计，纳入 25 673 例（欧洲 14741 例和中国 10 932 例）明确的心血管疾病患者，在接受辛伐他汀 40 mg 或必要时加用依折麦布 10 mg 治疗，以将总胆固醇水平降至$<$3.5 mmol/L 的基础上，比较缓释烟酸 1500～2000 mg＋拉罗匹仑 40 mg 复方制剂与安慰剂治疗对主要血管事件（MVE）包括心血管死亡、心肌梗死、脑卒中和冠状动脉血运重建手术的联合终点的影响。随机分组时两组基线血脂水平为：LDL-C 64 mg/dl，TG 125 mg/dl，HDL-C 44 mg/dl。平均随访 3.9 年后，与安慰剂组相比，缓释烟酸/拉罗匹仑联合治疗组 LDL-C 和 TG 水平分别降低 0.25 mmol/L（10 mg/dl；$-$14%）和 0.37 mmol/L（33 mg/dl；-26%），HDL-C 水平升高 0.16 mmol/L（6 mg/dl；$+14$%）。两组间主要心血管事件风险没有显著差异（联合治疗组 14.5% *vs.* 安慰剂组 15%，$P=0.29$）。在安全性方面，与安慰剂组相比，缓释烟酸＋拉罗匹仑联合治疗组糖尿病并发症发生率提高 3.7%；新发糖尿病患者增加 1.8%，严重感染率提高 1.4%，重大出血率提高 0.7%。

3）不良反应和药物相互作用：皮肤潮红最常见，其他包括高尿酸血症、肝毒性和黑棘皮病。拉罗匹仑有减少烟酸皮肤潮红的作用。缓释烟酸肝毒性轻，还可能干扰糖代谢，升高血糖，

调整降糖药物可以克服这一副作用。

（4）n-3脂肪酸：n-3脂肪酸是鱼油和地中海饮食的组成部分。n-3脂肪酸在药物剂量（＞2 g/d）下，影响血清脂质和脂蛋白特别是VLDL，潜在机制不明。鱼油降低TG约30%，但对脂蛋白的影响轻微。推荐剂量每天2～4 g。美国食品药品管理局（FDA）批准当TG＞5.6 mmol/L（496 mg/dl）时，n-3脂肪酸作为节食的辅助方法应用。平均降低TG幅度约30%，效果呈剂量依赖关系。n-3脂肪酸应用安全，无明显的药物相互作用。不过，其抗血栓活性可能有出血倾向，尤其是在应用阿司匹林和氯吡格雷的患者。

三、低高密度脂蛋白的药物治疗

低HDL-C是一个强的独立的动脉粥样硬化发生和心血管疾病危险的预测因子。HDL-C在0.65～1.17 mmol/L范围，心血管疾病风险的变化大。低HDL-C常见于2型糖尿病、混合型血脂异常、肝肾功能不全和自身免疫疾病患者。这些患者还以中重度升高的TG为特征。富含TG的脂蛋白代谢与HDL相关，升高HDL-C常伴随着VLDL和LDL降低。降低幅度与用药关系密切。可选择的升高HDL-C的药物相对少。生活方式改善可以使HDL-C升高约10%，包括减轻体重、锻炼、戒烟、少量饮酒。为了使HDL-C达标，可能需要药物治疗。但药物治疗升高HDL-C后是否可以减低心血管疾病风险，仍然缺乏明确证据。AIM-HIGH和HPS2-THRVE研究结果未予支持。

1. 他汀类药物

他汀类药物轻度升高HDL-C。meta分析显示，他汀类药物升高HDL-C 5%～10%。由于他汀类药物显著降低含apo B脂蛋白，在他汀类药物降低心血管疾病事件的风险的过程中，评价他汀类药物升高HDL-C带来的益处很困难。

2. 贝特类

贝特类药物可能改善动脉粥样硬化血症谱，同时降低TG（高达50%）和升高HDL-C（短期研究高达10%～15%）。但在2型糖尿病长期干预研究中仅升高HDL-C 5%。

3. 烟酸

烟酸升高HDL-C和apo A1主要是通过刺激肝产生apo A1增加和降低HDL-C分解。临床疗效、不良反应等见前文描述。

4. 胆固醇酯转运蛋白抑制剂

迄今，胆固醇酯转运蛋白（CETP）抑制剂是最有效的升高HDL-C的药物，可升高HDL-C≥100%。在三种研发的制剂（torcetralib、dalcetralib、anacetraplib）中，torcetralib因在临床试验（ILLUMINATE）中死亡率过高而退出。回顾分析，torcetralib可能因过度激活了肾素-血管紧张素系统而引起[6]。

四、总结

总之，血脂异常的药物选择方面，《2014年中国胆固醇教育计划血脂异常防治专家建议》明确指出，对明确的ASCVD或糖尿病合并其他危险因素患者，预防心血管事件的首要治疗靶标是LDL-C，应首选他汀类药物治疗，将LDL-C降低至＜1.8 mmol/L。《2013 ACC/AHA治疗血胆固醇以降低动脉粥样硬化心血管危险的指南》则基于高质量随机对照研究的系统回顾和汇总分析，建议对心血管疾病高危者使用高强度他汀类药物治疗，以达到LDL-C降低幅度≥50%。

尽管在他汀类药物治疗严格控制LDL-C水平至＜1.8 mmol/L后，加用贝特类或烟酸治疗均未见心血管预后进一步改善，但是，由于既往研究中，贝特或烟酸治疗对LDL-C降低的幅度均＜20%，不足以获得降低胆固醇带来心血管获益。目前尚需进一步研究足够大幅度降低LDL-C或升高HDL-C水平是否还能进一步降低高危心血管疾病患者的心血管风险。

HPS2-THRIVE研究证实，他汀类药物与烟酸的联合使用将大大增加患者对安全性的顾虑，因此，试图通过使用烟酸制剂来升高HDL-C或降低TG水平的努力并无终点事件获益，尤其是对中国患者更应谨慎。实际上，中国指南强调他汀类药物使用和降脂达标，由于中国人群的血浆胆固醇水平较欧美人群为低，近80%的患者基线LDL-C低于130 mg/dl，因此，标准剂量他汀类药物治疗能降低LDL-C达30%～50%，满足大多数患者 LDL-C 降低至＜1.8 mmol/L 的严格达标管理。中国血脂指南强调，应在最大可能的范围内对给予需要他汀类药物治疗的患者合适的他汀类药物治疗，而不应盲目追求大剂量他汀类药物使用。

当患者不能耐受他汀类药物治疗或者不能增加他汀类药物剂量时，可以考虑单独使用或联合使用其他种类降脂药物，依折麦布可考虑作为与他汀类药物联合降脂治疗的首选，而贝特类与他汀类药物联合使用时应减小剂量，并密切随访观察，以避免严重副作用或不良反应。烟酸可单独使用，尽量避免与他汀药物联合使用。

（李帮清）

参考文献

［1］ HPS2-THRIVE Collaborative Group，Landray MJ，Haynes R，Hopewell JC，et al. Effects of extended-release niacin with laropiprant in high-risk patients. N Engl J Med，2014，371（3）：203-212. doi：10.1056/NEJMoa1300955.

［2］ RayKK，KasteleinJJ，BoekholdtSM，et al. The ACC/AHA 2013 guideline on the treatment of blood cholesterol to reduce atherosclerotic cardiovascular disease risk in adults：the good the bad and the uncer-tain：a comparison with ESC/EAS guidelines for the management of dyslipidaemias 2011. Eur Heart J，2014，35：960-968.

［3］ StoneNJ，RobinsonJG，LichtensteinAH，et al. 2013 ACC/AHA guideline on the treatment of blood cholesterol to reduce atherosclerotic cardiovascular risk in adults：a report of the American College of Cardiology/American Heart Association task force on practice guidelines. J Am Coll Cardiol，2014，63：2889-2934.

［4］ ReinerZ，CatapanoAL，De BackerG，et al. ESC/EAS guidelines for the management of dyslipidae-mias：the task force for the management of dyslipi-daemias of the European Society of Cardiology（ESC）and the European Atherosclerosis Society（EAS）. Eur Heart J，2011，32：1769-1818.

［5］ Cholesterol Treatment Trialists'（CTT）Collaora-tion. Efficacy and safety of more intensive lowering of LDL cholesterol：a meta-analysis of data from 170000 participants in 26 randomised trials. Lancet，2010，376：1670-1681.

［6］ 2014 年中国胆固醇教育计划血脂异常防治建议专家组、中华心血管病杂志编辑委员会血脂与动脉粥样硬化循证工作组、中华医学会心血管病学分会流行病学组. 2014 年中国胆固醇教育计划血脂异常防治专家建议. 中华心血管病杂志，2014，Vol42 No8：633-635.

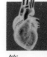

第十七章　动脉粥样硬化及其他动脉疾病患者的高血压

第一节　动脉粥样硬化的定义及人体血管生理学变化

动脉粥样硬化性血管病变通常是指动脉系统的结构与功能的改变，其既包括动脉粥样病变的结构性改变，也包括动脉硬化，即动脉功能的改变。

动脉粥样硬化的发病机制尚未完全清楚，存在多种学说，涉及多种危险因素，以至临床缺乏有效的防治药物。大量的基础和临床研究表明，致动脉粥样硬化的危险因素包括高脂血症、高血压、高血糖（糖尿病）、高纤维蛋白原血症、高半胱氨酸血症、高尿酸血症、肥胖、肾素-血管紧张素-醛固酮系统（RAAS）活化、吸烟、凝血功能亢进（组织因子、凝血酶）、微量元素（如铁、铜、锌、硒、铬、锰、锗等）代谢失调、自体生物活性物质（如 5-羟色胺、NO、内皮素-1 等）代谢紊乱、慢性应激等，而解释动脉粥样硬化发病机制的学说有脂质浸润学说（脂源性学说）、潴留反应学说（潴留-应答学说）、血管平滑肌细胞（vascular smooth muscle cells，VSMC）克隆学说、氧化应激学说、血小板功能亢进学说、血栓形成学说、Ca^{2+} 超负荷学说、免疫功能异常学说、剪切应力（shear stress）学说、损伤反应学说、炎症学说等[1]。

血管内皮损害和脂质沉积是动脉粥样硬化病变发生和发展的主要机制。内皮损伤是关键因素，低密度脂蛋白（LDL）是致动脉粥样硬化的基本因素。内皮损伤后，LDL 进入内皮下被氧化，形成氧化型 LDL（ox-LDL），巨噬细胞吞噬 ox-LDL 形成泡沫细胞。在这一过程中，炎症反应贯穿始终。各种炎症因子的释放，促使平滑肌细胞增殖迁移，形成纤维帽。而斑块破裂，局部血小板聚集，血栓形成，最终导致事件发生。

从病理学角度来看，动脉粥样硬化的发生发展过程分为脂质条纹期、纤维性斑块、粥样斑块、不稳定斑块、斑块破裂和血栓形成等阶段。在这些病理过程中，动脉粥样硬化病变局部始终伴有炎症反应的存在。

在动脉粥样硬化的早期（脂质条纹期），炎症反应主要表现为 ox-LDL 等损伤血管内皮细胞，刺激血管内皮细胞表达 VCAM 等黏附分子，促进单核细胞、T 细胞等黏附于血管内皮细胞，通过血管内皮细胞连接处迁移至内膜下，活化为巨噬细胞，后者摄取脂蛋白变为泡沫细胞。除了 ox-LDL 外，胆固醇、氧化型磷脂、炎性细胞因子（IL-1β、TNF-α 等）也可刺激血管内皮细胞表达血管细胞黏附分子（VCAM）、P 选择素、E 选择素等黏附分子。炎性细胞迁移的方向取决于化学趋向蛋白，单核细胞趋化蛋白-1（MCP-1）吸引单核细胞，干扰素-γ（IFN-γ）诱导的 CXC 趋化因子吸引淋巴细胞，嗜伊红细胞趋化因子（eotaxin）吸引肥大细胞至血管内膜。来自间质细胞的单核细胞集落刺激因子能刺激单核细胞表达清除受体，介导巨噬细胞的吞噬反应。在血管内膜，单核细胞集落刺激因子可刺激巨噬细胞分泌大量生长因子和细胞因子，颗粒细胞-单核细胞集落刺激因子增加巨噬细胞数量，刺激巨噬细胞释放 MPO，诱导炎症反应[2]。

在动脉粥样硬化进展期（纤维性斑块、粥样

斑块），血管壁局部主要表现为增生性炎症。在生长因子和细胞因子的作用下，VSMC 表型改变，由中膜迁移至内膜并大量分裂增殖，同时伴有巨噬细胞、T 细胞浸润，结缔组织增生，导致血管重构。病理学检查表明，动脉粥样硬化斑块的纤维帽由 VSMC、T 细胞、巨噬细胞、胶原纤维、弹力纤维、糖蛋白、脂质和坏死细胞碎屑组成。

在动脉粥样硬化后期（不稳定斑块、斑块破裂和血栓形成），局部炎症、活化的杀伤性 T 细胞可使 VSMC 死亡或凋亡，加之局部炎症介质诱生的 MMP，引起动脉粥样硬化斑块破裂。斑块内炎性细胞可分泌血管生长因子，促使斑块内微血管形成；在炎性细胞因子刺激下，斑块内胶原酶增多，降解细胞外基质中的胶原纤维，导致动脉粥样硬化斑块破裂、出血及继发性血栓形成。

相对于动脉粥样病变的局部结构性改变，动脉硬化指由于多种因素所造成的动脉壁结构弥漫性改变，从而造成动脉壁的弹性降低。年龄、高血压、糖尿病、高脂血症、肥胖、吸烟等因素除了会造成动脉粥样硬化，也会引起动脉硬化。其主要的病理变化是弹力纤维减少，胶原纤维增多，从而令动脉壁弹性降低，刚性增加。

第二节　高血压加速动脉粥样硬化及动脉粥样硬化形成的病理生理机制

血压升高本身并不可怕，可怕的是高血压所造成的靶器官损害。动脉粥样硬化是高血压患者发生心血管事件的重要病理基础。高血压合并其他危险因素会协同促进动脉粥样硬化的发生发展，包括吸烟、基因易感性、高血糖、血脂异常、肥胖等。高血压患者危险因素越多，心血管病风险越高。《美国心脏协会（AHA）防治缺血性心脏病高血压治疗指南（2007）》指出，无论一级预防，还是二级预防，高血压患者治疗的主要目的都是为了延缓或逆转潜在的动脉粥样硬化过程。《中国高血压指南 2010 年版》[3] 首次提出高血压是一种"心血管综合征"，并明确高血压治疗应根据心血管总体风险决定治疗措施。因此，从狭义上来讲，高血压患者的治疗是根据其心血管总体风险以及合并的不同危险因素、靶器官损害或临床疾病而进行不同降压药物的合理选择；而从广义上讲，高血压患者的治疗应当包含多种危险因素的共同控制，这其中就包含了降脂治疗。

高血压患者发生动脉粥样硬化的危险更高，这是因为高血压对血管壁造成损伤，剪切力发生变化，内皮损伤。因此，从微观上讲，血压的升高更容易让脂质有机可乘，ox-LDL 在动脉血管壁的沉积机会增大。与此同时，高血压可以造成血管局部氧化应激增加，炎症介质增加，内皮功能障碍（包括内皮一氧化氮分泌减少、内皮依赖的血管舒张功能异常等），血管平滑肌细胞增殖迁移，从而造成动脉硬化。因此，即便血脂在正常范围，高血压患者仍旧存在着动脉粥样硬化的形成机制与有利条件。而当高血压患者合并血胆固醇升高时，将更为明显地促进动脉粥样硬化的发生发展。也就是说，相对于血压正常者而言，在血脂相同的基础上，高血压患者更容易形成动脉粥样硬化，因为高血压为脂质的沉积开启了一道门，令脂质更容易侵入内皮下。另一方面，持续性高血压也导致血管重构，血管壁结构和功能发生异常，血压的波动增加动脉粥样硬化斑块的不稳定性，这些都是高血压患者发生心脑血管病事件的重要原因。

老年高血压患者，常以脉压增大为特点，这是由于动脉壁硬化增厚，顺应性减低。这种动脉壁顺应性减低是由于动脉壁的结构改变引起的，血压的增高加重动脉壁的侧压、造成损伤，促进动脉硬化的发展，加速动脉硬化的形成；而动脉结构变化是大动脉为了适应升高的血压引起的血流变化而进行的自身调节结果，两者互为因果，形成恶性循环。

第三节　动脉粥样硬化的诊断、鉴别诊断及处理原则

及早发现动脉粥样硬化病变有利于临床采取相应的治疗策略。

在动脉粥样硬化的早期（脂质条纹期），所谓的脂质条纹是病理学的观察结果，在临床上尚无有效办法直接观察到这一表现。但是，通过动脉壁的某些变化是可以早期发现并预警动脉粥样硬化的发生发展的。例如颈动脉内中膜厚度（IMT），已经成为临床上较为常用的评价动脉壁结构改变的重要指标之一。早期发现 IMT 的改变，尽早开始抗动脉粥样硬化的干预，即有可能逆转 IMT 的变化。当然，目前某些有创的检测方法，例如血管内超声、血管内 OCT 技术等也可以发现血管壁的这种细微变化。但是，由于其方法的有创性，对于没有临床症状的患者，应用尚不普遍。在这一阶段，临床处置以控制动脉粥样硬化的各种危险因素为主，例如降压、降脂、降糖、戒烟、减重等。

在动脉粥样硬化进展期（纤维性斑块、粥样斑块）与后期（不稳定斑块、斑块破裂和血栓形成），由于有斑块形成，一方面，因出现了动脉狭窄，通过超声等无创方法可以在某些体表部位探测发现动脉斑块，例如颈动脉、肢体动脉超声，通过 CTA 或 MRA 等方法可以发现某些特殊部位动脉内的斑块及狭窄；另一方面，通过有创的血管造影等方式，也可发现斑块及其所造成的狭窄。但是，对于斑块性质的判断：稳定斑块或不稳定斑块，纤维性斑块或粥样硬化性斑块，斑块是否

出现破裂，是否有血栓形成，是否存在向管腔外生长的斑块，这些问题往往依靠以上方法无法鉴别。因此，血管内超声、血管内光学相干断层成像（OCT）技术等的应用弥补了这方面的不足。通过判断斑块的以上各种性质，有利于临床根据斑块特点进行相应的处置，避免斑块进一步进展，尤其是尽可能避免斑块破裂引起急性动脉病变。在这一阶段，除了需要更加积极地控制各种动脉粥样硬化的危险因素以外，还要针对斑块进行必要的处置，一方面，强化降脂、抗血小板治疗以及必要的抗凝治疗；另一方面，对于达到标准的病变进行局部血管内干预也是临床常用方法。

动脉功能（动脉弹性、动脉僵硬度）的评估是动脉粥样硬化诊断的另一重要环节。脉压的增大是传统的提示动脉硬化的指标之一。脉压虽然可以反映动脉弹性，但脉压增大往往是动脉弹性严重减退的标志。目前临床上常用的无创检测方法有脉搏波传导速度（PWV）、踝臂指数（ABI）等。这些检测方法可以早期检测亚临床血管病变（动脉硬化早期诊断）、用于估计心血管疾病发生的风险（发病风险）、协助判断心血管疾病的预后（死亡风险）并用于评价治疗方案的优劣（药物选择）。但是，动脉功能的评估受影响因素较多。其和年龄有相关性，因而其正常参考值范围必须结合年龄而定；其结果受血流动力学影响，同一个患者在不同的血压、心率等条件下测量值会有差别。

第四节　主动脉夹层的诊断、鉴别诊断及处理原则

主动脉夹层（aortic dissection，AD）是心血管系统疾病中最为凶险的疾病。根据发病时间可以分为急性主动脉夹层（<14 天）、亚急性主动脉夹层（15～90 天）与慢性主动脉夹层（>90 天）。

主动脉夹层主要变化是主动脉内中膜的破

坏，从而出现壁内出血，造成主动脉壁各层之间分离，出现真腔和假腔，有或无血液流动。在多数病例，初始情况常常是内膜的撕裂，从而令血液沿着破裂口流入血管壁内。这一过程可以由于外膜的破裂最终造成主动脉破裂或通过第二个内

膜撕裂口再次回流至主动脉管腔。

欧洲心脏病学会（ESC）于2014年更新并公布了《主动脉疾病诊断和治疗指南》[4]。该指南是目前能够被普遍接受的一个关于主动脉疾病的指导性文件。该指南强调了急性主动脉综合征（AAS）的概念，其定义为累及主动脉且临床表现相似的一系列急性疾病，包括典型主动脉夹层（AD）、主动脉壁内血肿（IMH）、主动脉穿透性溃疡（PAU）、医源性或创伤性主动脉夹层以及主动脉瘤破裂。其不同表现类型均有共同之处，即最终导致主动脉内膜和中膜的破坏，可导致壁内血肿，穿透性溃疡，或主动脉壁层的分离即主动脉夹层，甚至是主动脉破裂。其中主动脉夹层是其中最主要的疾病，其主要的临床表现包括：胸痛、背痛、突发疼痛、转移性疼痛、主动脉瓣关闭不全、心脏压塞、心肌缺血或梗死、心力衰竭、胸腔积液、晕厥、主要神经功能缺损（昏迷或卒中）、脊髓损伤、肠系膜缺血、急性肾衰竭、下肢缺血等[5]。

图17-1显示的是主动脉夹层的Stanford分型和DeBakey分型。Stanford分型将夹层范围作为分型依据之一，而并不仅仅考虑分层起始部位位置。

关于主动脉夹层的诊断或排除，需要结合患者的验前概率、实验室检查结果及影像学检查。对于不同的验前概率，相同的诊断手段会得出不同的结论。2014年欧洲心脏病学会《主动脉疾病诊断和治疗指南》建议结合病史、疼痛特点及体格检查三个方面综合评估验前概率（见表17-1），

同时，对于主动脉夹层，建议进行一些相关的实验室检查，主要为血液学检查，其各项指标的检测目的见表17-2。

如何对验前概率、实验室检查结果及影像学检查进行综合判断是临床上讨论的热点。该新指南与既往指南类似，提出如下建议：①对于所有疑似急性主动脉综合征的患者，推荐根据患者病史、症状及临床检查评估其疾病验前概率（推荐类别Ⅰ，证据等级B）；②对于疑似急性主动脉综合征的患者，推荐根据其疾病验前概率，解读其实验室检查结果（推荐类别Ⅱa，证据等级C）；③若患者急性主动脉综合征验前概率较低，同时D-二聚体结果阴性，基本可排除急性主动脉综合征的可能性（推荐类别Ⅱa，证据等级B）；④若患

表 17-1　主动脉夹层验前概率评估

分类	项目
高危病史	马方综合征（或其他结缔组织疾病）、主动脉疾病家族史、确诊主动脉瓣疾病、确诊胸主动脉瘤、既往主动脉手术史
高危疼痛特征	胸、背或腹部疼痛有如下特点：突发性、重度疼痛、撕裂性疼痛
高危体检特征	灌注不良证据：脉短绌、收缩压差异、局限性神经功能缺损；主动脉舒张期杂音；低血压或休克

表 17-2　主动脉夹层应做的实验室检查

实验室检查项目	检测目的
红细胞计数	失血、出血、贫血
白细胞计数	感染、炎症（SIRS）
C反应蛋白	炎症反应
降钙素原	鉴别炎症与败血症
肌酸激酶	再灌注损伤、横纹肌溶解
肌钙蛋白T或I	心肌缺血、心肌梗死
D-二聚体	主动脉夹层、肺栓塞、肺部血栓
肌酐	肾衰竭
天冬氨酸转氨酶/谷丙转氨酶	肝缺血、肝脏疾病
乳酸	小肠缺血、代谢紊乱
葡萄糖	糖尿病
血气	代谢紊乱、氧浓度

DeBakey分型	Type Ⅰ	Type Ⅱ	Type Ⅲ
Stanford分型	Type A	Type A	Type B

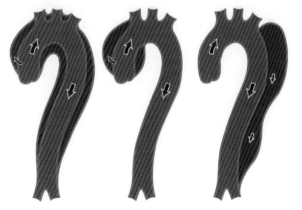

图 17-1　主动脉夹层的Stanford分型和DeBakey分型[4]

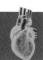

者急性主动脉综合征验前概率适中，且D-二聚体阳性结果，则需考虑进一步的影像学检查（推荐类别Ⅱa，证据等级B）；⑤若患者急性主动脉综合征验前概率较大（美国心脏病学会/美国心脏协会风险评分2分或3分），不推荐进行D-二聚体检查（推荐类别Ⅲ，证据等级C）；⑥推荐使用经胸超声作为急性主动脉综合征影像学检查的首选方法（推荐类别Ⅰ，证据等级C）；⑦对于疑似急性主动脉综合征且病情不稳定的患者，推荐使用经食管超声及CT诊断（推荐类别Ⅰ，证据等级C）；⑧对于疑似急性主动脉综合征且病情稳定的患者，推荐CT、MRI（推荐类别Ⅰ，证据等级C）及经食管超声（推荐类别Ⅰ/a，证据等级C）检查；⑨对于检查结果阴性但依然疑似急性主动脉综合征的患者，推荐使用CT或MRI再次检查（推荐类别Ⅰ，证据等级C）；⑩若患者急性主动脉综合征验前概率较低，可考虑胸片检查（推荐类别Ⅱb，证据等级C）；⑪对于已接受药物治疗的非复杂型B型主动脉夹层，推荐治疗后早期再行CT或MRI检查（推荐类别Ⅰ，证据等级C）。

2014年版欧洲心脏病学会《主动脉疾病诊断和治疗指南》还设计了一套评分系统：如果具备某高危特征类别中的任意一条，即为满足该特征类别，满足一个特征类别即计1分，最高为具备三个高危特征类别每类别中的任意一条以上，则满足3个类别，计3分。据此，首次提出了急性主动脉综合征（主要是主动脉夹层）的诊疗流程图（图17-2）[6]。

主动脉夹层最主要的临床表现为不同部位的疼痛，因此，在鉴别诊断时应当注意与相应部位的其他可能造成疼痛的疾病鉴别。而在进一步影像学诊断时，对于病变局部性质的鉴别也非常重要，例如鉴别主动脉夹层（AD）、主动脉壁内血肿（IMH）与主动脉穿透性溃疡（PAU），这与进一步诊治原则的确定密切相关。

关于主动脉夹层的治疗，推荐A型主动脉夹层主要采用手术治疗，B型主动脉夹层主要推荐腔内治疗，具体如下：①对于所有主动脉夹层患者，推荐使用药物缓解疼痛、控制血压（推荐类别Ⅰ，证据等级C）；②A型主动脉夹层患者，推荐急诊手术（推荐类别Ⅰ，证据等级B）；③A型主动脉夹层伴器官低灌注，推荐采用杂交手术方案（推荐类别Ⅱa，证据等级B）；④非复杂型B型主动脉夹层，推荐优先考虑药物治疗（推荐类别Ⅰ，证据等级C）；⑤非复杂B型主动脉夹层，也可考虑胸主动脉腔内修复术治疗（推荐类别Ⅱa，证据等级B）；⑥复杂B型主动脉夹层，推荐胸主动脉腔内修复术治疗（推荐类别Ⅰ，证据等级C）；⑦复杂B型主动脉夹层，也可考虑手术治疗（推荐类别Ⅰb，证据等级C）。

急性主动脉夹层的幸存者通常会进入慢性期。慢性主动脉夹层可以不伴有合并症，而仅仅是一个稳定的疾病状态，但是，也可能出现动脉瘤形成、内脏或肢体灌注不足、持续或反复出现的疼痛甚至破裂等恶化情况。针对慢性主动脉夹层，处置建议如下：①推荐使用CT造影或MRI确诊慢性主动脉夹层（推荐类别Ⅰ，证据等级C）；②为了尽快发现夹层并发症，早期应密切进行影像学监测（推荐类别Ⅰ，证据等级C）；③对于无症状慢性升主动脉夹层患者，可考虑择期手术（推荐类别Ⅱa，证据等级C）；④慢性主动脉夹层患者，应控制其血压<130/80 mmHg（推荐类别Ⅰ，证据等级C）；⑤对于复杂B型主动脉夹层，推荐手术治疗或胸主动脉腔内修复术（推荐类别Ⅰ，证据等级C）。

高血压是主动脉夹层的重要危险因素，对于主动脉夹层的发生发展极为重要。绝大多数主动脉夹层患者在诊断时是伴有高血压的，在这种状况下，积极控制血压变得极为重要。根据《中国高血压防治指南2010年版》，在患者可以耐受的情况下，降压的目标应该低至SBP100～110 mmHg，在24～48 h内将血压逐渐降至基线水平。因此，首选静脉降压药物，应选用那些起效迅速、作用时间短的药物，如拉贝洛尔、艾司洛尔、尼卡地平、硝酸甘油、硝普钠和非诺多泮。一旦达到初始靶目标血压，可以开始口服药物，静脉用药逐渐减量至停用。一般需要联合使用降压药，并要给予足量β受体阻滞剂。

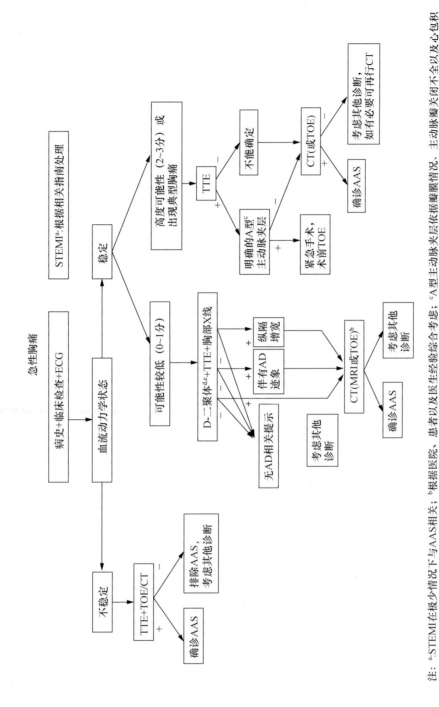

图 17-2 急性主动脉综合征（主要是主动脉夹层）诊疗流程

注: a. STEMI在极少情况下与AAS相关; b. 根据医院、患者以及医生经验综合考虑; c. A型主动脉夹层依据瓣膜情况、主动脉瓣关闭不全以及心包积液等确诊; d. 床旁检测更好; e. 可检查肌钙蛋白探测非ST段抬高型心肌梗死。STEMI: 急性ST段抬高型心肌梗死; AD: 主动脉夹层; AAS: 急性主动脉综合征; TTE: 经胸超声心动图; TOE: 经食管超声心动图; CT: 计算机化断层显像

第五节　间歇性跛行的诊断、鉴别诊断及处理原则

　　肢体在运动后产生疼痛而被迫止步，休息数分钟后方可继续行走，行走一定距离后又产生疼痛，临床上称这种症状为间歇性跛行。从行走到出现疼痛的距离称为跛行距离。间歇性跛行典型

153

症状包括肢体运动时出现肌肉酸痛、痉挛及疲劳无力，而被迫停止活动。其主要原因是运动时，下肢肌肉组织的代谢和耗氧量增加，如动脉存在病变，造成血液供应不足，即会引起缺氧反应，代谢产物会在肌肉里蓄积，最常见部位为小腿肌肉，从而产生痉挛性疼痛或剧痛，以至不能行走，迫使患者需要站立或休息 1～5 min 后，疼痛才能消失。如再行走一段路程，疼痛又复出现。

间歇性跛行的主要病因是下肢动脉有狭窄或闭塞，由此造成肢体缺血。最常见疾病有动脉硬化闭塞性下肢缺血、糖尿病性下肢缺血和血栓闭塞性脉管炎等。另外，还需要与其他可能引起跛行、下肢疼痛的疾病鉴别，包括骨关节炎、坐骨神经痛、腰椎管狭窄等。

动脉硬化闭塞性病变是最常见的间歇性跛行原因，其危险因素与动脉粥样硬化的危险因素相同，包括高脂血症、糖尿病、高血压和吸烟等。因此，对于此种原因所造成的间歇性跛行，无论是否达到介入治疗或外科手术治疗的指征，无论术前术后，控制这些危险因素对于改善预后都是至关重要的。

第六节　主动脉瘤的诊断、鉴别诊断及处理原则

主动脉瘤是累及主动脉的第二大常见疾病，发病率仅次于主动脉粥样硬化。临床上常将主动脉瘤分为胸主动脉瘤及腹主动脉瘤两部分介绍。

主动脉瘤的患者常常是无症状的，其诊断多是由于其他原因进行检查时而发现的。对具有危险因素的患者进行筛查对于马方（Marfan）综合征患者尤为重要。在某些情况下，主动脉瘤也可能因为胸闷、胸痛、主动脉瓣区杂音、不典型腹痛、背痛或是由于某种并发症（如血栓、主动脉夹层或破裂）而诊断。

一旦超声或胸片怀疑主动脉扩张，即应建议进行 CT 或 MRI（有或无造影剂）检查，CT 与 MRI 已经成为诊断主动脉瘤的金标准。决定主动脉瘤进一步处置原则的关键因素是主动脉瘤的大小。因此，进行内径测量时应注意与动脉纵轴垂直。

第七节　指南解读

主动脉疾病是高血压患者常见的并发症。伴随社会人口老龄化的进展，主动脉疾病的患病率逐年上升。在高血压患者中患病率明显高于一般人群。继 2001 年欧洲心脏病学会（ESC）首次公布《主动脉夹层诊断和治疗指南》[7]、2010 年美国心脏病学会基金会/美国心脏协会（ACCF/AHA）实践指南课题组等组织联合发布《2010 胸主动脉疾病的诊断和治疗指南》[8]后，欧洲心脏病学会于 2014 年会议期间再次更新并公布了《主动脉疾病诊断和治疗指南》。

由于主动脉疾病的诊断治疗涉及多个临床领域，既往的共识指南多局限于某一临床领域负责的单一或局部主动脉疾病的诊治，而 2014 年欧洲心脏病学会的新指南更加强调将动脉系统作为一个整体来通盘考虑，在面对患者时多学科协同诊治，并首次提出急性主动脉综合征的概念。急性主动脉综合征的概念的提出，有利于临床提高对这一类凶险的、可以互相转化的疾病的重视程度。

无论是主动脉相关疾病的指南还是高血压指南，都强调了高血压治疗的重要性。一方面，高血压作为主动脉疾病发生发展的重要危险因素，需要得到很好的控制；另一方面，在面对主动脉疾病的急症时，尤其是主动脉夹层等，无论有无手术指征，积极降压治疗都是重中之重，是能在很大程度上影响预后的关键一环。

（马志毅）

参考文献

[1] 刘俊田. 动脉粥样硬化发病的炎症机制的研究进展. 西安交通大学学报（医学版），2015，36（2）：141-152.

[2] Y. Xu，J. Wang，Y. Bao，et al. Identification of two antagonists of the scavenger receptor CD36 using a high-throughput screening model. Analytical Biochemistry，2010，400：207-212.

[3] 中国高血压防治指南修订委员会. 中国高血压防治指南 2010 年版. 中国医学前沿杂志（电子版），2011，3（5）：42-93.

[4] Erbel R，Aboyans V，Boileau C，et al. 2014 ESC Guidelines on the diagnosis and treatment of aortic diseases：Document covering acute and chronic aortic diseases of the thoracic and abdominal aorta of the adult The Task Force for the Diagnosis and Treatment of Aortic Diseases of the European Society of Cardiology（ESC）. Eur Heart J，2014，35：2873-2926.

[5] 罗建方，刘华东. 2014 年欧洲心脏病学会主动脉疾病诊治指南解读. 岭南心血管病杂志，2014，20（6）：691-696.

[6] 高鑫.《2014 年 ESC 主动脉疾病诊断和治疗指南》解读. 中国循环杂志，2014，29：57-61.

[7] Erbel R，Alfonso F，Boileau C，et al. Diagnosis and management of aortic dissection. Eur Heart J，2001，22：1642-1681.

[8] Hiratzka LF，Bakris GL，Beckman JA，et al. 2010 ACCF/AHA/AATS/ACR/ASA/SCA/SCAI/SIR/STS/SVM guidelines for the diagnosis and management of patients with Thoracic Aortic Disease：a report of the American College of Cardiology Foundation/American Heart Association Task Force on Practice Guidelines，American Association for Thoracic Surgery，American College of Radiology，American Stroke Association，Society of Cardiovascular Anesthesiologists，Society for Cardiovascular Angiography and Interventions，Society of Interventional Radiology，Society of Thoracic Surgeons，and Society for Vascular Medicine. Circulation，2010，121：e266-e369.

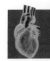

第十八章　心律失常患者的高血压

第一节　概　　述

高血压合并心律失常特指不伴有冠心病和其他心脏疾患所致的心律失常。临床上高血压与心律失常联系紧密。一方面，高血压是心律失常常见的共患病；另一方面，高血压是引起各种心律失常的常见病因之一。如临床上常见的心房颤动（房颤），约 50％以上的房颤患者合并高血压；而房颤由高血压病引起者占首位，有研究显示高血压使房颤的发生危险性增加 1.4～1.5 倍。高血压引起的神经内分泌因素以及心脏结构改变，可能是高血压患者易发生心律失常的原因。高血压引起的心律失常包括房性心律失常和室性心律失常，以及传导阻滞等，房性心律失常包括房性期前收缩（早搏）及复杂性房性心律失常（包括房性心动过速、房颤和心房扑动）；室性心律失常包括室性早搏（单源、联律、多源）、发作性室性心动过速。高血压心律失常患者中以房性心律失常者所占比例最高。

第二节　高血压导致心律失常的机制

高血压合并心律失常的发生机制尚未清楚阐明，目前认为，高血压导致心律失常与血压升高引起神经内分泌因素、心脏电重构及结构重构等机制相关。在未发生心脏结构重构的高血压患者中，心律失常的发生主要是功能性的，与交感神经系统活性亢进、血浆去甲肾上腺素浓度升高后 β 肾上腺素能受体功能增强有关。心钠素中的致心律失常肽分泌、释放增加，也可能参与心律失常的发生。在慢性高血压患者中，心律失常的发生与左心房扩大、左心室肥厚等因素相关。

一、左心房扩大与心房电重构

左心房的功能主要有三个：左心室收缩期收集并储存肺静脉回流血的储存器功能；左心室舒张早期将肺静脉血流输送至左心室的管道功能；左心室舒张晚期主动收缩以增强心室充盈的助力泵功能，因此左心房对调节左心室充盈和维持正常心搏量有重要的作用。Framingham 研究表明高血压是左心室舒张功能不全最常见的病因，高血压患者在早期可存在左心室舒张功能障碍，从而造成左心室舒张早期充盈受损，对舒张晚期充盈的依赖性增大，其顺应性下降。基于上述情势必使左心房作功增加，左心房压力负荷增加，左心房存储器功能和助力泵功能代偿性增强以维持左心室充盈，心房肌收缩性加强，肌长度增加，出现左心房重构。

在出现左心房重构后，左心房心肌纤维变性及不匀称牵拉，左心房肌应激性增强，传导和不应期的不一致性造成心房肌电位不稳定，是造成高血压患者易发生房性心律失常的原因。心房肌壁薄，房内压力低，容易受生理和病理影响，发生几何形状的改变，因此左心房扩大是高血压最常见的心脏结构损害，心房扩大可触发心房肌的纤维化形成。根据"房颤多子波学说"，心房扩大、心房肌纤维化均使房颤易于发生。动物模型的组织学研究已证明，心房纤维的拉长或脂肪沉积，导致心房肌丢失，增加房颤发生的可能。当心房结构重构时可能导致细胞超微结构改变，如心房肌细胞形态肥大、心房肌细胞溶解、线粒体形状改变、肌质网碎裂、核周糖原堆积、核染色的同质分布、细胞结构蛋白数量与位置变化以及细胞及间质的纤维化等改变。

心房的重构不仅表现在心脏结构方面，也表现为电生理特性的改变，也就是心房电重构。当血压升高时，首先心房感受到压力增高，心房肌细胞张力代偿性增加，心房肌细胞电生理活动异常，形成不同步心房电生理活动，增强电传导的非均质性。随着高血压病发展，这种心房肌细胞电生理异常可能会得到强化。研究表明净增长的外向离子流（K^+），净减少的内向离子流（Na^+或Ca^{2+}）或两者相结合的机制可能是心房电重构的主要离子基础。心房电重构主要导致进行性缩短心房肌细胞电生理活动有效不应期和动作电位时程（action potential duration，APD），减慢电信号传导速度，增加心房肌细胞不应期离散度，同时导致降低频率适应性等现象。所以有可能在高血压合并房性心律失常患者出现心脏重构之前，电重构已起到至关重要的作用。

因此，不管是在生理上改变了左心房构造（如心房肌肥大），还是因左心房高压引起的左心房电生理改变（如心肌不应期的改变），甚至是左心房扩大和肥大引起的内分泌功能的改变（如继发性心房肽的分泌），都构成了原发性高血压患者发生房性心律失常（包括房颤的概率增高）的重要病理生理学基础。

二、左心室肥厚和心肌纤维化

典型的高血压患者心脏结构的病变存在着共性，主要的病变基础是血压增高，外周阻力增大导致的心肌作功增加，心脏后负荷增加，心腔内压力负荷上升，室壁局部张力增加，促进心肌内蛋白合成，肌纤维成分增加；心腔内压力负荷升高后，心肌纤维被拉长，心肌组织相对缺氧，代

谢产物堆积，通过生物反馈机制使蛋白合成增加，导致心肌肥厚。同时高血压患者心肌组织神经体液如肾素-血管紧张素-醛固酮系统活性增高，交感神经兴奋性增高，儿茶酚胺分泌过多，均可通过细胞内信号传递使蛋白质合成增加，糖原合成增多，细胞体积增大，间质胶原合成增多，提供了心肌肥厚的物质基础。并且随着分子生物学研究的进展，目前认为心肌肥厚是高血压患者心肌细胞及其间质成分对生长因子和某些激素的一种应答反应。左心室肥厚是压力负荷增加后心室重构的早期表现形式，是心脏功能由代偿向失代偿转化的重要病理表现，之前有研究认为60%～70%的高血压患者合并左心室肥厚，血压升高程度及持续时间与左心室肥厚的发生率密切相关。一项以高血压患者为研究对象的研究表明：左心室肥厚是心血管疾病的独立危险因素，与心力衰竭、心律失常、心肌缺血甚至猝死等心血管事件的发生密切相关。对合并室性心律失常的高血压伴左心室肥厚的患者进行尸检发现，该类患者心肌细胞肥大，间质胶原纤维显著增多，肌纤维排列无序，这些改变不仅导致左心室重构进而影响左心室功能，也是发生室性心律失常的病理基础。

心肌肥厚是一种结构重建过程，不仅心肌细胞增大，而且伴随血管与结缔组织胶原成分明显增多。心肌缺血促进纤维组织增生，分泌醛固酮增多。间质和血管周围纤维化改变了心肌细胞与组织之间的关系，引起不同部位心肌电生理特性改变，而产生异位节律灶。心肌缺血引起心肌细胞膜电生理不稳定，容易形成某种形式的折返。实验研究发现，许多电生理异常发生在肥厚心肌组织和结缔组织浸润区域的边缘地带。有研究比较有发作性室性心动过速和无室性心动过速的高血压左心室肥厚患者，发现前者心肌纤维化的程度较后者更高。心脏组织灶性异位活动是快速性心律失常的起始和持续的关键因子。

三、肥厚心肌产生电生理异常

1. 肥厚心肌动作电位的改变

目前对各种左心室肥厚动物模型及人心肌细胞研究最一致的发现是动作电位时程（APD）显著延长，尤其在低频率刺激或起搏时更明显，表

明肥厚心肌 APD 具有更显著的频率依赖性调节。心肌肥厚不仅 APD 延长，而且动作电位复极离散度增加，表现为 APD 的部位差异增加及跨室壁离散度增加。APD 显著延长将增加早期后除极（EAD）及触发活动的发生率，从而增加异位自律性及心律失常的发生率；动作电位复极离散度增大也将促进折返性心律失常的发生。有学者曾等对 151 例高血压患者进行心电图上 QTd 测量，QTd 是指体表心电图中最大 QT 间期（QT-max）与最小 QT 间期（QTmin）的差值，是反映不同区域间心肌复极差异的无创性心电定量指标。研究发现与正常对照组相比，高血压患者有较高的平均 QTd（65.6 ms±28.1 ms $vs.$ 38.7 ms±11.3 ms，$P<0.0001$），经超声心动图证实高血压左心室肥厚者的 QTd 比无左心室肥厚者高（71.5 ms±22.0 ms $vs.$ 62.2 ms±24.1 ms，$P=0.02$），结果证实高血压左心室肥厚者 QTd 增大，提示心室肥厚会表现出动作电位时程的部位差异增加，即复极离散度增加。

2. 肥厚心肌的室颤阈值显著降低

有研究表明肥厚心肌心室颤动阈值明显低于正常心肌心室颤动阈值，随着心肌肥厚程度加重，心室颤动阈值降低。这符合 Levy 等的研究发现，心肌肥厚患者心脏性猝死发生率明显高于正常心肌患者，且心肌肥厚越重，心脏性猝死发生率越高。

3. 电生理异常的主要机制

①离子通道重构，离子通道作为细胞动作电位的主要形成机制，是电重构的重要基础。各种离子流之间的平衡性直接影响 APD 的长短。实验证实：肥厚心室肌细胞表现为 APD 延长，尤其在心内膜下表现最为明显，表现出跨壁复极离散度增加。APD 长短不一，易于发生触发性电活动与折返性电活动，导致各种类型心律失常。②钠-钙交换体（NCX）重构：NCX 是调节细胞内 Ca^{2+} 水平的重要途径，是造成心律失常的重要原因。NCX 表达增加，Na^+/Ca^{2+} 交换加强，肌浆网释出 Ca^{2+} 增加，产生 Na^+、Ca^{2+} 内向电流，引起延迟后除极。

四、神经-内分泌因素

1. 自主神经功能变化

高血压时除了增高的血管压力会对心肌造成影响外，还会由于动脉压力感受器功能受损、肾素-血管紧张素系统激活等原因，自主神经功能下调，使交感神经亢进，表现为交感神经活性增强而迷走神经活性减弱。交感神经亢进主要表现为心率加快、代谢率加快、瞳孔扩大、皮肤及内脏血管收缩、血压上升、小支气管扩张、膀胱收缩抑制、唾液分泌减少、抑制胃肠运动等，而血压的升高又会加重交感神经兴奋，形成恶性循环。

心肌细胞的电稳定性有赖于交感神经、迷走神经及体液调节之间的平衡，交感神经和副交感神经支配的不平衡性是心律失常发生的主要机制，主要表现为①交感神经活性增强：交感神经过度激活释放大量的去甲肾上腺素，从而激活心肌细胞膜上的 $β_1$ 受体，$β_1$ 受体进一步通过 G 蛋白-腺苷酸环化酶（AC）-cAMP 途径引起 L 型钙电流与 If 电流的增强，引起早期后去极化，并增加跨壁心室复极离散度，造成心律失常的发生。β 受体阻滞剂在临床中的成功应用便是对这一机制的最好证明，其可以提高心室颤动的阈值，降低心室颤动的敏感性。②副交感神经活性的减弱：心脏迷走神经激活，释放乙酰胆碱，激活 M 受体，通过 G 蛋白-AC 途径使细胞内环腺苷酸（cAMP）水平降低，蛋白激酶 A（PKA）活性降低，产生负性变时、负性变传导和负性变力等与 $β_1$ 受体激活后相反的效应。当迷走神经活性减弱时，$β_1$ 受体相对活跃，产生对心脏的不利影响。

自主神经功能的变化对房性心律失常的发生有较大的影响，特别是迷走神经，迷走神经较少支配心室，支配心房较多，因此迷走神经张力降低时，主要是使得心房肌电生理活动不稳定，心房心肌细胞自律性增加，心房异位激动点兴奋性阈值减低，心房肌不应期缩短，从而促使房性心律失常发生率增高。

2. 体液调节因素

交感神经兴奋还可直接或间接激活肾素-血管紧张素-醛固酮（RAAS）系统，使血管紧张素（Ang）分泌增加，肾素作用于血管紧张素原，转变为血管紧张素 Ⅰ（Ang Ⅰ），在血管紧张素转化酶的作用下，水解产生八肽的血管紧张素 Ⅱ（Ang Ⅱ）。其中以 Ang Ⅱ 的缩血管作用最强，且会加重心脏负荷。同时还能使醛固酮分泌增加，不但能导致水钠潴留，还会使左心室肥厚加重。有研究认为，AngⅡ还是肾素-血管紧张素系统中致心律失常的肽类物质。AngⅡ主要通过兴奋 AT 1 受体诱发心律失常，在心肌缺血时，若预先给予 AT 受体抑制剂，心律失常发生率明显降低。

3. 其他

除以上机制外，还有研究认为内皮损伤与原发性高血压患者室性心律失常的发生、发展有关。内皮细胞维持其结构与功能的完整性具有重要的临床意义。内皮素（ET）、血管性假性血友病因子（vWF）作为内皮功能的标志物。内皮功能受损是高血压的发病机制之一，而高血压状态下，血管内湍流及管壁剪切力增加等又进一步加重动脉壁和血管内皮细胞的损伤，损伤的内皮细胞使得 ET、vWF 等因子释放增多。内皮素是迄今发现的最强的血管收缩因子，其作用强度 10 倍于血管紧张素-Ⅱ，100 倍于去甲肾上腺素。内皮素可以促进心肌细胞与成纤维细胞的有丝分裂，促进细胞外基质合成，参与血管及心室组织结构的改变。同时，ET 具有致心律失常作用，将其注入动物心包内会引起剂量依赖性的室性心动过速（室速）、心室颤动（室颤）等严重的心律失常。因此推测内皮功能损伤也可能参与心律失常的发生。

五、总结

1. 高血压可引起房性心律失常、室性心律失常以及传导阻滞等。

2. 高血压导致心律失常与血压升高引起的心房扩大、心室肥厚，以及心脏电重构、神经内分泌因素等机制相关。

第三节　高血压合并心律失常的临床表现与诊断

高血压合并心律失常的临床表现取决于心律失常的类型、节律和频率异常对血流动力学的影响，可能无症状而通过体检发现，或轻者出现心慌、心悸和运动耐量降低，重者可诱发或加重心功能不全，更严重者可能表现为晕厥甚至心脏性猝死。

心律失常的确诊大多要靠心电图，但相当一部分患者可根据病史和体征做出初步诊断。详细追问发作时心率、节律（规则与否、漏搏感等），发作起止与持续时间，发作时有无血压降低、晕厥或近乎晕厥、抽搐、心绞痛或心力衰竭等表现，以及既往发作的诱因、频率和治疗经过，有助于判断心律失常的性质。

对高血压患者进行临床初步评价时，应对所有高血压患者测定休息状态脉搏以发现心律失常，特别是心房颤动。辅助检查应完善 12 导联心电图以发现左心室肥厚，左心房扩大，心律失常或伴随的心脏疾病。有主要心律失常病史或体检发现的所有患者应进行 24 h 动态心电图，甚至更长时程心电图监测，怀疑运动诱发的心律失常者应考虑行运动心电图检查；必要时行超声心动图检查以细化心血管风险，证实心电图左心室肥厚、左心房扩大的诊断或可疑伴发的心脏病病史。

总结

1. 高血压合并心律失常的临床表现取决于心律失常的节律和频率对血流动力学的影响。

2. 对所有高血压患者进行临床评价时，应测定休息状态脉搏，并完善 12 导联心电图明确是否合并心律失常；必要时进一步完善长时程心电图监测。

第四节 高血压合并心律失常的治疗

一、高血压合并快速性心律失常的降压治疗

高血压合并快速性心律失常时，优先选择在降压同时可降低心率及转复节律、终止心律失常的药物，如β受体阻滞剂和非二氢吡啶类钙通道阻滞剂。

1. β受体阻滞剂

β受体阻滞剂自 20 世纪 60 年代起被用于降压治疗。近十年来，随着临床研究的不断深入，β受体阻滞剂的降压地位受到挑战，2014 年《美国成人高血压治疗指南》（JNC8）[1] 和 2014 年《日本高血压管理指南》（2014JSH）[2] 不再推荐其为首选降压药物。然而，对于合并心动过速的高血压患者，β受体阻滞剂仍是首选药物。

肾上腺素受体分布于大部分交感神经节后纤维所支配的效应器细胞膜上，其受体分为三种类型，即 β_1 受体、β_2 受体和 β_3 受体。β_1 受体主要分布于心肌，可激动引起心率和心肌收缩力增加；β_2 受体存在于支气管和血管平滑肌，可激动引起支气管扩张、血管舒张、内脏平滑肌松弛等；β_3 受体主要存在于脂肪细胞上，可激动引起脂肪分解。这些效应均可被β受体阻滞剂所阻断和拮抗。β受体阻滞剂阻滞心脏 β_1 受体而表现为负性变时、负性变力、负性传导作用而使心率减慢，心肌收缩力减弱，心排血量下降，血压略降而导致心肌氧耗量降低，延缓窦房结和房室结的传导，抑制心肌细胞的自律性，使有效不应期相对延长而消除因自律性增高和折返激动所致的室上性和室性快速性心律失常。同时还通过降低交感神经张力，预防儿茶酚胺的心脏毒性作用，多层面保护心血管系统，包括改善心肌重构、减少心律失常、提高心室颤动阈值、预防猝死等。

β受体阻滞剂根据其作用机制可分为选择性（特异性阻滞 β_1 受体）、非选择性（竞争性阻滞 β_1 和 β_2 受体），和具有周围血管舒张功能的β受体阻滞剂。非选择性的代表药物有普萘洛尔、吲哚洛尔等，因其阻滞血管上的 β_2 受体，导致相对兴奋 α 受体，增加周围动脉的血管阻力，因此在高血压患者中应用较少。选择性 β 受体阻滞剂的代表药物包括阿替洛尔、美托洛尔等。有周围血管舒张功能的 β 受体阻滞剂可通过阻断 α_1 受体，产生周围血管舒张作用，代表药物包括卡维地洛、阿罗洛尔、拉贝洛尔；或者通过激动 β_3 受体而增强一氧化氮的释放，产生周围血管舒张作用，如奈必洛尔。α 受体阻滞剂静脉注射过快可引起心动过速、心律失常，不宜在高血压合并快速性心律失常患者中单独使用 α 受体阻滞剂。

β 受体阻滞剂适用于合并以下快速性心律失常的高血压患者：

（1）窦性心动过速，尤其是伴交感神经活性增高：β 受体阻滞剂尤其适合有心率增快等交感活性增高表现的高血压患者，可单用或与其他降压药物联用以控制血压。在高血压治疗中，心率应作为一个重要的监测指标，常规监测心率并给予控制。建议无合并症高血压患者目标心率为 75 次/分。使用常规剂量 β 受体阻滞剂血压未达标，而心率仍 ≥75 次/分的单纯高血压患者可加大 β 受体阻滞剂剂量，有利于血压和心率双达标。

对同时存在心功能不全的窦性心动过速患者应用 β 受体阻滞剂应慎重，首先判断窦性心动过速是否为心功能恶化所致，有液体潴留的患者必须先应用利尿剂，待液体潴留清除、达干体重后酌情小剂量起始加用 β 受体阻滞剂。对于嗜铬细胞瘤继发高血压造成的窦性心动过速患者，β 受体阻滞剂需要与 α 受体阻滞剂联合应用，否则可能由于 α 受体过度激活造成高血压急症。

（2）室上性心动过速：β 受体阻滞剂能有效抑制房性早搏、控制心率和终止局灶性房性心动过速并防止其复发。对血流动力学稳定的阵发性室上性心动过速紧急处理时，可选择静脉应用 β 受体阻滞剂，如艾司洛尔、美托洛尔、阿替洛尔等，可以使心率下降，心律转复为窦性心律，或者使迷走神经刺激终止室上性心动过速变得容易（推荐类别 Ⅱa，证据等级 C）[3]。口服 β 受体阻滞

剂也可用于预防室上性心动过速复发，如普萘洛尔、阿替洛尔、美托洛尔长期预防室上性心动过速有效（推荐类别Ⅰ，证据等级C）。但在应用时需除外合并预激综合征的室上性心动过速患者，因上述药物缩短旁路不应期，引起快速心室反应，甚至发生心室颤动[3]。对于局灶性交界性心动过速和非阵发性交界性心动过速的治疗也可应用β受体阻滞剂（推荐类别Ⅱa，证据等级C）[3]。

（3）心房颤动和心房扑动：β受体阻滞剂对预防心房颤动发作、控制发作时的心室率、促进心房颤动转复窦性心律和维持窦性心律都可能有效，详见后文所述。虽然β受体阻滞剂不能转复心房扑动，但是它能有效减慢心房扑动患者的心室率，因此对血流动力学稳定的患者有明确使用指征（推荐类别Ⅰ，证据等级C）[4]。

（4）室性心律失常：β受体阻滞剂通过抗心肌缺血、减缓心肌重构、拮抗交感神经活性等机制，能有效控制交感神经兴奋相关的室性心律失常，并能有效预防心源性死亡，详见后文。

2. 非二氢吡啶类钙通道阻滞剂

钙通道阻滞剂（calcium channel blockers，CCB）的药理作用是通过阻滞动脉血管平滑肌细胞上的钙通道，阻滞细胞外钙离子内流，使平滑肌细胞松弛，外周动脉血管扩张，血管外周阻力下降，从而达到降低血压的作用。根据CCB与动脉血管及心脏的亲和力和作用，将CCB分为二氢吡啶类与非二氢吡啶类，其中二氢吡啶类CCB主要作用于动脉，由于其明确的血管扩张作用，短中效的CCB在降压的同时会出现反射性的心率增快，故相对禁忌用于高血压合并快速性心律失常者。而非二氢吡啶类CCB苯烷胺类（如维拉帕米）和苯噻嗪类（如地尔硫䓬）则血管选择性差，不会引起反射性交感神经激活；对心脏具有包括负性变时、负性传导和负性变力的作用；能够减弱心肌收缩力，改善心室充盈，缓解心肌缺血及减轻左心室肥厚。与二氢吡啶类钙通道阻滞剂相比，非二氢吡啶类钙通道阻滞剂在降压的同时可减慢心率，在降压效果相当的情况下，具有更好控制心率的优势。同时，维拉帕米抑制窦房结自律性，地尔硫䓬对窦房结恢复时间稍有延长；因两药抑制房室结双径路慢径前传和

房室结前传，可以消除房室结折返，故此类药物更适用于高血压合并室上性心动过速的患者[5]。

（1）窦性心动过速：非二氢吡啶类钙通道阻滞剂具有负性频率作用，在降压效果相当的情况下，具有更好控制心率的优势。有研究显示，分别接受了维拉帕米缓释片和氨氯地平的患者受刺激后两组血压上升幅度相同，但维拉帕米组的心率较用药前明显降低，而氨氯地平组心率则上升。但由于非二氢吡啶类钙通道阻滞剂具有负性肌力的作用，因此对于合并心功能不全的高血压患者应用需要谨慎。

（2）阵发性室上性心动过速：地尔硫䓬和维拉帕米延缓房室结传导，增加房室结不应期，用于腺苷或迷走神经刺激无法终止的血流动力学稳定的室上性心动过速，或反复发作的室上性心动过速患者。发作时紧急处理时应用静脉地尔硫䓬或维拉帕米（推荐类别Ⅱ，证据等级C），发作间期预防发作应用口服制剂（推荐类别Ⅰ，证据等级C）[3]，维拉帕米缓释片，120～480 mg/d，1～2次/天；地尔硫䓬胶囊，90～360 mg/d，1～2次/天。与β受体阻滞剂相同，非二氢吡啶类钙通道阻滞剂也不能用于伴有预激综合征的旁路下传的阵发性室上性心动过速患者。

（3）不伴收缩功能不全的心房颤动：心房颤动急性期时首选用于控制心室率，详见后文。尤其需要注意的是，对于同时具有哮喘或慢性阻塞性肺疾病（COPD）的心房颤动患者，应用β受体阻滞剂可能会产生支气管痉挛等作用，血流动力学状态稳定的患者首选非二氢吡啶类钙通道阻滞剂控制心室率。

3. 总结

（1）对于高血压合并快速性心律失常的患者，优先选择降压同时可减慢心率、转复节律的β受体阻滞剂和非二氢吡啶类钙通道阻滞剂。

（2）β受体阻滞剂适用于合并交感神经活性增高的窦性心动过速、室上性心动过速、室性心动过速的高血压患者，以及心房颤动/心房扑动患者的心室率控制。

（3）对于同时有心功能不全的高血压患者，应注意加用β受体阻滞剂的时机。

（4）非二氢吡啶类钙通道阻滞剂适用于合并

窦性心动过速、室上性心动过速的高血压患者，也可用于心房颤动/心房扑动的心室率控制。

（5）因非二氢吡啶类钙通道阻滞剂具有负性肌力作用，因此慎用于合并心功能不全的高血压患者。

二、高血压合并缓慢性心律失常的用药原则

缓慢性心律失常包括窦性心动过缓、窦性停搏、窦房传导阻滞、房室传导阻滞、室内传导阻滞等。大多数降压药物对缓慢性心律失常没有治疗作用，但二氢吡啶类 CCB 由于其血管扩张作用，短中效的二氢吡啶类钙通道阻滞剂在降压的同时会出现反射性的交感激活、心率增快及心肌收缩力增强，如硝苯地平片可非特异性兴奋窦房结、改善房室传导，可试用于血流动力学稳定的窦性心动过缓及一度房室传导阻滞的高血压患者。需要注意的是，因缓慢性心律失常已引起头晕、黑矇、晕厥等症状的高血压患者，应遵循心脏器械植入指南给予心脏起搏治疗。

如上文所述，β受体阻滞剂和非二氢吡啶类钙通道阻滞剂具有负性频率和延缓房室结传导等作用，因此在合并缓慢性心律失常的高血压患者中应用以上两类药物应尤其注意。β受体阻滞剂禁忌用于二度及以上房室传导阻滞、严重心动过缓（心率<45 次/分）的患者。维拉帕米与地尔硫䓬禁用于尚未接受起搏治疗的二至三度房室传导阻滞、病态窦房结综合征患者。对于存在睡眠呼吸暂停综合征的高血压患者在睡眠时易发生心动过缓甚至心搏骤停，故在此类患者中不宜选择β受体阻滞剂和非二氢吡啶类钙通道阻滞剂。

另外，个别报道贝那普利可引发三度房室传导阻滞，氯沙坦可引起严重心动过缓，可能与高钾对窦房结和房室结 K^+ 通道的抑制有关，但具体机制尚不十分明确。

总结

（1）β受体阻滞剂和非二氢吡啶类钙通道阻滞剂禁用于尚未接受起搏治疗的二度及以上房室传导阻滞、严重心动过缓（心率<45 次/分）的患者。

（2）短中效的二氢吡啶类钙通道阻滞剂具有反射性交感激活的作用，对血流动力学稳定的窦性心动过缓和房室传导阻滞的患者可试用。

三、高血压合并心房颤动

临床上常见高血压合并房颤的患者。两者均是老龄化疾病，随年龄增长发病率增加，常同时存在于老龄患者；另外，高血压是房颤的常见病因之一。高血压通过血流动力学改变和 RAAS 的过度激活引起心房结构重构和电重构，为房颤的发生和维持提供病理生理基础。同时，高血压增加房颤及房颤相关并发症（包括卒中/血栓、大出血和死亡）的发生风险。国际主要指南对于高血压伴房颤患者的降压目标值均无特殊推荐。

高血压伴房颤患者的降压治疗原则包括降低血压和左心房负荷。对于房颤患者首选以下几类降压药：

1. 血管紧张素转化酶抑制剂（ACEI）和血管紧张素Ⅱ受体拮抗剂（ARB）

RAAS 激活是高血压和房颤的共同病理生理基础，多数高血压患者 RAAS 过度激活，而其主要效应成分——AngⅡ对房颤的发生和维持发挥重要作用。ACEI、ARB 和醛固酮受体拮抗剂可以预防心肌重构，减轻心房纤维化和肥大，恢复心肌细胞间隙连接的解耦联及钙调控损伤，减轻氧化应激和炎性反应。LIFE 研究、VALUE 研究等临床试验证实，以 ACEI 或 ARB 为基础的治疗可以减少高血压患者新发房颤。新近发布的 ACTIVE-Ⅰ 研究是一项评估 ARB 对于高血压伴房颤患者心脑血管预后影响的大规模、多中心、随机对照的临床研究。这项研究共纳入了 9016 例房颤患者，评估厄贝沙坦（安博维）减少高血压伴房颤患者心脑血管事件的作用。研究结果证实，厄贝沙坦能有效减少心衰、预防卒中，是唯一确证有效降低高血压伴房颤患者心脑血管事件的 ARB。ONTARGET 试验入选了有房颤高危风险的心血管病患者，其中 70% 的患者有高血压，结果发现接受替米沙坦、雷米普利或两药联用的患者发生房颤的风险差异无统计学意义。这表明 ACEI、ARB 在降低房颤风险方面具有等效性。

《中国高血压防治指南（2010）》指出，ACEI 和 ARB 适用于高血压患者房颤预防。JNC8[1] 和

《欧洲高血压管理指南》[6]亦推荐 ACEI 和 ARB 用于预防房颤的发生和进展，单药控制不良时，优先推荐 ACEI/ARB 与 CCB 或噻嗪类利尿剂联用。

2. β受体阻滞剂

对于高血压伴房颤患者，β受体阻滞剂可以控制发作时心室率、促进心房颤动转复为窦性律和维持窦性心律。对于房颤急性期，普萘洛尔、美托洛尔、阿替洛尔和艾司洛尔都可以静脉给予而快速控制心室率，其中艾司洛尔和美托洛尔因起效快、半衰期短是主要推荐的静脉使用药物，同时对合并高血压的患者发挥降压作用。但对于伴心功能不全的患者应首先评估心功能情况；禁用于伴有预激综合征的心房颤动患者。在长期控制房颤和拮抗交感神经兴奋方面，β受体阻滞剂也能安全应用，其控制运动状态的心室率比毛花苷 C（地高辛）有效。

β受体阻滞剂也可减少高血压合并房颤患者的房颤复发率。Noord 等发现高血压合并持续性房颤复律后，β受体阻滞剂组在复律后 3 天内几乎无复发，而安慰剂组在复律后 2～3 天复发达到高峰；单变量分析显示，服用β受体阻滞剂后 1 个月内复发率最低，对复律后维持窦性心律的效果比特发性房颤组好。2013 年《欧洲高血压管理指南》[6]也指出，β受体阻滞剂可用于预防高血压患者房颤发生及控制心室率。

3. 非二氢吡啶类钙通道阻滞剂

对于需要控制心率的房颤患者，不论是阵发性、持续性还是永久性房颤，2014 年 AHA/ACC/HRS《美国心房颤动管理指南》[7]推荐的一线治疗药物均为β受体阻滞剂和非二氢吡啶类 CCB（地尔硫䓬和维拉帕米）。但一般情况下不推荐β受体阻滞剂与非二氢吡啶类 CCB 联用。与静脉注射毛花苷 C（地高辛）和胺碘酮比较，在控制心室率、改善症状方面，地尔硫䓬是安全和有效的。对不伴有收缩功能不全的房颤合并高血压患者，急性期心室率控制可采用缓慢静脉注射地尔硫䓬注射液或维拉帕米注射液。注意非二氢吡啶类钙通道阻滞剂禁用于伴有预激综合征的房颤患者。

除降压治疗外，高血压合并房颤患者需重视抗凝治疗。在房颤患者中，合并高血压者卒中/血栓栓塞事件的发生风险增加两倍，在房颤抗凝

治疗中的 CHADS$_2$ 评分和 CHA$_2$DS$_2$-VASc 评分中高血压均是明确的危险因素。抗凝治疗是高血压伴房颤患者的基础性治疗，应在综合评估卒中和出血风险及临床净获益的基础上考虑给予口服抗凝药物治疗。华法林与新型口服抗凝药物（达比加群、利伐沙班和阿哌沙班等）均可作为房颤患者血栓栓塞预防的首选药物。

4. 总结

（1）ACEI 和 ARB 适用于预防高血压患者的房颤发生和进展。

（2）β受体阻滞剂适用于控制房颤发作时心室率、促进房颤转复为窦性心律和维持窦性心律、减少房颤复发。

（3）非二氢吡啶类钙通道阻滞剂适用于控制房颤发作时的心室率。

（4）高血压合并房颤患者应在综合评估卒中和出血风险后考虑给予口服抗凝药物治疗。

四、高血压合并室性心律失常

近年来许多临床研究，包括大规模临床试验结果显示，在高血压患者药物治疗逆转左心室肥厚的同时能减少室性心律失常的发生。肾素-血管紧张素系统抑制剂（ACEI 和 ARB）、β受体阻滞剂和钙通道阻滞剂都被证实具有逆转左心室肥厚的作用，但是各自的作用大小还存在一定的争议。PRESERVE 研究显示，长效钙通道阻滞剂和 ACEI 具有相似的逆转左心室肥厚的作用。LIFE 研究则证实氯沙坦和阿替洛尔确实能逆转左心室肥厚，前者这一作用更为突出，并且是独立于降压作用之外的附加效应。SILVHIA 研究将依贝沙坦与阿替洛尔进行进一步的对比，发现依贝沙坦能缩短心肌复极时间和降低复极弥散度，从而使心电稳定性增加，室性心律失常减少，阿替洛尔则无此作用，反而由于其减慢心率作用而使复极时间延长。

1. β受体阻滞剂

β受体阻滞剂能有效抑制交感神经兴奋相关的室性心律失常，并能有效预防心源性死亡。多数β受体阻滞剂能有效减少室性早搏。除此之外，β受体阻滞剂通过逆转左心室肥厚、减少心室复极离散度、提高室颤阈值等机制减少室性心

律失常的发生，有效用于各种不同临床情况下心脏性猝死的一级和二级预防。

通过近年来国内外对美托洛尔的研究发现，美托洛尔能通过减低心肌病、冠心病、心肌梗死等患者的 QTd，从而使患者的室性心律失常发生率降低，减少恶性室性心律失常及心脏性猝死的发生。在基本药物治疗中长期加用美托洛尔可显著降低高血压性心脏病患者的 QTd，从而减少室性心律失常的发生，可使心脏性猝死的发生率降低。这可能与长期应用美托洛尔后，β 受体密度上调，美托洛尔改变了高血压性心脏病患者的心室结构和功能有关。心室结构改善后，患者心室除极更趋于一致，使 QTd 减小，减少心室壁复极离散度，从而减少室性心律失常的发生。

卡维地洛是第三代 β 受体阻滞剂，其无内源性拟交感活性，对于机体糖脂代谢几乎无影响，且其兼有 α_1 及 β_1、β_2 受体阻滞作用。其中 α_1 受体阻滞作用使平滑肌松弛，扩张血管，不同程度地恢复内皮功能和血管结构，降低血管壁压力，从而使外周阻力下降，心脏负荷减轻，并且可以减少后除极和触发活动。β 受体阻滞作用能拮抗过度亢进的交感神经兴奋引起的神经内分泌紊乱，更好地降低肾上腺素能活性，减小 β_2 受体对心肌纤维化和心室重构的不良影响，减慢心率，提高心率变异性，预防或减轻心肌缺血作用和抗心律失常作用。卡维地洛有强大的抗氧化作用，可清除自由基，保护心肌细胞，降低血浆脑钠肽水平，打破患者体内儿茶酚胺、肾上腺皮质激素过度分泌的恶性循环。因此，其具有抗缺血、抗心律失常、减缓心室重塑、改善预后等作用，可降低复杂性室性心律失常乃至猝死发生，且不同程度地减轻心律失常的发生。此外，卡维地洛可安全地用于治疗高血压合并糖代谢及脂代谢异常的患者。

2. ACEI 和 ARB

ACEI 的基本作用机制是减少血管紧张素 II 的生成及缓激肽的降解。ACEI 通过阻断 ACE 的作用减少 Ang II 的生成，从而消除或减轻 Ang II

的病理生理作用；同时可减少缓激肽降解，从而提高循环中缓激肽的水平，扩张外周动脉和容量血管。此外，通过抑制醛固酮的分泌，减少水钠潴留，降低容量负荷。通过减少 Ang II 与交感神经突触前膜血管紧张素 II 1 型受体（AT1）结合，减少交感神经末梢释放去甲肾上腺素发挥拮抗交感神经作用。通过抑制心肌细胞原癌基因 c-fos、c-jun 和 c-myc 等表达，并减少活性氧、生长因子和细胞因子生成，抑制心肌肥厚，发挥拮抗心血管结构重塑的作用。

ARB 通过有效拮抗 Ang II 与 AT1 受体结合引起的各种有害作用，增加了 Ang II 和 AT2 受体结合所产生的有益效应，同时也使 Ang II 转化为 Ang1-7，发挥心血管保护作用。相比 ACE 抑制剂，其拮抗作用更强而全面，对 ACE 和非 ACE 途径产生的 Ang II 均有阻断作用。因此，ARB 除降压外，还具有心血管、肾脏保护及改善糖代谢的作用。基础和临床研究显示多种 ARB 对高血压具有良好的降压和逆转左心室肥厚、改善动脉内皮功能障碍、增加冠状动脉血流和抑制粥样硬化斑块形成作用，如 LIFE、SCOPE、ONTARGET 等研究发现，ARB 在心肾血管等靶器官损害的发生、进展中发挥着重要的抑制、逆转和保护作用，使之成为在适应证人群中具有突出地位的一类降压药物。

由于 ACEI 和 ARB 所具有的逆转心肌肥厚、改善冠状动脉血流等作用，新近高血压指南均推荐 ACEI 和 ARB 优先用于高血压合并左心室肥厚的人群；而通过逆转左心室肥厚，有助于预防和减少室性心律失常的发生。

3. 总结

（1）β 受体阻滞剂具有逆转左心室肥厚、减少心室复极离散度、提高室颤阈值等作用，适用于高血压合并室性心律失常的患者。

（2）ACEI 和 ARB 适用于高血压合并左心室肥厚的患者，对预防室性心律失常的发生有一定作用。

第五节　指南解读

近几年推出的高血压指南，包括 2010 年《中国高血压防治指南》[8]、2015 年《台湾地区高血压管理指南》[9]、2013 年《欧洲高血压管理指南》[6]、2014 年《日本高血压管理指南》(2014JSH)[2]，对于高血压合并心律失常的用药推荐基本一致，总结如下：

对于高血压合并室上性快速性心律失常的患者，优先选择非二氢吡啶类钙通道阻滞剂和 β 受体阻滞剂；对于高血压合并心动过速，尤其是交感神经活性增高的患者，优先选择 β 受体阻滞剂；二氢吡啶类药物相对禁用于快速性心律失常患者。

对于高血压合并缓慢心率的患者，非二氢吡啶类钙通道阻滞剂和 β 受体阻滞剂禁用于病态窦房结综合征、二度和三度房室传导阻滞患者。

对于高血压合并房颤的患者，应考虑将 ACEI 和 ARB 作为新发或复发房颤高风险患者的降压药物。房颤心室率控制可选择 β 受体阻滞剂和非二氢吡啶类钙通道阻滞剂。

尽管近几年对于 β 受体阻滞剂是否可以作为一线降压药物可能是高血压指南最具争议的问题，如 2014JSH[2]认为对于无强制适应证的高血压患者，不建议将 β 受体阻滞剂作为一线降压药；JNC8[1]中 β 受体阻滞剂退出一线，降至四线，与螺内酯同等地位；2015 年《加拿大高血压教育计划对血压测量、高血压诊断危险因素评估高血压预防与治疗的推荐指南》[10]不建议老年高血压患者首选 β 受体阻滞剂。但对于合并心动过速的高血压患者 β 受体阻滞剂和非二氢吡啶类钙通道阻滞剂仍是首选。

（吴寸草　郭继鸿）

参考文献

[1] James P A，Oparil S，Carter B L，et al. 2014 evidence-based guideline for the management of high blood pressure in adults：report from the panel members appointed to the Eighth Joint National Committee (JNC 8). Jama，2014，311 (5)：507-20.

[2] Shimamoto K，Ando K，Fujita T，et al. The Japanese Society of Hypertension Guidelines for the Management of Hypertension (JSH 2014). Hypertension research：official journal of the Japanese Society of Hypertension，2014，37 (4)：253-390.

[3] Page R L，Joglar J A，Caldwell M A，et al. 2015 ACC/AHA/HRS Guideline for the Management of Adult Patients With Supraventricular Tachycardia：A Report of the American College of Cardiology/American Heart Association Task Force on Clinical Practice Guidelines and the Heart Rhythm Society. Journal of the American College of Cardiology，2016，67 (13)：e27-e115.

[4] 中华医学会心血管病学分会，中华心血管病杂志编辑委员会. β 肾上腺素能受体阻滞剂在心血管疾病应用专家共识. 中华心血管病杂志，2009，37 (3)：195-209.

[5] 孙宁玲，霍勇，葛均波，等. 非二氢吡啶类钙拮抗剂在心血管疾病中应用的专家建议. 中华内科杂志，2015，54 (3)：272-277.

[6] Mancia G，Fagard R，Narkiewicz K，et al. 2013 ESH/ESC guidelines for the management of arterial hypertension：the Task Force for the Management of Arterial Hypertension of the European Society of Hypertension (ESH) and of the European Society of Cardiology (ESC). European Heart Journal，2013，34 (28)：2159-2219.

[7] January C T，Wann L S，Alpert J S，et al. 2014 AHA/ACC/HRS guideline for the management of patients with atrial fibrillation：a report of the American College of Cardiology/American Heart Association Task Force on practice guidelines and the Heart Rhythm Society. Circulation，2014，130 (23)：e199-267.

[8] 中国高血压防治指南修订委员会. 中国高血压防治指南 2010. 高血压杂志，2011，19 (8)：701-743.

[9] Chiang C E，Wang T D，Ueng K C，et al. 2015

guidelines of the Taiwan Society of Cardiology and the Taiwan Hypertension Society for the management of hypertension. Journal of the Chinese Medical Association: JCMA, 2015, 78 (1): 1-47.

[10] Daskalopoulou S S, Rabi D M, Zarnke K B, et al. The 2015 Canadian Hypertension Education Program recommendations for blood pressure measurement, diagnosis, assessment of risk, prevention, and treatment of hypertension. The Canadian Journal of Cardiology, 2015, 31 (5): 549-568.

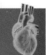

第十九章　心室肥厚患者的高血压

高血压引起的左心室肥厚（left ventricular hypertrophy，LVH）是血压升高后心脏对血流动力学负荷增加的一种适应性反应。心室肥厚是原发性高血压患者靶器官损害的主要表现之一。LVH 的产生是心脏为了维持正常的左心室泵血功能，借助结构的改变对过度的压力负荷产生代偿。高血压引起的左心室肥厚通常表现为左心室壁厚度的增加，伴有或不伴有左心室腔的扩大。左心室肥厚患者心肌梗死、心力衰竭以及恶性心律失常的发病明显增加。高血压左心室肥厚早期可能没有临床表现，但可以进展为心力衰竭（射血分数降低或保留）等临床情况对患者造成严重不良影响，因此了解高血压引起左心室肥厚的机制并延缓左心室肥厚的发生具有重要的临床意义。

第一节　高血压导致心室肥厚的机制

高血压导致左心室肥厚的机制较为复杂。左心室肥厚的发生可出现在临床诊断高血压病之前[1]。临床因素也会影响高血压和左心室肥厚的关系，如研究发现相同的血压水平女性较男性更易出现左心室肥厚，降压治疗后则更不易进展为左心室肥厚[2]。高血压引起心室肥厚与多种机制有关，包括机械性因素、神经体液因素和遗传因素等。

一、机械性因素

高血压病时，周围血管阻力增加，心脏压力负荷过重，刺激心肌纤维蛋白合成，心肌细胞体积增大，导致心室肥厚。动脉壁顺应性下降、脉压增大等因素均与左心室肥厚的发生有关。压力负荷信号可通过牵张敏感性离子通道（包括 Na^+ 通道、Na-H 泵、K^+ 泵等）和细胞外基质-整合素-细胞骨架系统进行转导，从而诱发各种肥厚反应，包括蛋白激酶激活、基因表达程序重排和蛋白质的合成增加。

二、神经体液因素

与高血压 LVH 有关的神经体液因素包括交感神经系统、肾素-血管紧张素-醛固酮系统（re-nin angiotensin aldosterone system，RAAS）、内皮素（endothelin，ET）等。

交感神经-肾上腺素系统活性增高在高血压 LVH 的形成和发展中起重要作用。高血压状态下交感神经兴奋性升高，从而引起交感神经末梢突触前膜释放去甲肾上腺素（norepinephrine，NE）增多，NE 通过兴奋 α_1-肾上腺素能受体使心肌细胞信使核糖核酸（mRNA）表达增加，蛋白合成增多。β-肾上腺素能受体兴奋使心肌收缩增强，心率加快，糖原和环磷酸腺苷生成增加，促使心肌细胞总蛋白和非收缩蛋白合成，出现心肌细胞肥大。

循环中的 RAAS 与心脏局部的 RAAS 系统共同参与心肌肥厚的过程。血管紧张素 Ⅱ 能刺激细胞蛋白合成，参与了心肌肥厚的早期信号传导。在各种神经内分泌因素中，血管紧张素 Ⅱ 对 LVH 的形成影响最大。血管紧张素 Ⅱ 诱导的心肌肥大主要是通过其 Ⅰ 型（angiotensin Ⅱ type 1，AT1）受体介导。醛固酮是人体内最重要的盐皮质激素。Pouleur 等[3]研究发现高血压病患者醛固酮受体数量与左心室质量指数（left ventricular mass index，LVMI）呈正相关，提示高血压病 LVH 的形成与醛固酮受体的数量增多有关。

内皮素是一种具有强大血管收缩作用的活性多肽，局部心肌组织中 ET 过度生成与心肌肥厚的发生密切相关。ET 有 ET-1、ET-2、ET-3 和血管活性肠收缩肽四个亚型，其中 ET-1 与心肌肥厚关系最为密切，ET-1 可通过激活一系列信号转导途径引起心肌细胞钙超载以及原癌基因表达，促进 DNA 和蛋白质合成，进而促进心肌肥厚发生。

三、细胞因子

心脏由大量心肌细胞、成纤维细胞、上皮细胞、平滑肌细胞及免疫系统细胞等构成，这些不同细胞构成一个整体，通过相互联系共同维持心脏结构及功能。细胞因子是一类由细胞产生的、具有调节细胞功能的高活性蛋白质多肽分子。它通过自分泌和旁分泌发挥作用，在调控细胞增殖、分化、生长和代谢活动中具有重要作用。在高血压等病理情况下，多种细胞因子构成的平衡状态被打破，正向调节纤维化和心肌肥大的细胞因子增加，并发生级联反应，而负向调节细胞因子减少，从而导致心室肥厚及纤维化重构。

1. 生长因子

大量的生长因子如胰岛素样生长因子（insulin-like growth factor，IGF）、转化生长因子-β（transforming growth factor-β，TGF-β）、血小板源生长因子（platelet-derived growth factor，PDGF）、表皮生长因子（epidermal growth factor，EGF）等均参与了高血压 LVH 过程。各种肥大刺激信号如机械牵拉、血管紧张素 Ⅱ、ET-1 等可诱导心肌细胞及心肌成纤维细胞生成大量的生长因子，这些生长因子与其细胞膜上受体结合，激活胞内一系列信号转导途径，导致基因转录和蛋白质合成，出现心肌细胞肥大。同时这些生长因子通过自分泌和（或）旁分泌方式一方面刺激成纤维细胞增生，胶原纤维和其他细胞外基质成分合成，促使心肌细胞发生间质纤维化。

2. 炎症细胞因子（inflammatory cytokines）

炎症因子是一类与炎症有关的细胞因子，由免疫细胞（如单核-巨噬细胞、淋巴细胞）和某些非免疫细胞（如血管内皮细胞、表皮细胞、成纤维细胞）产生和分泌，包括肿瘤坏死因子-α（TNF-α）和白细胞介素（IL）等，通常是可调节细胞分化增殖和诱导细胞发挥功能的多肽、蛋白质或糖蛋白，具有免疫调节作用，参与细胞生长、分化、修复和免疫过程。炎症因子又可分为促炎性因子（如 TNF-α、IL-6、IL-1）和抗炎性因子（如 IL-4、IL-10）。在高血压患者的机体内，巨噬细胞活化，引起多种炎症因子的释放，这些炎症因子相互作用，通过免疫调控网络参与 LVH 的发生和发展过程。在与心肌肥厚相关的炎症因子中，心肌营养素-1（cardiotrophin-1，CT-1）最被人们关注。CT-1 为 185 个氨基酸多肽，属于 IL-6 家族成员。CT-1 与 gp130（glyco-protein 130）受体结合，通过 JAK-STAT（janus kinase-signal transduction and activator of transcription）通路诱导心肌细胞肥大。此外，CT-1 还能促进成纤维细胞的生长及胶原的合成，从而对心室重塑起作用。TNF-α 是另一种与心肌肥厚相关的炎症因子。TNF-α 可通过 NF-kappaB 和 p38 MAPK 途径抑制过氧化物酶体增殖物激活受体共活化物 1-α（peroxisome proliferator activated receptor coactivator 1 α，PGC-1 α），导致葡萄糖氧化增加，酮酸脱氢酶激酶 4 表达下调，减弱过氧化物酶体增生物激活受体（peroxisome proliferator activated receptors，PPARs）及甾醇相关受体 α 的转录因子的 DNA 结合活性，从而导致心脏发生肥厚重塑。此外，研究显示脂联素（APN）和白细胞介素-8（IL-8）也与心肌肥厚的发生有关。

当心肌细胞受到外界的机械张力刺激或神经体液调节时，细胞能通过内分泌、旁分泌或自分泌等形式释放各种因子，它们与心肌细胞膜上的相应受体相互作用，启动心肌细胞的肥大反应过程。在心肌肥大中可能存在 3 种跨膜信号转导途径：①G 蛋白偶联的受体，如血管紧张素 Ⅱ 的 AT1 受体，ET-1 的 ETA 受体及 NE 等的受体。②具有酪氨酸激酶活性的生长因子受体，除 TGF-β 和 IGF-1 外，大多数生长因子的受体都是跨膜的受体酪氨酸激酶。③可利用胞质非受体酪氨酸激酶的细胞因子受体。

第二节　高血压心室肥厚的诊断标准

高血压心脏损害突出的结构改变是左心室肥厚，多以左心室重量的增加来判断。Verdecchia 等的研究表明原发性高血压患者左心室质量是心血管死亡的独立危险因素[4]。

临床上广泛应用的心电图和超声心动图是诊断左心室肥厚的有用工具。《中国高血压防治指南 2010》中诊断左心室肥厚采用的标准是：心电图：Sokolow-Lyon 指数 $R_{V5} + S_{V1} > 38$ mm 或 Cornell 指数（$R_{aVL} + S_{V3}$）× QRS 波群时间 > 2440 mm × ms；超声心动图左心室质量指数（LVMI）：男 ≥125g/m², 女 ≥120 g/m²[5]。

使用超声心动图诊断 LVH 需用公式计算左心室质量（LVM）和左心室质量指数（LVMI），LVM 公式适用于无重要的左心室畸形病变患者的评估[6]。左心室质量 LVM（g）= 0.8× ｛1.04 ［（LVIDd ＋ PWTd ＋ SWTd）³-（LVIDd）³］｝ ＋0.6；左心室质量指数 LVMI（g/m²）＝LVM/BSA。上述公式中，LVIDd：左心室舒张末期容积；PWTd：舒张末期后壁厚度；SWTd：舒张末期室间隔厚度；BSA：体表面积。相对室壁厚度计算公式：RWT＝（2×PWTd）/ LVIDd。

第三节　高血压心室肥厚与肥厚型心肌病的鉴别要点

心肌肥厚包括原发性心肌肥厚和继发性心肌肥厚，原发性心肌肥厚即肥厚型心肌病，继发性心肌肥厚最常见的为高血压继发左心室肥厚。肥厚型心肌病（hypertrophy cardiomyopathy，HCM）是指并非完全因心脏负荷异常引起的左心室室壁增厚，以非对称性心肌肥厚为特征，病变主要累及室间隔。HCM 的遗传基础是编码心肌肌小节蛋白的基因突变，病理生理机制复杂，主要改变以心室肌肥厚为特点，主要涉及室间隔增厚，导致左心室腔容积显著减少，左心室血液充盈受阻，舒张期顺应性下降，左心室流出道压力阶差上升、二尖瓣反流、舒张功能异常和心肌相对缺血等血流动力学改变。根据左心室流出道有无梗阻又可分为梗阻性和非梗阻性肥厚型心肌病，至少 25% 的患者存在不同程度的左心室流出道梗阻。

2014 年《欧洲肥厚型心肌病诊断和治疗指南》中肥厚型心肌病的诊断标准为[7]：①成人中 HCM 定义为：任意成像手段（超声心动图、心脏磁共振成像或计算机化断层显像）检测显示，并非完全因心脏负荷异常引起的左心室心肌某节段或多个节段室壁厚度 ≥15 mm。遗传或非遗传疾病可能表现出来的室壁增厚程度稍弱（13～14 mm），对于这部分患者，需要评估其他特征以诊断是否为 HCM，评估内容包括家族病史、非心脏性症状和迹象、心电图异常、实验室检查和多模式心脏成像。②儿童：与成人中一样，诊断 HCM 需要保证 LV 室壁厚度 ≥预测平均值＋2SD（即 Z 值＞2，Z 值定义为所测数值偏离平均值的 SD 数量）。③亲属：对于 HCM 患者的一级亲属，若心脏成像（超声心动图、心脏磁共振成像或 CT）检测发现无其他已知原因的 LV 室壁某节段或多个节段厚度 ≥13 mm，即可确诊 HCM。对高血压患者诊断肥厚型心肌病的标准更加严格，左心室壁厚度＞20 mm 时考虑肥厚型心肌病。

临床上高血压引起的左心室肥厚和肥厚型心肌病并存高血压的鉴别有一定困难。但仔细区分还是有所不同，首先 HCM 和高血压继发左心室肥厚的形态学特征不同。HCM 主要以不对称性左心室肥厚为特征，主要表现为室间隔增厚，肥厚程度从轻度（13～15 mm）到重度（≥30 mm）不等；而高血压继发左心室肥厚主要表现为对称性左心室壁增厚，通常不会超过 15 mm。从遗传学方面来看，HCM 为常染色体显性遗传单基因疾病，已经发现至少 18 个基因发生突变后可以导致 HCM，其中 10 个为编码肌小节蛋白的基因。

而高血压继发左心室肥厚的遗传不遵循孟德尔遗传模式，其发生受多个基因及环境因素的影响，并存在基因-环境间相互作用，也称多因素疾病。

第四节　高血压合并梗阻或非梗阻性肥厚型心肌病的治疗及注意事项

肥厚型心肌病流出道有梗阻者避免使用增强心肌收缩力和减少心脏容量负荷的药物（如洋地黄、硝酸酯类和利尿剂），药物治疗常用 β 受体阻滞剂和非二氢吡啶类钙通道阻滞剂。所以对高血压合并梗阻性肥厚型心肌病的患者应避免使用利尿剂和硝酸酯类药物降压。血管紧张素转化酶抑制剂（ACEI）也不推荐，若出现明显心功能不全的表现，心力衰竭的终末阶段可适当应用。

一、药物治疗

1. β 受体阻滞剂

β 受体阻滞剂因其可减弱心肌收缩力，减轻流出道梗阻，减少心肌氧耗，且能减慢心率，可改善心肌顺应性，是 HCM 患者的一线用药。有限的研究结果显示，应用 β 受体阻滞剂可同时改善梗阻性和非梗阻性肥厚型心肌病患者的临床症状。即使在无症状患者，β 肾上腺素能受体阻滞剂也可预防猝死和降低肥厚型心肌病患者的死亡率。可从小剂量开始，根据心室率和流出道压力差水平逐渐调整到最大耐受剂量，无不良反应者

应坚持服药，避免突然停药。

2. 钙通道阻滞剂

非二氢吡啶类钙通道阻滞剂可选择性抑制细胞膜钙内流，降低细胞膜钙结合力和细胞内钙利用度，降低左心室收缩力，改善心室顺应性和心室流出道梗阻，首选维拉帕米和地尔硫䓬。由于钙通道阻滞剂具有血管扩张作用，严重流出道梗阻患者用药初期需严密观察。

3. 丙吡胺

为 I a 类抗心律失常药物，降低左心室流出道梗阻作用最强。丙吡胺可加速房室结传导，因此，心房颤动患者应用时需加用 β 受体阻滞剂，预防室性心动过速。

二、非药物治疗

对肥厚型心肌病患者，静息状态下流出道梗阻或负荷运动时左心室流出道压力阶差≥50 mmHg，伴严重活动受限、劳力性呼吸困难、胸痛、晕厥且内科治疗无效者，可考虑行室间隔化学消融术或外科手术治疗。

第五节　各类降压药对心室肥厚的影响

对心室肥厚的患者，降压治疗是首要的和根本的治疗手段。通过严格控制血压水平可以逆转 LVH。LIFE 研究随访 4 年事后分析显示合并 LVH 的高血压患者心肌梗死风险是 LVH 逆转患者的 2.65 倍，心血管死亡风险是 LVH 逆转患者的 3.07 倍。但并不是所有的降压药都有减轻或者逆转 LVH 的作用。

1. 肾素-血管紧张素-醛固酮系统（RAAS）阻滞剂

在高血压病患者中，心血管系统组织局部的

RAAS 处于激活状态。肾素和血管紧张素转化酶（ACE）是该系统激活过程的两个关键性限速酶，而二者催化产生的血管紧张素 II 目前已知大部分是通过其 1 型受体（AT1R）起作用的。因而，阻断 RAAS 的病理作用可从上述 3 个位点着手，即抑制肾素以减少血管紧张素原的转化；采用 ACE 抑制剂（ACEI）可减少血管紧张素 II 的产生；拮抗 AT1R 也可以阻断其升压及其他病理作用。

（1）肾素抑制剂：肾素抑制剂能有效地、高

选择性地抑制 RAAS，具有抗交感神经系统作用，能避免血管扩张后反射性的心动过速；能改善心力衰竭患者的血流动力学。研究显示口服肾素抑制剂对轻中度的高血压患者有效且具有与厄贝沙坦和安慰剂一样的安全性和耐受性。

（2）ACEI：ACEI 使循环和心肌局部血管紧张素Ⅱ浓度降低，从而阻断血管紧张素Ⅱ的作用，降低其缩血管作用，并降低醛固酮水平，阻止水钠潴留，减轻心脏负荷及减少缓激肽的降解而提高缓激肽水平，诱导 NO 和前列腺素分泌，扩张血管，减轻外周阻力从而减弱血管紧张素Ⅱ对心肌的刺激并促进心肌胶原降解，其综合作用为逆转靶器官和血管壁的不良重塑。ACEI 不仅能有效降压，对血脂和血糖代谢也无不良影响，而且具有多器官保护作用，能防止和逆转心室重构，为临床上广泛应用的一类降压药物。

血管紧张素Ⅱ的 AT1 受体拮抗剂（ARB）：ARB 降压作用长效、平稳，可抑制 LVH，具有肾保护作用和预防卒中的作用。其对收缩压和舒张压均有作用，对电解质、肌酐清除率、尿量或尿钠排泄无明显影响。ARB 由于其不影响缓激肽系统而无干咳等副作用，因而是一类较好的具有降压和逆转 LVH 作用的药物。LIFE 试验中一个氯沙坦亚组的研究表明，单纯收缩期高血压和以心电图标准判断的 LVH 患者，其逆转高血压 LVH 的效果优于阿替洛尔。研究表明，替米沙坦不仅降压效果肯定，还能显著改善高血压患者的 LVH 及舒张功能，同时逆转常规检查不易发现的早期肾功能损害，即能有效保护心肾功能。ARB 的逆转高血压 LVH 的作用与 ACEI 相似。

2. 钙通道阻滞剂（CCB）

CCB 能有效降压，减少胶原蛋白含量，也可减轻左心室质量，从而预防或者逆转心肌纤维化。其逆转 LVH 的机制为：扩张阻力血管，减轻心脏后负荷，使心肌作功减少，使 LVH 减轻。血管紧张素Ⅱ通过刺激交感神经系统兴奋或者组织局部血管紧张素Ⅱ直接促进心肌蛋白合成，使心肌细胞肥大而致 LVH；血管紧张素Ⅱ的这些作用依赖于细胞内的钙水平，需要钙离子介导，CCB 通过减少细胞钙而阻断血管紧张素Ⅱ的作用使 LVH 减轻。

3. 醛固酮（Ald）受体拮抗剂

由于拮抗 Ald 的作用可使心肌纤维化减轻或消退，因而干预 Ald 与其受体结合是减轻心肌胶原沉积的有效途径。有研究显示醛固酮受体拮抗剂依普利酮在控制血压和逆转 LVH 方面的作用和依那普利相似，而两药合用较单用依那普利更能有效地降低收缩压和左心室质量。

第六节　指南解读

2014《欧洲肥厚型心肌病诊断和治疗指南》中提到临床上高血压引起的左心室肥厚和肥厚型心肌病并存高血压的鉴别有一定困难[7]。降压治疗后左心室肥厚减轻更不支持肥厚型心肌病的诊断。

2013 年 ESH/ESC《高血压管理指南》强调了高血压引起的左心室肥厚会导致 10 年心血管风险高于 20%。多项研究提示血压的下降会伴随着高血压左心室肥厚的减轻。在随机对照试验中，ARB、ACEI 和钙通道阻滞剂对逆转高血压左心室肥厚优于 β 受体阻滞剂[8]。LIFE 研究入选高血压伴左心室肥厚的患者，结果显示左心室重量的下降明显伴随着心血管事件的减少。《中国高血压防治指南 2010》中也推荐可以逆转左心室肥厚的降压药物为钙通道阻滞剂、ACEI、ARB 类药物。

（刘传芬）

参考文献

[1] Lawler PR，Hiremath P，Cheng S. Cardiac Target Organ Damage in Hypertension：Insights from Epidemiology. Curr Hypertens Rep，2014，16：446.

[2] Okin PM，Gerdts E，Kjeldsen SE，et al. Gender differences in regression of electrocardiographic left

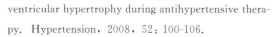

ventricular hypertrophy during antihypertensive therapy. Hypertension, 2008, 52: 100-106.

[3] Pouleur AC, Uno H, Prescott MF, et al. Suppression of aldosterone mediates regression of left ventricular hypertrophy in patients with hypertension. J Renin Angiotensin Aldosterone Syst, 2011, 12: 483-490.

[4] Verdecchia P, Carini G, Circo A, et al. Left Ventricular Mass and Cardiovascular Morbidity in Essential Hypertension: The MAVI Study. J Am Coll Cardiol, 2001, 38: 1829-1835.

[5] 中国高血压防治指南修订委员会. 中国高血压防治指南2010. 中华心血管杂志, 2011, 39 (7): 579-616.

[6] Lang RM, Bierig M, Devereux RB, et al. Recommendations for chamber quantification. Eur J Echocardiogr, 2006, 7: 79-108.

[7] Authors/Task Force members, Elliott PM, Anastasakis A, Borger MA, et al. 2014 ESC Guidelines on diagnosis and management of hypertrophic cardiomyopathy: the Task Force for the diagnosis and management of hypertrophic cardiomyopathy of the European Society of Cardiology (ESC). Eur Heart J, 2014, 35 (39): 2733-2779.

[8] Mancia G, Fagard R, Narkiewicz K, et al. 2013 ESH/ESC guidelines for the management of arterial hypertension: the Task Force for the Management of Arterial Hypertension of the European Society of Hypertension (ESH) and of the European Society of Cardiology (ESC). Eur Heart J, 2013, 34: 2159-2219.

第二十章　免疫系统疾病患者的高血压

第一节　概　　述

风湿病是一大类病因各不相同，但均累及骨、关节及周围软组织的疾病。临床中最为常见的风湿性疾病有四大类，即弥漫性结缔组织病、脊柱关节炎、骨关节炎和晶体性关节炎。其中，弥漫性结缔组织病包括类风湿关节炎、系统性红斑狼疮（SLE）、硬皮病、血管炎、干燥综合征等。风湿病发病率高，且有一定的致残率，危害人类健康的同时给社会和家庭带来了沉重的经济负担。

一、风湿病与高血压

风湿病的共同特点是临床表现为多系统损害和血清中有大量的自身抗体，病理特点为累及大小不等的血管炎。当血管炎累及大动脉、肾血管以及肾实质时，患者即可出现不同程度的高血压。高血压病在风湿病人群中并不少见。以 SLE 为例，队列研究报道高达 74% 的患者同时伴有高血压病，而在同龄人群中高血压患病率仅为 2.7%～14%。对风湿病伴高血压患者进行血压动态随访和及时药物干预，是非常必要的也是保证患者生活质量、生存率的主要措施之一。

二、风湿病伴发高血压的机制

不同的风湿病继发高血压的机制不完全相同，可分为①风湿病累及肾动脉及其分支，肾供血不足，造成血管紧张素Ⅱ上升，血压升高，主要的风湿病有：系统性硬化病、结节性多动脉炎、大动脉炎、白塞病等。②风湿病累及肾实质病变，肾单位大量丢失，导致水、钠潴留和细胞外容量增加，以及肾素-血管紧张素-醛固酮激活、排钠减少，导致高血压，高血压又进一步升高肾小球内囊压力，形成恶性循环，加重肾脏病变。这类风湿病包括狼疮肾炎、原发性干燥综合征、显微镜下血管炎、类风湿关节炎等。③风湿病直接累及大血管，如主动脉缩窄，这类风湿病主要为大动脉炎、白塞病。④非风湿病本身的其他因素有：长期服用某些抗风湿药（如环孢素 A、肾上腺皮质激素、非甾体消炎药等）及因慢性炎症引起的肾淀粉样变等。

三、治疗原则

由于高血压在风湿病患者中具有较高的发病率，在风湿病患者首诊及治疗过程中，需提高筛查高血压病的意识，一旦确诊高血压病，除积极控制其高血压外，尚需治疗其原发风湿病。

风湿病人群的血压控制目标与其他人群相似，一般血压控制目标值应＜140/90 mmHg。糖尿病、慢性肾病、心力衰竭或病情稳定的冠心病合并高血压患者，血压控制目标值＜130/80 mmHg。对于老年收缩期高血压患者，收缩压控制于 150 mmHg 以下。目前常用降压药物归纳为五大类，即利尿剂、β 受体阻滞剂、钙通道阻滞剂、血管紧张素转化酶抑制剂和血管紧张素Ⅱ受体拮抗剂。不同种类降压药具体应用与一般人群类似，遵循小剂量开始，优先选择长效制剂，联合用药及个体化的原则。

风湿病合并高血压患者的治疗有其特殊性。由于风湿病患者出现高血压可能预示着有早期肾脏、大血管受累，出现药物毒性等，因此，对于伴发高血压的风湿病患者，还必须仔细评估原发风湿病的活动度、受累器官，以及是否出现了药物毒性等。根据这些评估结果，进一步调整风湿病治疗药物。

风湿病中大动脉炎、系统性红斑狼疮和系统性硬化症是引起血压升高的主要病种，以下各节就上述疾病的临床表现、引起高血压的主要机制、诊断和治疗原则做一简要介绍。

（章丽娜　张学武）

第二节　大动脉炎与高血压

一、定义

大动脉炎（Takayasu arteritis，TA）由日本眼科医师 Takayasu 于 1908 年首次报道，故又名 Takayasu arteritis，该病是一种原因不明的慢性进行性非特异性血管炎性疾病，常累及主动脉及其主要分支如头臂动脉干、锁骨下动脉、椎动脉、颈动脉、肺动脉、冠状动脉及肾动脉等，导致相应部位血管的狭窄甚至闭塞，从而引起相应症状和体征。由于本病发病率低、疾病早期缺乏特异的临床表现，加之临床医师认识不足，常导致该病不能得到及时诊治。

临床上，达半数以上大动脉炎患者并发高血压，或因高血压为首发表现，故充分认识大动脉炎和高血压关系或将有助于及时确诊该病，进一步改善患者预后[1]。

二、流行病学

大动脉炎发病率在世界范围内低于 3/100万，亚洲发病率相对较高；欧美国家患病率＜10/100 万，而日本则高达 40/100 万。大动脉炎常在 40 岁前发病，女性多见，男女发病比例约为 1∶9，近年男性发病率也有所增加[2]，30 岁以前发病率超过 90％。有研究表明，在患病群体中，黑种人比白种人确诊时间早约 10 年，且黑种人相对于白种人病情更容易复发、预后也较差。10 年生存率仅为 67％，远低于白种人 95％的生存率。在发病率较高的亚洲，10 年生存率，印度为 80％～85％，韩国为 87％，数据显示在日本该病 15 年生存率已达 95％，这一差异一方面可能与种族相关，另一方面可能与对本病的认识及诊疗水平相关[3-4]。

三、发病机制

大动脉炎病理表现为动脉外膜增厚、中膜白细胞浸润、内膜增厚，而发病机制目前尚不明确，可能与遗传、感染性激素、细胞及体液免疫机制相关。

遗传学研究发现，HLA-B52 基因在日本大动脉炎患者中的表达显著增加；大动脉炎女性患者多发，且女性患者雌激素水平高于健康对照女性，提示雌激素可能参与了大动脉炎发病；体液及细胞免疫可能参与了大动脉炎的发病，有研究者认为部分大动脉炎患者血清中的抗内皮细胞抗体诱导 E 选择素高表达，进而增加 IL-4、IL-6 及 IL-8 分泌。此外，TNF-α 在大动脉炎患者表达增高，以及 TNF-α 拮抗剂治疗有效进一步提示发病机制中免疫因素的重要地位[5]。

大动脉炎导致继发性高血压的可能机制为：①累及肾动脉，引起肾动脉狭窄导致肾血管性高血压，临床可见以舒张压升高为主要表现；②累及胸腹主动脉，导致主动脉严重狭窄引发主动脉缩窄性高血压，心脏泵出的血液绝大部分流向上肢，临床表现为上肢血压显著升高，下肢血压偏低或难以测出；③累及升主动脉，炎症破坏动脉壁中层导致升主动脉扩张或出现升主动脉瘤，继发主动脉瓣相对关闭不全，临床表现为收缩期高血压；④长期动脉炎症导致动脉硬化继发高血压[6]。

四、临床表现

1. 临床症状及体征

（1）一般症状：部分患者以非特异性症状为首发表现，其中发热最为常见，约 10％患者表现为发热；而关节痛、乏力、消瘦、纳差及皮疹也是大动脉炎患者的常见症状，上述症状可急性或隐匿性出现，因缺乏特异性，易被忽视或误诊。

（2）高血压：是大动脉炎最常见的并发症，约70％患者存在高血压，包括原发性高血压和继发性高血压，大动脉炎引起继发性高血压原因较多，其中肾动脉或主动脉狭窄后所导致的继发性高血压相对多见。患者多以高血压起病，也是大动脉炎常见的就诊原因[7]。部分患者表现为经积极降压治疗仍不能控制的顽固性高血压，应警惕大动脉炎继发高血压可能。

（3）心脏受累：患者可因大动脉炎累及冠状动脉导致血管狭窄缺血出现心绞痛、心肌梗死、心力衰竭、心脏瓣膜疾病、肺动脉高压、心包炎等。

（4）脑血管受累：常见头晕、晕厥、卒中、颅内压升高、截瘫等，其中头晕最为常见，也是多数患者的初诊症状。

（5）其他：严重的动脉狭窄缺血尚可出现间歇性跛行、肾功能受损、肢体坏疽等临床表现。

2. 实验室检查

大动脉炎缺乏特异的血清标志物和监测疾病活动的可靠实验室指标，临床上习惯用C反应蛋白（CRP）和动态红细胞沉降率（ESR）作为疾病活动的检测指标。

（1）CRP：常作为判断大动脉炎活动与否的重要标志之一，疾病活动时CRP可升高，疾病稳定时CRP可趋于正常，但是CRP正常，并不等同于疾病缓解。

（2）ESR：临床意义与CRP相同，也常作为本病活动度评价指标之一，意义同CRP。

（3）其他：部分患者在疾病活动时伴随白细胞或者血小板升高。

3. 影像学检查

（1）彩色多普勒超声检查：可探查主动脉及其分支有无狭窄或闭塞，了解肢体血流情况，还可测定病变动脉的远、近端血流及波形，远端探查较为困难，可测定肢体动脉压力。

（2）眼底检查：眼底改变为多发性大动脉炎的一项重要临床表现。

（3）计算机化断层显像（CT）及磁共振成像：可显示受累血管病变，肺动脉型和冠状动脉

型大动脉炎易被忽略，应注意相应部位的CT血管造影（CTA）检查，磁共振成像检查可通过血管壁水肿情况反映疾病活动程度。

（4）血管造影：对头臂血管、胸-腹主动脉、肾动脉、肺动脉进行全面检查，明确狭窄部位、程度、侧支情况等。冠状动脉造影可明确冠状动脉狭窄的部位、程度，缺点是不能观察血管壁厚度。数字减影血管造影（DSA）是一种数字图像处理系统，为一项较好的筛选方法。

五、诊断标准

1990年美国风湿病学会制定了大动脉炎的分类标准，该标准具有较高的敏感性和特异性，分别是90.5％和97.8％，故被临床广泛应用于①发病年龄≤40岁：40岁前出现症状或体征。②肢体间歇性运动障碍：活动时1个或多个肢体出现逐渐加重的乏力和肌肉不适，尤以上肢明显。③肱动脉搏动减弱：一侧或双侧肱动脉搏动减弱。④血压差＞10 mmHg：双侧上肢收缩压差＞10 mmHg。⑤锁骨下动脉或主动脉杂音：一侧或双侧锁骨下动脉或腹主动脉闻及杂音。⑥血管造影异常：主动脉一级分支或上下肢近端的大动脉狭窄或闭塞，病变常为局灶或节段性，且不是由动脉硬化、纤维肌发育不良或类似原因引起的。

符合上述6项中的3项或3项以上者可诊断本病。而诊断大动脉炎继发高血压可能需要除外其他继发因素及原发性高血压等。

六、治疗

大动脉炎所并发的高血压多为继发性高血压，需要加用降压药物治疗，但常规或单纯降压治疗，多不能控制高血压，应强调大动脉炎本身的治疗[8]。

1. 糖皮质激素

所有大动脉炎患者，应尽早给予足量糖皮质激素［泼尼松1 mg/（kg·d）或等量其他糖皮质激素］诱导缓解，维持3～4周后逐渐减量。多数患者对治疗反应明显，但常于减量过程中病情复发，且鉴于长期应用糖皮质激素，要警惕高血压、糖尿病、感染及骨质疏松等不良反应，并推荐适时加用免疫抑制剂。

2. 免疫抑制剂

与糖皮质激素联合应用可增加疗效。临床较常应用的包括甲氨蝶呤、硫唑嘌呤、来氟米特、霉酚酸酯等，其中甲氨蝶呤和硫唑嘌呤应用经验较为丰富，对于治疗反应较差者，可考虑换用其他免疫抑制剂，使用过程应严密监测血尿常规及肝肾功能，警惕骨髓抑制、肝功损害等不良反应。

3. 生物制剂

肿瘤坏死因子拮抗剂（TNF-α 拮抗剂）、CD20 单克隆抗体、IL-6 拮抗剂应用于大动脉炎已有文献报道，对于对糖皮质激素治疗反应差的患者可考虑应用。

4. 手术治疗

包括球囊扩张、血管成形术等，对于已存在严重动脉狭窄的患者，可考虑在疾病活动控制后行手术治疗，但手术不能取代药物治疗，同时应警惕血栓形成。

5. 其他

抗血小板治疗可能有助于降低局部缺血等不良事件，但疗效有待进一步确证。

大动脉炎继发高血压并不少见，而疾病预后也与高血压控制程度及造成相应器官并发症相关。因此需要临床医师充分掌握大动脉炎继发高血压相关诊治要点并予以积极治疗，从而提高患者生活质量并改善疾病预后。

（石连杰　徐婧）

第三节　系统性红斑狼疮与高血压

系统性红斑狼疮（systemic lupus erythematosis，SLE）是一种临床上常见的累及多系统、多器官的慢性自身免疫性疾病。高血压是 SLE 的常见临床表现，是影响 SLE 生存率的重要因素之一，但易被临床医师忽视，目前国内外相关报道日趋增多。引起 SLE 患者高血压的原因和发病机制多样，临床表现及治疗效果各异。

一、定义

系统性红斑狼疮继发高血压指临床表现及免疫学改变符合系统性红斑狼疮 1982 年或 2009 年美国风湿病协会（ACR）分类标准的系统性红斑狼疮患者，经明确诊断后出现血压升高达到世界卫生组织（WHO）制定的高血压诊断标准，收缩压 $\geqslant 140$ mmHg（1 mmHg = 0.133 kPa）和（或）舒张压 $\geqslant 90$ mmHg，不包括系统性红斑狼疮病情出现前即出现的高血压。

二、流行病学

高血压是 SLE 常见的临床表现之一，发生率为 12%～49%，平均为 28.8%，SLE 高发人群为育龄期女性患者，狼疮患者高血压发生率尚无全球性大规模临床数据，未患病女性的高血压发生率在 20～34 岁的人群中为 2.7%，在 35～44 岁的人群中为 14%[9]，而女性 SLE 患者在大多数的研究中都报道了很高的高血压发病率，可高达 74%[10-12]。

三、发病机制

目前高血压及系统性红斑狼疮的发病机制均尚不明确，基于相关研究一些学者提出了可能的机制。

1. 胆碱能抗炎通路损伤的相关机制

高血压的发病中神经系统的异常尤其是自主神经系统的异常起到了重要的作用，交感神经与副交感神经的张力失衡是导致高血压发生的重要原因[13]。SLE 患者中自主神经功能紊乱常见，一些研究发现 SLE 患者有迷走神经功能的损伤[14]，而迷走神经张力的减低提示存在胆碱能抗炎通路的损伤，而这一损伤的可能原因与狼疮患者的系统性炎症和慢性自身免疫紊乱所致的组织损伤相关[15]。类风湿关节炎及银屑病患者应用降低 T 淋巴细胞及 B 淋巴细胞的免疫抑制疗法可同时降低血压水平[16]。因此，可以认为 SLE 患者的慢性自身免疫紊乱状态可能导致胆碱能抗炎通路的损伤，进而在高血压的形成中起到重要作用。

2. 以炎性细胞因子为核心的相关机制

众所周知，SLE患者的组织及循环中一些炎性细胞因子是升高的，而研究表明循环中的肿瘤坏死因子-α（TNF-α）、白细胞介素-6（IL-6）、C反应蛋白（CRP）等与高血压相关[17]。过氧化物酶增殖激活受体-γ（PPARγ）表达的下调及雌激素介导的免疫细胞调节可能会促进炎性细胞因子的释放。这些炎性细胞因子可以促进肾血管内皮功能障碍[18]，引起血管紧张素Ⅱ（ANG Ⅱ）及内皮素-1（ET-1）在循环中的水平升高[19]，产生氧化应激[20]及促进胰岛素抵抗[21]。上述炎性细胞因子导致的相关机制可通过多种途径导致肾血管抵抗及肾小球滤过率（GFR）的下降，进而始动并维持高血压的形成。

四、临床表现

1. 临床症状及体征

SLE临床表现复杂多样。全身症状包括全身乏力不适、发热、体重下降、厌食等。其他系统受累表现包括：①皮肤与黏膜表现，典型的皮损为面颊部蝶形红斑，其他包括盘状红斑、光过敏、脱发、口腔溃疡、雷诺现象等；②关节和肌肉表现，主要表现为非侵蚀性多关节炎，部分患者可有肌无力及肌酶升高；③肾受累表现，肾是SLE的常见受累器官，约50％～70％的SLE病程中会出现临床肾脏受累，可表现为蛋白尿、血尿、管型尿，乃至肾衰竭，狼疮肾病（LN）的分型对估计预后和指导治疗具有积极的意义，不同类型LN出现高血压的概率亦不同；④神经系统表现，轻者仅有偏头痛、性格改变、记忆力减退或轻度认知障碍，重者可表现为脑血管意外、昏迷、癫痫持续状态等；⑤血液系统表现，SLE常出现贫血、白细胞减少、血小板减少；⑥其他受累脏器可包括肺、心脏、消化系统及眼部等，常见表现包括胸膜炎、胸腔积液、心包炎、心包积液、蛋白丢失性肠炎、肠系膜血管炎及结膜炎、葡萄膜炎、眼底改变、视神经病变等。

2. 实验室和辅助检查

活动期SLE的血细胞三系可有一系或多系减少，尿蛋白、红细胞、白细胞及管型尿提示肾受累。红细胞沉降率（血沉）在活动期常升高；C反应蛋白通常不高，合并感染或关节炎时可升

高；血清补体C3、C4与SLE活动呈负相关；SLE还常出现高γ球蛋白血症。抗核抗体（ANA）是SLE的筛选检查，ANA包括一系列针对细胞核中抗原成分的自身抗体。其中，抗双链DNA（ds-DNA）抗体与疾病活动及预后有关；抗Sm抗体为SLE标记性抗体，与疾病活动性无关，其他抗体包括抗组蛋白、抗RNP、抗SSA、抗SSB、抗磷脂抗体、抗红细胞抗体、抗血小板抗体及抗神经元抗体等。

五、诊断

SLE诊断较困难，有多系统受累表现及自身免疫的证据，应警惕SLE的可能，我国目前普遍采用美国风湿病学会1997年推荐的SLE分类标准（表20-1）。

该分类标准的11项中，符合4项或4项以上者，在除外感染、肿瘤和其他结缔组织病后，可诊断SLE。其敏感性和特异性分别为95％和85％。需要强调的是，患者的病情初始或许不具有分类标准中的4项，随着病情的进展方出现其他项目的表现，需注意密切随访。

六、治疗

（一）针对SLE的治疗

1. 一般治疗

向患者宣教正确认识疾病，消除恐惧心理，

表20-1　美国风湿病学会1997年推荐的SLE分类标准

1. 颊部红斑
2. 盘状红斑
3. 光过敏
4. 口腔溃疡
5. 非侵蚀性关节炎
6. 浆膜炎：胸膜炎或心包炎
7. 肾损害：尿蛋白0.5g/24 h或＋＋＋或细胞管型
8. 神经系统异常：抽搐或精神病，除外药物或已知的代谢紊乱
9. 血液学异常：溶血性贫血或白细胞减少，或淋巴细胞减少，或血小板减少
10. 免疫学异常：抗dsDNA抗体阳性，或抗Sm抗体阳性，抗磷脂抗体阳性（包括抗心磷脂抗体，或狼疮抗凝物，或至少持续6个月的梅毒血清试验假阳性三者中各具备一项阳性）
11. 抗核抗体阳性：在任何时候和未用药物诱发"药物性狼疮"的情况下，抗核抗体滴度异常

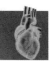

学会自我认识疾病活动的征象，配合治疗，遵从医嘱，定期随访。避免过多的紫外线暴露；对症治疗和去除各种影响疾病预后的因素，如注意控制高血压，防治各种感染。

2. 药物治疗

（1）轻型 SLE 的药物治疗：非甾体消炎药可用于控制关节炎；抗疟药可控制皮疹和减轻光敏感，有助于稳定 SLE 病情和减少激素的副作用；可短期局部应用激素治疗皮疹，尽量避免面部使用强效激素类外用药，全身小剂量激素（泼尼松 ≤10 mg/d）有助于控制病情；必要时可加用硫唑嘌呤、甲氨蝶呤等免疫抑制剂。

（2）重型 SLE 的药物治疗：常用药物包括①糖皮质激素，通常重型 SLE 的激素标准剂量是泼尼松 1 mg/(kg·d)，缓慢减量，维持治疗量尽量小于泼尼松 10 mg，在重要脏器受累情况下，可使用较大剂量 [2 mg/(kg·d)] 甚至使用甲泼尼龙冲击治疗（500~1000 mg/d），连续 3 天为 1 疗程；②免疫抑制剂，与糖皮质激素联合应用可增强疗效，常用的包括环磷酰胺、硫唑嘌呤、霉酚酸酯、环孢素、甲氨蝶呤等，对于部分难治病例，也可考虑应用 CD20 单抗等生物制剂。

（二）SLE 继发高血压的治疗

临床上大多数 SLE 患者的高血压是肾受累所致，另外，医源性因素如激素、环孢素等的使用，也是 SLE 出现高血压的另一重要原因。需尽可能去除可以造成高血压的因素，积极控制原发病。SLE 继发性高血压的治疗参照 JNC7[22]，建议 SLE 患者血压维持在 130/80 mmHg 以下。患者应注意监测血压，若血压 >140/90 mmHg，应密切观察，提供生活方式建议，限制钠盐摄入、锻炼、控制体重、节制饮酒[23]。如采取上述措施，血压仍 >140/90 mmHg，则考虑抗高血压药物治疗。根据 JNC7 指南，噻嗪类利尿剂是治疗 SLE 继发高血压安全有效的一线用药。血管紧张素转化酶抑制剂（ACEI）和（或）血管紧张素 Ⅱ 受体拮抗剂（ARB）及钙通道阻滞剂亦是有效的一线药物。由于 β 受体阻滞剂可能引起或加重雷诺现象，且可小概率诱发药物性狼疮，故作为二线用药。

SLE 继发高血压在临床并不少见，且与疾病预后及相应脏器并发症相关，应积极应对，实行健康的生活方式，必要时合理药物治疗，从而改善预后，提高患者生活质量。

第四节　系统性硬化与高血压

一、定义

系统性硬化或硬皮病（systemic sclerosis，SSc）是一种病因不明的、发病机制复杂的全身性结缔组织疾病，临床上以皮肤增厚和纤维化以及内脏器官（包括心、肺、肾和消化道等）受累为特征[24]。

SSc 合并高血压可继发于肾脏受累，亦可由其他因素所致，如药物副作用、共患疾病或继发于心肺疾病等。其中最重要的为硬皮病肾危象（SRC）[25]，SRC 常表现为突发血压急剧升高（恶性高血压）、高肾素血症、以血肌酐升高为征象的急性肾衰竭及微血管病性溶血，同时伴随头痛、高血压视网膜病变、高血压脑病、肺水肿等

一组症候群。如不及时干预，常于数周内死于心力衰竭及肾衰竭，是 SSc 的重要死因之一。

二、流行病学

SSc 的患病率为 10/10 万~30/10 万，发病高峰为 35~50 岁，女性多见 [女:男=(3~7):1]。以高血压为主要表现的 SRC 预后不良，发生于 5%~10% 的患者，且多见于弥漫性硬皮病。SRC 常出现在发病初期的 2~4 年，平均 8 个月，疾病晚期很少发生。在发现血管紧张素转化酶抑制剂（ACEI）之前，SRC 的病死率极高，而经 ACEI 治疗患者的预后改善了 60%，SRC 患者 1 年病死率从 76% 减少到 15%。然而，尽管给予

积极降压治疗，其 5 年生存率仍只有 65%。

正常。

三、发病机制

SSc 的发病机制复杂，整体来说包括三个主要特征：血管损伤和破坏，免疫系统的激活以及广泛的血管和间质纤维化，最终导致了胶原的过度产生和其他细胞外基质蛋白包括纤连蛋白、黏蛋白、原纤维蛋白Ⅰ和氨基葡萄糖在皮肤和其他器官的沉积。

血管内皮受损引起炎症和免疫反应活化，进而不断循环的血管损伤和脏器受损最终导致进行性中小动脉管腔闭塞、组织缺血和纤维化。在肾脏累及中表现为肾弓形动脉和小叶间动脉闭塞，肾血流减少和肾球旁细胞增生。这一继发性改变引起肾素和血管紧张素的升高，进而造成了肾血管收缩，最终导致高血压。

四、临床表现

SRC 患者的典型临床表现为恶性高血压，包括头痛、视力改变、充血性心力衰竭、肺水肿、意识模糊或高血压脑病相关的神经系统体征。高血压脑病的临床特征为急性或亚急性发作的嗜睡、乏力、意识模糊、头痛、视物异常（包括高血压视网膜病变所致的失明）、抽搐或脑出血。10% 的 SRC 患者血压可正常[26]。

新发贫血、无症状心包积液和心脏疾病可以早于 SRC 出现。实验室检查可表现为肌酐正常或升高，中等量以下的尿蛋白和（或）镜下血尿。肾功能不全多非 SRC 起病症状，常常出现在疾病未治疗的晚期。然而，肌酐可在数天内快速升高，且尿检异常并不严重——如 24 h 尿蛋白定量小于 2 g，少量血尿和颗粒管型。

微血管病性溶血性贫血和血小板减少可以先于 SRC 或与 SRC 同时发生，也可以是血压正常 SRC 患者的唯一表现，这种类型的 SRC 患者通常预后不良[27]。鉴于干预手段的不同，SRC 相关的血栓性微血管病（TMA）与特发性血栓性血小板减少性紫癜（TTP）的鉴别尽管困难，但格外重要。其中检测 ADAMTS［解聚素和金属蛋白酶（ADAM 家族）凝血酶敏感蛋白 1 结构域］-13 活性有助于鉴别诊断，其在硬皮病患者中水平

五、诊断标准

SSc 的分类标准有 1980 年美国风湿病学会（ACR）提出的经典分类标准，和 2013 年 ACR/EULAR（欧洲抗风湿病联盟）联合发布的 SSc 新分类标准[28]，分别见表 20-2、表 20-3。ACR/EULAR 制定的新 SSc 分类标准的使用要优于 1980 年 ACR 分类标准，其能够使更多的患者尽早被确诊为 SSc。

发生 SRC 的危险因素包括：①弥漫性皮肤型硬皮病，尤其是皮肤病变进展迅速者，局限性硬皮病出现 SRC 者罕见（1%～2%）；②大剂量激素治疗（>40 mg/d 泼尼松）或低剂量环孢素治疗；③小剂量激素的长期使用，故在硬皮病患者中尽量避免应用糖皮质激素，如有必要亦应控制在 10 mg/d 以下；④ANA 阳性（斑点型），抗 U3-RNP 阳性；⑤抗 RNA 聚合酶Ⅲ阳性。抗着丝点抗体阳性患者中 SRC 少见，抗拓扑异构酶Ⅰ常见于弥漫性皮肤型硬皮病，但其与 SRC 的相关性尚无报道。非恶性高血压、尿检异常、独立的肾素活动增加均非 SRC 发生的预测因素。

以下情况需考虑 SRC：硬皮病患者突发血压急剧升高，合并/不合并肾衰竭；突发肾衰竭，合并/不合并高血压；突发微血管病性溶血性贫血，合并/不合并高血压或肾衰竭。

表 20-2 1980 年 ACR 系统性硬化分类标准

主要条件：

近端皮肤硬化：手指及掌指/跖关节近端皮肤增厚、紧绷、肿胀，这种改变可累及整个肢体、面部、颈部和躯干（胸、腹部）。

次要条件：

(1) 指硬化：上述皮肤改变仅限手指；

(2) 指尖凹陷性瘢痕或指垫消失：由于缺血导致指尖凹陷性瘢痕或指垫消失；

(3) 双肺基底部纤维化：在立位胸部 X 线片上可见条状或结节状致密影，以双肺底为著，也可呈弥漫斑点或蜂窝状肺，但应除外原发性肺病所引起的这种改变。

判定：具备主要条件或 2 条及以上次要条件者可诊断为 SSc。雷诺现象、多发性关节炎或关节痛、食管蠕动异常、皮肤活检示胶原纤维肿胀和纤维化、血清中有 ANA、抗 Scl-70 抗体和抗着丝点抗体阳性均有助于诊断

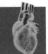
表 20-3　ACR/EULAR 系统性硬化分类标准

主要条目	亚条目	权重/评分
双手手指皮肤增厚并延伸至掌指关节（足以诊断）	—	9
手指皮肤增厚（仅计最高分）	手指肿胀	2
	指端硬化（延伸至PIP，未至MCP）	4
指端损害（仅计最高分）	指尖溃疡	2
	指尖凹陷性瘢痕	3
毛细血管扩张	—	2
甲襞毛细血管异常	—	2
肺动脉高压和（或）间质性肺病（最高2分）	肺动脉高压	2
	间质性肺病	2
雷诺现象		3
SSc 相关自身抗体（最高3分）	抗着丝点抗体	3
	抗拓扑异构酶抗体（抗 Scl-70 抗体）	3
	抗 RNA 聚合酶Ⅲ抗体	3

判定：总得分为各项最高评分的总和。总得分≥9分即可归类为SSc。PIP：近端指间关节；MCP：掌指关节

值得注意的是，无肾功能不全或尿检异常的非恶性高血压罕与 SRC 有关。此外，10%的 SRC 发生时血压正常，注意该类人群的识别。部分患者表现为进行性肾功能恶化（尤其是在血压控制后），应注意鉴别其他肾脏疾病，必要时行肾穿刺术协助明确病因、评估肾脏受损程度和预后。

六、治疗

在 ACEI 发现之前，硬皮病所致高血压肾危象几乎均为致死性的。经 ACEI 治疗的患者预后改善了 60%，目前较少见到死亡或终末期肾病病例。SRC 患者 1 年死亡率由 76%～85% 下降至 15%。虽然给予积极的降压治疗，SRC 的 5 年生存率仍然只有 65%。不良预后包括男性及血肌酐大于 3 mg/dl（265 μmol/L）。

ACEI 是 SRC 的标准治疗方案，其他相关药物（如 ARB）是否在治疗或预防 SRC 方面有效尚不清楚[29]。血管扩张剂前列腺素在改善肾血流量的同时也可快速控制血压。内皮素等参与了 SRC 发病，因此，应用特异性抑制剂干扰内皮素功能可能为 SRC 提供新的干预方向。研究表明，预防性使用 ACEI 并不能阻止 SRC 发生。

早期识别和及时干预是成功治疗的关键。一旦确诊，患者应收住入院并迅速开始 ACEI 治疗，应先给予短效 ACEI 卡托普利，允许增加剂量直到收缩压下降 20 mmHg/24 h，后不再进一步加量，以避免低血压发生。即使肌酐水平持续上升，亦应坚持 ACEI 治疗。当 ACEI 足量仍不能控制血压时，可加用其他降压药物（如 CCB、内皮素抑制剂、前列环素或 ARB）。治疗流程参见图 20-1。

约有 2/3 的 SRC 患者需要透析，但半数患者肾功能可恢复并停止肾替代治疗，这多发生于数周至半年之内，亦有 24 个月恢复的报道。故临床推荐 SRC 发生后至少观察 6 个月（有人提议 2 年），若仍无肾功能自发性缓解，方可考虑肾移植等永久性干预手段。

血压急剧上升＞150/85 mmHg

↓无反应

收住入院；
立即 ACEI 治疗（如卡托普利，逐渐增加剂量直至收缩压 24 h 下降 20 mmHg）

↓无反应

ACEI 最大剂量

↓无反应

加用其他降压药物［如 ARB、CCB、内皮素受体（ETA）拮抗剂、静脉前列环素等］

图 20-1　硬皮病肾危象的治疗流程。过程中监测肾功能，ACEI 的使用不受肾功能影响，必要时透析

（高辉　张婧）

参考文献

[1] 杨丽睿，张慧敏，蒋雄京，等. 566 例大动脉炎患者的临床特点及预后. 中国循环杂志，2015，30（9）：849-853.

[2] Isobe M. The Asia Pacific meeting on vasculitis and ANCA 2012 workshop on Takayasu arteritis：advances in diagnosis and medical treatment. Clin Exp Nephrol，2013. 17（5）：686-689.

[3] Mason JC. Takayasu arteritis-advances in diagnosis and management. Nat Rev Rheumatol，2010，6（7）：406-415.

[4] Alibaz-Oner F，Direskeneli H. Update on Takayasu's arteritis. Presse Med，2015，44（6 Pt 2）：e259-265.

[5] Kettritz R，Luft FC. Severe hypertension with large-vessel arteritis. Hypertension，2012，59（2）：179-183.

[6] Numano F，Kishi Y，Tanaka A，et al，Inflammation and atherosclerosis. Atherosclerotic lesions in Takayasu arteritis. Ann N Y Acad Sci，2000，902：65-76.

[7] L. Yang，H. Zhang，X. Jiang，et al，Clinical manifestations and long term outcome for patients with Takayasu arteritis in China. J. Rheumatol，2014，41：2439-2446.

[8] Mukhtyar C，Guillevin L，Cid MC，et al. EULAR recommendations for the management of large vessel vasculitis. Ann Rheum Dis，2009，68（3）：318-323.

[9] National Center for Health S. Health，United States. Health，United States，2007：With Chartbook on Trends in the Health of Americans. Hyattsville（MD），2007.

[10] Al-Herz A，Ensworth S，Shojania K，et al. Cardiovascular risk factor screening in systemic lupus erythematosus. The Journal of rheumatology，2003，30（3）：493-496.

[11] Sabio JM，Vargas-Hitos JA，Navarrete-Navarrete N，et al. Prevalence of and factors associated with hypertension in young and old women with systemic lupus erythematosus. The Journal of rheumatology，2011，38（6）：1026-1032.

[12] Selzer F，Sutton-Tyrrell K，Fitzgerald S，et al. Vascular stiffness in women with systemic lupus erythematosus. Hypertension，2001，37（4）：1075-1082.

[13] Oparil S，Zaman MA，Calhoun DA. Pathogenesis of hypertension. Annals of internal medicine，2003，139（9）：761-776.

[14] Louthrenoo W，Ruttanaumpawan P，Aramrattana A，et al. Cardiovascular autonomic nervous system dysfunction in patients with rheumatoid arthritis and systemic lupus erythematosus. QJM：monthly journal of the Association of Physicians，1999，92（2）：97-102.

[15] Leib C，Goser S，Luthje D，et al. Role of the cholinergic antiinflammatory pathway in murine autoimmune myocarditis. Circulation research，2011，109（2）：130-140.

[16] Herrera J，Ferrebuz A，MacGregor EG，et al. Mycophenolate mofetil treatment improves hypertension in patients with psoriasis and rheumatoid arthritis. Journal of the American Society of Nephrology：JASN，2006，17（12 Suppl 3）：S218-225.

[17] Bautista LE，Vera LM，Arenas IA，et al. Independent association between inflammatory markers（C-reactive protein，interleukin-6，and TNF-alpha）and essential hypertension. Journal of human hypertension，2005，19（2）：149-154.

[18] Silverstein DM. Inflammation in chronic kidney disease：role in the progression of renal and cardiovascular disease. Pediatric nephrology（Berlin，Germany），2009，24（8）：1445-1452.

[19] Marsden PA，Brenner BM. Transcriptional regulation of the endothelin-1 gene by TNF-alpha. The American journal of physiology，1992，262（4 Pt 1）：C854-861.

[20] Vaziri ND，Rodriguez-Iturbe B. Mechanisms of disease：oxidative stress and inflammation in the pathogenesis of hypertension. Nature clinical practice Nephrology，2006，2（10）：582-593.

[21] Borst SE. The role of TNF-alpha in insulin resistance. Endocrine，2004，23（2-3）：177-182.

[22] Chobanian AV，Bakris GL，Black HR，et al. The Seventh report of the Joint National Committeeon prevention，detection，evaluation，and treatment of high blood pressure：the JNC 7 report. JAMA，2003，289：2560-2572.

[23] Jennifer R. Elliott，Susan Manzi. Cardiovascular risk assessment and treatment in systemiclupus erythematosus. Best Practice & Research Clinical Rheumatology，2009，23：481-494.

［24］ Gary S Firestein，Ralph C Budd，Sherine E Gabriel，et al. Kelleys Textbook of Rheumatology. 9th ed. Philadelphia：Elsevier，2013：1525-1589.

［25］ Ghossein，C.，J. Varga and A. Z. Fenves. Recent Developments in the Classification，Evaluation，Pathophysiology，and Management of Scleroderma Renal Crisis. Curr Rheumatol Rep，2016，18（1）：5.

［26］ Si Ahmed-Bouali D，F Bouali，F. Haddoum，et al. Hypertension in scleroderma：A vital emergency. Ann Cardiol Angeiol（Paris），2015，64（3）：192-198.

［27］ Bose，N.，A. Chiesa-Vottero and S. Chatterjee. Scleroderma renal crisis. Semin Arthritis Rheum，2015，44（6）：687-694.

［28］ van den Hoogen F，D Khanna，J Fransen，et al. 2013 classification criteria for systemic sclerosis：an American college of rheumatology/European league against rheumatism collaborative initiative. Ann Rheum Dis，2013，72（11）：1747-1755.

［29］ 中华医学会风湿病学分会. 系统性硬化病诊断及治疗指南. 中华风湿病学杂志，2011，15（4）：256-259.

第二十一章　睡眠呼吸暂停患者的高血压

中国心血管疾病患病率处于持续上升阶段，高血压是导致冠心病等疾病的最重要的危险因素，是我国重点防治的心血管疾病。阻塞性睡眠呼吸暂停低通气综合征（obstructive sleep apnea hypopnea syndrome，OSAHS）与高血压常合并发生，是继发性高血压的重要原因。50%～92%的OSAHS患者合并高血压，而30%～50%的高血压患者同时伴有OSAHS[1]。顽固性高血压与OSAHS关系更为密切，在OSAHS［呼吸暂停低通气指数（apnea hypopnea index，AHI）≥10次/小时］患者中的顽固性高血压患病率为83%[2]。早在2003年美国预防、检测、评估与治疗高血压联合委员会第7次报告（JNC-7）中已明确将睡眠呼吸暂停列为继发性高血压的主要病因之一[3]。

与OSAHS相关联的高血压称为阻塞性睡眠呼吸暂停相关高血压。这一人群是高血压的一个特殊人群，OSAHS可通过多种机制导致高血压，甚至是某些顽固性或"难治性"高血压的主要病因之一。它有更高的冠心病、脑卒中、心律失常等临床疾病的发病率，应引起足够的重视。

第一节　睡眠呼吸暂停低通气综合征定义

睡眠呼吸暂停低通气综合征是指由于睡眠期间口咽部肌肉塌陷，气道阻塞，反复出现呼吸暂停或口鼻气流明显降低，从而导致低氧血症、高碳酸血症，睡眠片段化，造成多个系统损害的睡眠障碍性疾病。临床表现为睡眠过程打鼾，频繁发生呼吸暂停，及白天嗜睡、头痛乏力、记忆力减退等。睡眠呼吸暂停综合征包括：阻塞性睡眠呼吸暂停综合征（obstructive sleep apnea syndrome，OSAS）、中枢性睡眠呼吸暂停综合征（central sleep apnea syndrome，CSAS）、混合性睡眠呼吸暂停综合征（mixture sleep apnea syndrome，MSA）。其中，阻塞性睡眠呼吸暂停低通气综合征（OSAHS）与心血管内科的关系最为密切，也最常见，我们重点讨论OSAHS。首先需明确以下几个概念：

1. 睡眠呼吸暂停（sleep apnea，SA）

睡眠过程中口鼻呼吸气流消失或明显减弱（较基线幅度下降≥90%）持续时间≥10 s。

2. 低通气（hypopnea）

睡眠过程中口鼻气流较基线水平降低≥30%并伴有动脉血氧饱和度（SpO_2）下降≥4%，持续时间≥10 s；或者口鼻气流较基线水平降低≥50%并伴SpO_2下降≥3%或脑电微觉醒，持续时间≥10 s。

3. 阻塞性睡眠呼吸暂停（OSA）

指口鼻气流消失，胸腹式呼吸仍然存在。因上气道阻塞而出现呼吸暂停，但中枢神经系统呼吸驱动中枢功能正常，继续发出呼吸运动指令兴奋呼吸肌，因此胸腹式运动仍存在。

4. 中枢性睡眠呼吸暂停（CSA）

指口鼻气流和胸腹式呼吸同时消失，是由中枢神经系统功能失常引起，中枢神经不能发出有效指令，呼吸运动消失，口鼻气流停止。

5. 混合性睡眠呼吸暂停（MSA）

指1次呼吸暂停过程中，开始口鼻气流与胸

腹式呼吸同时消失，数秒或数十秒后，出现胸腹式呼吸运动，仍无口鼻气流，即在1次呼吸暂停的过程中先出现中枢性睡眠呼吸暂停，然后出现阻塞性睡眠呼吸暂停。

6. 呼吸暂停低通气指数（AHI）

平均每小时呼吸暂停和低通气的次数之和。

7. 微觉醒

非快动眼（non-rapid eye movement，NREM）睡眠期间持续3 s以上的脑电图（EEG）频率改变，包括θ波、α波和（或）频率＞16 Hz的脑电波（但不包括纺锤波）。

阻塞性睡眠呼吸暂停低通气综合征是指在每夜7小时的睡眠过程中，呼吸暂停和低通气反复发作30次以上，或AHI≥5次/小时，如有条件以呼吸紊乱指数（RDI）为主，呼吸暂停以呼吸暂停事件为主，伴打鼾、夜间呼吸暂停、白天嗜睡明显等症状[4]。

第二节　睡眠呼吸暂停综合征的发病机制

睡眠呼吸暂停是一种多致病因素的疾病，任何导致鼻腔、咽腔、喉腔狭窄的疾病均可导致本病。

1. 鼻腔疾病

各种导致鼻腔阻力增加的疾病均可导致睡眠呼吸暂停，如鼻瓣区狭窄、鼻中隔偏曲、慢性肥厚性鼻炎、过敏性鼻炎、鼻息肉、鼻腔肿瘤等。

2. 咽部疾病

咽部在解剖学上包括鼻咽、口咽和喉咽。OSAHS患者阻塞的水平主要在口咽水平。部分患者因舌根后坠导致舌根平面阻塞。导致咽部狭窄的疾病包括：扁桃体肥大、腭垂过长或肥大、咽部肿瘤、咽部肥厚和水肿，及咽部过多组织沉积如肢端肥大症、黏液性水肿和黏多糖增多症。舌部因素如巨舌症、舌甲状腺、舌下坠均可导致口咽部变窄。

3. 颅面部发育异常

颌面部骨性结构和形态的异常与OSAHS的发病密切相关。例如，下颌后缩和小颌畸形，会减少咽气道的体积，更易导致咽气道的塌陷，下颌后缩患者常合并严重的OSAHS。

4. 肥胖

目前肥胖已成为全球的健康卫生问题，随着肥胖人口的增多，OSAHS的发病率呈逐年上升趋势。虽然肥胖导致OSAHS的发病机制尚不完全明了，但多和以下因素有关。

（1）肥胖可导致气道脂肪过度堆积和颈部脂肪压迫，肥胖患者伴严重的OSAHS往往有颈短粗。肥胖患者颈部和咽周脂肪垫过多是导致呼吸暂停的重要因素。

（2）肥胖患者的肺容量下降。肺容量影响上气道管径，肺容量增大可通过牵拉气管、支气管，使上气道管径增大。肥胖患者可出现胸廓活动受限，引起限制性通气功能障碍和肺容量缩小，降低了肺组织对上气道的牵拉作用，使上气道管径变小。

（3）肥胖可影响呼吸中枢驱动调控，增加环路增益，促发呼吸暂停的发生。环路增益是指通气对呼吸刺激的反应，当通气与刺激的比值≥1时说明环路增益增高，容易导致CO_2过多排出。由于上气道扩张肌及呼吸中枢驱动都受CO_2的调控，当体内CO_2降低时，就可促发下一个呼吸暂停事件的发生。当通气与刺激的比值＜1时，经过几个呼吸周期就可自动调节到正常稳定的呼吸。肥胖还可造成功能残气量的下降，降低了机体对O_2和CO_2变化的缓冲，使环路增益增大。

5. 内分泌疾病：

（1）甲状腺功能减退的患者合并OSAHS的发生率约25%。甲状腺功能减退时表现为舌体肥大，腭垂、软腭和舌根松弛，造成口咽部狭窄，气道阻塞。

（2）肢端肥大症。17%～60%的肢端肥大症患者合并OSAHS，其合并的呼吸暂停既有阻塞性也有中枢性睡眠呼吸暂停，阻塞性睡眠呼吸暂停多与口咽部肌肉组织和舌体的肥大有关。

（3）糖尿病。糖尿病人群患OSAHS的比例是普通人群的3～4倍，糖尿病人群的血管损伤及神经病变既累及呼吸中枢又累及外周的呼吸肌。所以糖尿病患者既合并阻塞性睡眠呼吸暂停，也有中枢性睡眠呼吸暂停[5]。

6. 神经、肌肉疾病或呼吸中枢调节异常

神经肌肉系统的任何损害导致舌、咽、喉部肌肉功能减退，足以影响上气道阻力，都可能导致 OSAHS。

7. 其他因素

饮酒、麻醉及镇静安眠剂对中枢和上气道张力有明显的抑制作用，会加重睡眠呼吸暂停。

第三节　阻塞性睡眠呼吸暂停低通气综合征对循环系统的影响

阻塞性睡眠呼吸暂停低通气综合征（OS-AHS）与多种心血管疾病密切相关，影响到心血管系统的多个方面，并通过多种机制使心血管疾病的发病率和死亡率明显增加。

一、OSAHS 与高血压

OSAHS 与高血压有很强的相关性，30%～50%的 OSAHS 患者有高血压，至少 30%的高血压患者合并 OSAHS。OSAHS 引起高血压的机制如下。

1. 交感神经活性增强

反复间歇地发生低氧、高碳酸血症，刺激中枢和外周的化学感受器，引起自主神经功能紊乱，交感神经系统兴奋性增强，刺激内分泌器官分泌儿茶酚胺，引起心率增加，心肌收缩力增加，心排血量增加，全身血管阻力增加。

2. 睡眠结构紊乱、睡眠片段化

呼吸暂停期间突然发生的心率加快，称为"心脏觉醒"。在 OSAHS 患者中，睡眠的过程就是不断地阻塞-唤醒-恢复通气的循环过程。Gawia-RioF 等近期研究认为，反复从睡眠中觉醒，对增强外周化学感受器传导活动的作用比低氧血症的刺激更重要。这可能有助于增强外周化学敏感性。睡眠结构破坏导致的非特异性紧张作用使睡眠片段化，从而成为引起高血压的主要因素。

3. 胸内负压增高所致的机械效应

由于睡眠呼吸暂停时上呼吸道阻塞，需要增大呼吸运动克服阻力，导致胸内负压增高，静脉回心血量增多，心脏前负荷增加，促进了高血压的发生。

4. 神经内分泌因素

睡眠过程中反复间歇性低氧、高碳酸血症，激活体内神经内分泌系统，肾素-血管紧张素-醛固酮系统活性增强，既增加容量负荷，也增加外周血管阻力而引起血压升高。低氧导致的内皮素升高、脂联素降低也是引起高血压的危险因素。

5. 血流动力学

慢性缺氧可使促红细胞生成素升高，导致继发性红细胞增多，引起血液黏稠度增加，血流阻力随之增高，影响血压的水平。

6. 氧化应激机制

氧化应激反应发生于间歇低氧过程中，可产生氧自由基，直接对内皮细胞造成损伤，使血管弹性改变。同时，氧自由基能使全身或局部产生炎症反应，与高血压关系密切[6]。

7. 炎症机制[7]

炎症反应贯穿于 OSAHS 的整个发展过程。已有研究发现 OSAHS 患者的某些炎症因子和黏附分子的浓度异常增高，如 C-反应蛋白、细胞内黏附因子 1、E-选择素、白介素-8、单细胞趋化蛋白等都参与高血压形成的多个环节，并在动脉粥样硬化过程，尤其在并发心血管疾病方面起着重要的作用。

8. 其他相关机制

遗传因素、第二信使传递系统、线粒体偶联因子及压力-利尿钠等机制也参与血压的调节。

二、OSAHS 与冠心病

OSAHS 是冠心病发生发展的一个独立危险因素，已有研究发现，OSAHS 患者中约 50%有冠状动脉病变，并通过冠状动脉造影而证实[10]。严重间歇性低氧血症、酸中毒、血压升高、交感神经活性增强、与胸壁和心脏的跨壁压改变都是冠状动脉缺血的不良触发因素。

目前，一般认为 OSAHS 促发冠心病可能与以下因素有关。

1. 反复缺氧使冠状动脉内皮受损，脂肪易沉积于内膜上，促进冠状动脉粥样硬化。

2. 反复缺氧促使骨髓生成素增多，血液黏稠度增加，血流缓慢，血小板易在受损的内皮表面聚集形成血栓而引起冠状动脉狭窄和闭塞。

3. OSAHS 患者多合并肥胖、胰岛素抵抗、高血压和血管内皮损伤等，这些都是冠心病的易患因素。

4. 反复缺氧使血管内皮功能障碍，内皮素和一氧化氮的动态平衡失衡，易致冠状动脉痉挛。

5. 上气道阻塞和微觉醒协同作用，可引起冠状动脉痉挛和阻力增加。

6. 氧化应激和炎症反应。近年的研究显示氧化应激和炎症是动脉粥样硬化的重要危险因素。

三、OSAHS 与心律失常

正常人在睡眠时可发生多种心律失常，包括窦性缓慢性心律失常、窦性停搏，一度及二度 I 型房室传导阻滞，以快动眼睡眠期多发。这些属生理性心律失常，与睡眠相转换过程中自主神经的相互转换有关，不需特殊干预。但 OSAHS 患者心律失常发生率高，危害大，甚至出现恶性心律失常造成患者猝死，应引起足够的重视。OSAHS 患者的心律失常多发生在睡眠时，睡眠时心率快慢交替是 OSAHS 患者的心电特点。几乎全部患者在睡眠时心率变异性都较大。发生 OSAHS 时长时间的呼吸暂停和低氧血症可引起潜水样反射，激活心脏迷走神经，同时激活外周血管交感神经的兴奋性。而呼吸暂停事件终止时又可诱导出与肺复张时迷走效应相关的心动过速。因此，OSAHS 患者睡眠时可见心动过缓和心动过速交替出现，这种周期性变异主要是自主神经系统介导的。

80% 的患者在睡眠呼吸暂停时有明显的窦性心动过缓。50% 重度 OSAHS 患者会出现窦性停搏、二度房室传导阻滞、频发的室性期前收缩（早搏）及短阵室性心动过速，以缓慢性心律失常最为常见。OSAHS 患者发生心律失常主要是因为自主神经系统功能紊乱及缺氧，而心脏本身的传导系统并无异常。OSAHS 患者在睡眠过程

中反复出现呼吸暂停和间歇性低氧，频繁觉醒，影响到自主神经的张力。在呼吸暂停早期，迷走神经兴奋，并在呼吸暂停即将结束时达到高峰；当呼吸气流恢复，觉醒发生时，由极度的迷走神经兴奋突然转变为交感神经兴奋。在呼吸暂停终止时心率和收缩压升高，心肌需氧量急剧增加，而低血氧饱和度与之严重不匹配，从而发生短暂性心肌缺血，导致心肌受损，特别是合并冠心病的患者更易发生心肌缺血，而诱发心绞痛[11]。

四、OSAHS 与心力衰竭

在心力衰竭的患者中，大约 50% 合并睡眠呼吸暂停综合征。OSAS 加重心力衰竭的机制，主要是由血流动力学改变和心功能异常引起的，OSAS 患者的低氧血症、高碳酸血症、交感神经兴奋和血压波动均可诱发心力衰竭。OSAS 引起心力衰竭的可能因素如下。

1. 低氧血症

OSAS 患者反复出现的持续 10 s 以上的呼吸暂停可引起动脉血氧饱和度明显减少，导致机体缺氧，伴高碳酸血症，交感兴奋性增强，心率增快，增加心脏作功，导致心脏负荷增加。

2. 交感神经兴奋度增加

反复的间歇性低氧，使心脏、肾的交感神经张力增加，使白天及夜间的血管阻力增加，血压升高。

3. 心肌缺血

低氧导致缩血管物质增加，使心肌代谢需求增加，降低了心脏的工作能力，诱发心肌缺血，导致心绞痛和心肌梗死。严重的心肌缺血还增加室性心律失常的概率。

4. 血管内皮功能紊乱

血管内皮素释放增多，激活内皮素受体，促进 Ca 离子内流，导致心肌 Ca 超负荷，肌质网功能异常，造成心肌兴奋收缩偶联失常，心肌收缩功能发生异常，严重者发生心肌顿抑，甚至心肌梗死而发生猝死。同时血浆内皮素水平升高，引起心脏收缩力增强，心率增快，血压升高，诱发心力衰竭。

5. 心肌缺氧

肺通气功能不足导致的缺氧造成心肌缺氧，

多发生在呼吸暂停 2 min 之内。OSAS 病情越重，AHI 越高，血氧饱和度下降越明显，心肌缺氧发生的可能性就越大，是心力衰竭的主要诱因。

6. 心脏前后负荷增加

OSAHS 发生呼吸暂停事件时，口咽部肌肉松弛，上气道塌陷，上气道阻力增加，患者因需用力吸气克服阻力，造成胸腔负压，右心房压力降低，静脉回流增加，右心室舒张末压力增加，

前负荷增加。间歇性缺氧造成肺血管收缩，肺动脉高压，右心室后负荷增加，久之造成右心衰竭。

7. 心脏结构和功能的改变

右心负荷增加，室间隔移位，左心室顺应性降低，左心室容量、每搏量降低；同时，高血压也会引起后负荷增加，左心室肥厚，易诱发左心室充血性心力衰竭。

第四节　阻塞性睡眠呼吸暂停相关高血压的诊断及鉴别诊断要点

与 OSAHS 相关联的高血压称为阻塞性睡眠呼吸暂停相关高血压。诊断应包含两部分内容，及两者的关联性。阻塞性睡眠呼吸暂停相关高血压的诊断如下。

1. 高血压诊断

诊断标准依据《2010 年中国高血压防治指南》诊断标准[8]，血压水平≥140/90 mmHg。

2. OSAHS 诊断

主要根据病史、体征和多导睡眠监测（PSG）结果进行诊断。诊断标准是临床有典型的夜间睡眠打鼾伴呼吸暂停、日间嗜睡 [Epworth 睡眠量表（ESS）评分≥9 分] 等症状，查体可见上气道任何部位的狭窄及阻塞，AHI≥5 次/小时；对于日间嗜睡不明显（ESS 评分<9 分）者，AHI≥10 次/小时或者 AHI≥5 次/小时，且存在认知功能障碍、冠心病、脑血管疾病、糖尿病和失眠等 1 项或 1 项以上合并症者也可确立诊断[9]。

3. 阻塞性睡眠呼吸暂停相关高血压的诊断

患有高血压同时合并 OSAHS 时可以做出诊断。血压可以表现为 24 h 持续的升高，或血压可

伴随呼吸暂停呈周期性的升高，或睡眠时血压高峰的出现与呼吸暂停的发生、睡眠时相、低氧程度、呼吸暂停持续时间有明显的相关性。

4. 在考虑患者的病变程度时应结合 AHI 水平和最低血氧饱和度进行全面评估

阻塞性睡眠呼吸暂停病情分度，应该充分考虑临床症状、合并症情况、AHI 及夜间最低 SpO_2 等实验室指标。根据 AHI 和夜间最低 SpO_2 将 OSAHS 分为轻、中、重度，其中以 AHI 作为主要判断指标，夜间最低 SpO_2 作为参考（表 21-1）。

表 21-1　成人 OSAHS 病情程度判断依据

病情分度	AHI（次/小时）	夜间最低 SpO_2（%）
轻度	5～15	85～90
中度	>15～30	80～85
重度	>30	<80

第五节　阻塞性睡眠呼吸暂停相关高血压的处理原则

针对 OSAHS 的治疗是阻塞性睡眠呼吸暂停相关高血压患者的重要部分。已有大量的研究表明，对 OSAHS 相关高血压患者，持续气道正压通气（continuous positive airway pressure,

CPAP）联合降压药物治疗较单纯降压药物治疗疗效好。

治疗策略包括针对 OSAHS 的治疗和针对高血压的药物治疗，尤其针对 OSAHS 的治疗非常

重要，其对于血压的控制起着"相辅相成"的作用。针对 OSAHS 的治疗，包括生活方式的改变（如减肥、体位治疗、戒烟酒、慎用镇静催眠药等）、无创气道正压通气治疗、手术治疗和口腔矫治器治疗等。治疗的选择，要根据患者的不同情况，制订个体化治疗方案。

一、病因治疗

纠正引起 OSAHS 或使之加重的基础疾病，如应用甲状腺素治疗甲状腺功能减退等。

二、改变生活方式

对 OSAHS 患者均应进行多方面指导，生活方式的改变是 OSAHS 相关高血压治疗的基础，一般包括减肥、戒烟、戒酒、白天避免过于劳累、慎用镇静催眠药及其他可引起或加重 OS-AHS 的药物、改仰卧位为侧位睡眠等。

三、无创气道正压通气治疗

这被认为是成人 OSAHS 疗效最为肯定的治疗方法，包括普通及智能型 CPAP（AutoCPAP）通气和双水平气道正压（BiPAP）通气，以 CPAP 最为常用，对于 CO_2 潴留明显者建议使用 BiPAP。这种治疗方法使用广泛，特别有利于中重度患者。睡眠时佩戴一个与呼吸机相连的鼻面罩，由呼吸机产生的强制气流增加了上呼吸道内压力，使上气道始终保持开放，应根据每个人的病情调整输送的压力，合并慢性阻塞性肺疾病（COPD）的患者可选用双水平气道正压通气（BiPAP）。临床观察发现以 CPAP 治疗 OSAHS 后，多数患者夜间血压下降并恢复为正常的"构型"，日间血压有所下降，甚至降至正常，顽固性高血压对治疗的反应较好。给予 CPAP 治疗过程中，需密切观察患者的血压变化，对血压达到治疗标准的患者应及时减少或停用降压药物，并鼓励患者坚持治疗，增强对 CPAP 治疗的依从性[4]。

四、降压药物治疗

（一）抗高血压药物治疗

对于阻塞性睡眠呼吸暂停相关高血压患者，抗高血压治疗是有益的。目前尚无证据表明有任何特殊的抗高血压药物能够直接减轻睡眠呼吸暂停的严重程度，药物治疗的研究相对较少，且样本量偏小，降压药物疗效目前还存在争议，降压药物种类的选择和具体目标水平尚缺乏相关证据，有待进一步研究证实。

按照目前的抗高血压治疗方法，应该使 24 h 昼夜血压得到平稳控制，尤其对于那些有夜间血压增高的患者，降低其夜间血压更为重要。有些降压药物可以通过拮抗体内交感神经系统的激活或是肾素-血管紧张素系统的活性，而对抗睡眠呼吸暂停产生的高血压，这类药物可在一定程度上改善睡眠障碍患者的血压水平。理想的降压药物是在有效降低血压的同时，又能减轻睡眠期间呼吸暂停的症状。

1. 可选用的药物

（1）血管紧张素转化酶抑制剂（ACEI）类药物：ACEI 能明显降低患者 24 h 收缩压和舒张压，对睡眠各阶段（NREM 和 REM）均有降压作用，且有改善患者呼吸暂停及睡眠结构的作用，可降低 AHI，对纠正患者血压昼夜节律紊乱具有良好的疗效[39]。另有研究提示，缬沙坦、氯沙坦与氢氯噻嗪复合制剂能有效地降低夜间高血压（尤其是呼吸暂停后血压的升高），同时减少呼吸睡眠紊乱指数，降低迷走神经和交感神经张力。

（2）钙通道阻滞剂（CCB）：该药虽有一定的治疗作用，但对快动眼（REM）睡眠期的血压无明显降低作用。

（3）醛固酮受体拮抗剂：小样本研究发现应用盐皮质激素受体拮抗剂（螺内酯）可以降低血压及 OSAS 的严重程度，推测螺内酯通过减轻水钠潴留降低血压，同时减轻上气道水肿，减轻 OSAS。

2. 不宜选用的药物

（1）β受体阻滞剂：OSAHS 患者夜间缺氧可造成心动过缓，β受体阻滞剂可使支气管收缩而增加呼吸道阻力致夜间缺氧更加严重，进一步加重心动过缓甚至导致心脏停搏，故应慎用可导致心率减慢和心脏传导阻滞作用的β-受体阻滞剂。

（2）可乐定：这类中枢性降压药物具有镇静作用，可加重 OSAHS，不宜选用。但另有报道，可乐定可以抑制快动眼（REM）睡眠，从而降低了来自 REM 期的呼吸暂停事件，进而减轻夜间低氧血症。

（二）抗血小板治疗

睡眠呼吸暂停相关高血压患者血液黏稠度增高，应给予抗血小板治疗。对于高血压患者，阿司匹林或其他抗血小板药物的应用，已证明可减少冠心病和脑卒中患者的致命性和非致命性冠心病事件、脑卒中和心血管事件死亡的危险。

第六节　呼吸机在治疗睡眠呼吸暂停综合征相关高血压中的作用

已有的大量研究显示采用 CPAP 对 OSAHS 进行有效治疗可迅速降低睡眠时血压和交感神经传导冲动。但针对轻中度 OSAHS 患者的 CPAP 治疗对血压影响不大，且疗效可变。积极治疗 OSAS 可使合并重度 OSAS 的高血压患者明显获益。

1. CPAP 的适应证

CPAP 的适应证包括：①中、重度 OSAHS 患者（AHI＞15 次/小时）；②轻度 OSAHS 患者（AHI 5～15 次/小时），但症状明显（如白天嗜睡、认知障碍、抑郁等），合并心脑血管疾病和糖尿病等；③手术前、后的辅助治疗和手术失败者的非手术治疗；④口腔矫正器治疗后仍存在 OSAHS 者。

以下情况应慎用 CPAP：脑脊液鼻漏、肺大疱、气胸、昏迷、严重循环血量不足、青光眼等。

2. CPAP 压力水平的设定

设定合适的 CPAP 压力水平是保证疗效的关键。因此，在 CPAP 治疗过程中，要给予 CPAP 压力的调定。其治疗的疗效体现在睡眠期鼾声、憋气消退，无间歇性缺氧，SpO_2 正常，如应用 PSG 监测时，最佳效果要求 AHI＜5 次/小时，最低 SpO_2＞90％；白天嗜睡明显改善或消失，其他伴随症状如抑郁症显著好转或消失；相关并发症，如高血压、冠心病、心律失常、糖尿病和脑卒中等得到改善。

3. CPAP 治疗的随访

给予 CPAP 治疗的过程中，要进行 CPAP 压力调定，必要时应行 CPAP 压力的再调定，以保证患者长期治疗的依从性。最初 3 个月后，以及之后每 6～12 个月时要定期复查 CPAP 的治疗压力，酌情调整 CPAP 治疗参数。一般连续治疗 1～3 个月后做疗效评价。在进行 CPAP 治疗后患者血压也会发生变化，应根据具体情况调整降压药物[4]。

第七节　指南解读

2012 年我国公布了《阻塞性睡眠呼吸暂停低通气综合征诊治指南》。2013 年 9 月，美国医师协会（ACP）发布了最新版《阻塞性睡眠呼吸暂停综合征（OSAS）治疗指南》（2013），该指南涵盖了 1966—2012 年期间发表的相关研究文献。

指南指出，OSAS 的医治应根据"患者的临床表现、疾病严重程度和患者对疾病的认识程度而决定"，当前对 OSAS 医治效果的循证证据依然有限，尚缺乏硬终点的循证证据。

睡眠呼吸暂停是导致白天嗜睡的主要原因。因而，针对有白天嗜睡症状的患者，应考虑到患者是否合并 OSAHS。现有的资料表明，肥胖是 OSAHS 的重要危险因素，减重可明显改善 OSAHS 病情，应鼓励患者减重。

OSAHS 患者睡觉过程中会出现口咽部气道塌陷而阻塞呼吸，上气道塌陷或堵塞，而 CPAP 治疗可改善这种阻塞，使气流通畅。研究表明，CPAP 可改进 OSAHS 患者的呼吸暂停低通气指数（AHI）和觉醒指数（睡眠时每小时觉醒次数），促进血氧饱和度升高。指南中也指出"CPAP 在心血管疾病、高血压和 2 型糖尿病方面的防治依据并不充分"。此外，CPAP 治疗时有噪声，且佩带时会影响肌肤，患者的依从性较低。指南指出，不能耐受 CPAP 医治的患者可挑选下颌前移矫治器（MAD）治疗。

不主张使用药物医治 OSAHS，包括米氮平、赛洛唑啉、氟替卡松、帕罗西汀、泮托拉唑、激素联合 CPAP、乙酰唑胺和普罗替林等。

指南中还表明，包括腭垂腭咽成形术、激光辅佐腭垂软腭成形术、射频融化术以及咽成形术、扁桃体切除术、腺样体切除术、鼻中隔成形术、下鼻甲射频融化或鼻部手术联合术式等在内的手术医治的获益依据也"有限和不充分"，因而"不适宜作为 OSAHS 患者初始治疗的选择"。

总之，该指南客观地总结了目前的研究状况，并提出了切实可行的措施。指南强烈建议：所有确诊 OSAHS 的超重和肥胖患者应积极减肥，持续气道正压通气（CPAP）治疗应作为 OSAHS 患者的初始治疗手段，如果使用 CPAP 出现不良反应，MAD 可作为 CPAP 的替代治疗方案。特别强调的是，该指南并不推荐手术和药物医治 OSAHS[12]。

2013 年欧洲睡眠协会、欧洲呼吸学会及欧洲高血压学会联合发布了《阻塞性睡眠呼吸暂停合并高血压患者管理建议》。欧洲指南对 OSAS 进行了简单的概述，此类患者主要症状包括打鼾、乏力、白天嗜睡、清晨头痛、注意力不集中、上气道狭窄、合并快速性或缓慢性心律失常、肺动脉高压、肥胖及下肢水肿。OSAS 的诊断主要依据多导睡眠监测（PSG），睡眠呼吸监测指数按夜间呼吸暂停次数分为轻、中、重三个等级。每小时发生 5 次以上呼吸暂停即可诊断为 OSAS，5～15 次/小时为轻度，15～30 次/小时为中度，>30 次/小时为重度。将患者睡眠过程中口鼻气流减少 80% 定义为一次阻塞，减少 20%～70% 定义为一次睡眠呼吸暂停事件。该指南虽然沿用睡眠呼吸暂停轻、中、重度的诊断标准，但其内涵已发生变化，按照新标准的定义，睡眠呼吸暂停合并高血压的发生率可能更高。指南强调，易发睡眠呼吸暂停的患者应进行 24 h 动态血压监测，若夜间血压≥130/85 mmHg，应进一步行多导睡眠监测；若患者发生睡眠呼吸暂停的可能性

较小，但血压高于≥130/85 mmHg，同样应行 24 h 动态血压监测；若患者合并非夜间杓型血压，也应行多导睡眠监测。指南推荐 OSAS 患者进行 CPAP 治疗以降低血压水平[13]。

（马庆春）

参考文献

[1] Drager LF，Genta PR，Pedrosa RP，et al. Characteristics and predictors of obstructive sleep apnea in patients with systemic hypertension. Am J Cardiol，2010，105（8）：1135-1139.

[2] Logan AG，Perlikowski SM，Mente A，et al. High prevalence of unrecognized sleep apnea in drug-resistant hypertension. J Hypertens，2001，19（12）：2271-2277.

[3] Chobanian AV，Bakris GL，Black HR，et al. The seventh report of the Joint National Committee on Prevention，Detection，Evaluation，and Treatment of High Blood Pressure：the JNC 7 report. JAMA，2003，289（19）：2560-2572.

[4] 中国医师协会高血压专业委员会，中国医学会呼吸病学分会睡眠呼吸障碍学组. 阻塞性睡眠呼吸暂停相关性高血压临床诊断和治疗专家共识. 中国呼吸与危重监护杂志，2013，12：435-442.

[5] Famulla S，Horrighs A，Cramer A，et al. Hypoxia reduces the response of human adipocytes towards TNFα resulting in reduced NF-κB signaling and MCP-1 secretion. Int J Obes（Lond），2012，36（7）：986-992.

[6] Li NF，Yao XG，Zhu J，et al. Higher levels of plasma TNF-alpha and neuropeptide Y in hypertensive patients with obstructive sleep apnea syndrome. Clin Exp Hypertens，2010，32（1）：54-60.

[7] Aihara K1，Oga T，Chihara Y，et al. Analysis of systemic and airway inflammation in obstructive sleep apnea. Sleep Breath，2013，17（2）：597-604.

[8] 《中国高血压防治指南修订》委员会. 2010 年中国高血压防治指南（实用本）. 高血压杂志，2011，19（8）：701-709.

[9] 中华医学会呼吸病学分会睡眠呼吸疾病学组. 阻塞性睡眠呼吸暂停低通气综合征诊治指南. 中华结核和呼吸杂志，2012，35（1）：9-12.

[10] Gottlieb DJ，Yenokyan G，Newman AB，et al.

Prospective study of obstructive sleep apnea and incident coronary heart disease and heart failure：the sleep heart health study. Circulation，2010，122：352-360.

［11］Selim B，Won C，Yaggi HK. Cardiovascular consequences of sleep apnea. Clin Chest Med，2010，31：203-220.

［12］Qaseem A¹，Holty JE，Owens DK. Management of obstructive sleep apnea in adults：a clinical practice guideline from the American College of Physicians. Ann Intern Med，2013，159（7）：471-483.

［13］Parati G，Lombardi C，Hedner J. Recommendations for the management of patient with obstructive sleep apnea and hypertension. Eur Respir J，2013，41（3）：523-538.

第二十一章 睡眠呼吸暂停患者的高血压

第二十二章　介入治疗患者的高血压

第一节　经导管去肾交感神经术在顽固性高血压治疗中的地位和作用

顽固性高血压（resistant hypertension，RH）是指在改善生活方式基础上，联合应用合理可耐受的足量≥3种降压药物（包括利尿剂）治疗＞1个月血压仍未达标，或服用≥4种降压药物血压才能有效控制[1]。RH约占高血压的5％～30％，往往对患者造成更严重的靶器官损害，增加社会和家庭负担。而RH一直以来都是高血压治疗中的难点。

自2007年开始，Krum等尝试通过经导管去肾交感神经术（renal denervation，RDN）治疗RH，并取得了比较满意的疗效，为顽固性高血压的治疗提供了新的选择。随后的SYMPLICITY HTN-1、SYMPLICITY HTN-2研究3年随访显示了其较好的降压效果和安全性[2-5]。此外，研究显示RDN还具有许多降压外的效果，如减轻左心室肥厚并改善心功能、改善糖代谢、减少恶性心律失常发生等，使其未来的研究和应用方向不仅仅局限于高血压的治疗。

一、去肾交感神经术的应用依据

交感神经过度激活是高血压发病的重要因素，同时也对阻塞性睡眠呼吸暂停综合征、代谢综合征、慢性心力衰竭具有促进作用。而肾交感神经系统，特别是靠近肾动脉壁的肾交感传入和传出神经对于诱发和保持系统性高血压起着决定性作用。肾只接受交感神经支配，其节前神经元胞体位于脊髓胸12至腰2节段的中间外侧柱，其节后纤维与肾动脉伴行。许多因素可以通过肾交感神经活性的增强，如一些理化因素的刺激通过肾传入神经到达脊髓的中间外侧柱并上升到延髓的头端腹外侧区，进一步传入室旁核，调控全身交感神经的兴奋性。因此，选择性降低肾交感神经活性可以作为高血压治疗的靶点，这一理论已经在许多基础研究中得到证实。

二、RDN的降压效应

目前，国际上进行了一系列临床试验，旨在观察RDN治疗RH的有效性和安全性。较早进行的有Symplicity HTN-1和Symplicity HTN-2研究。在Symplicity HTN-1研究中[3]，Krum等首次应用Symplicity射频消融系统对RH患者施行RDN治疗，该研究共入组156例患者，其中88例具有完整的36个月随访数据，术后1个月、6个月、12个月、24个月和36个月平均血压分别降低18.9/9.4 mmHg、22.0/10.2 mmHg、26.5/13.5 mmHg、28.9/14 mmHg和32.0/14.4 mmHg，均具有统计学差异，患者收缩压下降≥10 mmHg的比例分别为69％、81％、85％、83％和93％，其中10例患者通过同位素法测定肾交感神经的去甲肾上腺素溢出率平均降低47％，随访期间有1例新发肾动脉狭窄并置入支架治疗，没有RDN相关的死亡。然而，Symplicity HTN-1不能排除安慰剂效应和观察者偏倚，因此，为解决HTN-1设计的局限性，Symplicity HTN-2研究[4]采用多中心、前瞻性、随机对照设计方法，将106例RH患者随机分为RDN组和对照组，随访发现结果与Symplicity HTN-1一致，术后6个月、12个月、18个月、24个月、30个月和36个月时RDN组平均血压下降分别为28.3/10.4 mmHg、26.3/9.9 mmHg、

30.7/11.8 mmHg、30.3/11.3 mmHg、33.6/12.6 mmHg 和 32.7/13.6 mmHg，均具有统计学差异，36 个月时 85% 的 RDN 组患者收缩压≥10 mmHg，而对照组患者血压没有明显变化，该方法同样具有较好的安全性。该研究证实了 Symplicity HTN-1 的研究结果，但也同样存在样本量相对较小、随访时间短、不设盲而不能排除安慰剂效应等局限性。此外，该研究以诊室血压而非 24 h 动态血压监测作为主要观测结果，也可能会产生测量误差和观察者偏倚。

而随后进行的 Symplicity HTN-3 研究[6] 是继 Symplicity HTN-1、Symplicity HTN-2 系列研究取得令人鼓舞的结果后首个前瞻性、单盲、随机、假手术对照临床研究。该研究入选的 535 例 RH 患者以 2∶1 的比例随机分为 RDN 组和假手术组。主要研究终点为术后 6 个月患者诊室收缩压变化，次要终点是术后 6 个月 24 h 血压动态监测的变化，主要安全性终点是术后 6 个月内主要不良事件。经过 6 个月随访，尽管没有安全性方面的相关事件发生，但研究未能达到主要终点，6 个月时 RDN 组诊室血压较基线变化为（−14.13±23.93）mmHg，假手术组为（−11.74±25.94）mmHg，差值 −2.39 mmHg（95% 置信区间 −6.89～2.12 mmHg，$P=0.26$）；也没有达到次要疗效终点，6 个月时 RDN 组 24 h 动态血压监测平均血压较基线变化为（−6.75±15.11）mmHg，假手术组为（−4.79±17.25）mmHg，两组差值 −1.96 mmHg（95% 置信区间 −4.97～1.06 mmHg，$P=0.98$）[7]。这一结果与先前发表的 Symplicity HTN-1 和 Symplisity HTN-2 结果大相径庭，最可能的原因是 Symplicity HTN-3 设立了假手术对照组，因为 Symplicity HTN-1 和 Symplicity HTN-2 研究中缺少假手术对照组的受试者往往受到更多关注而提高对药物治疗的依从性，造成 RDN 治疗有效的假象。然而，Symplicity HTN-3 研究同样也存在一些不确定因素。首先，在 Symplicity HTN-3 研究中，RDN 术前并不能确定血压已经控制平稳，因为如果起始血压不稳定，在后面的随访中可能出现血压逐渐降低的趋势，从而对研究结果造成影响，结果显示 RDN 组和对照组 ABPM 均降

低，而这种测量方式往往没有安慰剂效应。其次，手术中由于操作者熟练度问题也可能存在消融不充分的问题。FDA 和美敦力公司认为应用 Symplicity 导管进行消融操作过程相对简单，不需要特殊训练。事实上，RDN 的技术操作远比预想的复杂，而且至今我们仍无法量化消融效果。RDN 治疗中操作者的经验可能也具有重要的影响。比如最近公布的 Global SYMPLICITY Registry（GSR）研究[8]结果显示了比 Symplicity HTN-3 研究更为显著的降压水平，GSR 研究中 59% 的术者具有超过 15 例 RDN 手术的经验，而 Symplicity HTN-3 研究中大约 31% 的术者只实施过 1 例 RDN，多半术者至多只进行过两次 RDN，而 GSR 和 Symplicity HTN-3 研究完成 120s 消融的平均数量分别为 13.7 和 9.2。此外，Symplicity HTN-3 研究只应用了特定的 Symplicity 导管系统，因此，不能简单地将该研究结论延伸到其他消融系统中。事实上，随着 RDN 技术的不断成熟，许多新型消融导管也不断问世，如 EnligHTN I 研究[9]中使用的 EnligHTN 多电极消融导管、RAPID 研究[7]中使用的 OneShot 灌注射频球囊导管、REDUCE-HTN 研究[10]中使用的 Vessix 消融系统、Paradise 超声导管[11] 以及化学消融等方法也显示了各自的优势。

三、RDN 的降压外效应

RDN 作为一种抑制交感神经过度激活的治疗方法除了具有降压作用外，对临床上许多高交感神经激活的疾病也有潜在的益处，如慢性心力衰竭、慢性肾病、室性心律失常、糖代谢异常等。Davies 等对 7 名平均血压为 112/65 mmHg 的慢性心力衰竭患者进行随访研究发现，RDN 术后 6 个月患者血压没有明显降低（Δ 收缩压 −7.1 mmHg±6.9 mmHg，$P=0.35$；Δ 舒张压 −0.6 mmHg±4.0 mmHg，$P=0.88$），6 min 步行距离明显增加，没有发生低血压、晕厥或明显肾功能损害。有研究显示 RDN 还可以降低左心室质量指数，改善患者左心室收缩和舒张功能。此外，RDN 还可以减少患者蛋白尿、改善肾阻力指数、调节肾血流，而对肾功能没有明显影响。在反复发作室性心动过速（室速）的患者中，RDN 可以改善这种威胁生命的并发症，

使发作次数明显减少。许多高血压患者都有不同程度的糖代谢异常，而 RDN 在降压的同时还可以降低患者空腹血糖，调节胰岛素和 C 肽水平。

四、RDN 的未来

RDN 作为一种创新性的非药物治疗方法，在 RH 治疗中已经取得了的初步成果，并且证明该治疗方法是安全的。随着 RDN 基础研究的不断深入、临床治疗经验的不断积累以及消融设备的不断改进，其未来的治疗范围可能也将不断扩大，甚至取得药物所不能达到的治疗效果。然而，目前 RDN 相关临床研究仍存在样本量不足，随访时间短等问题。此外，目前尚未发现评估 RDN 消融效果的确切测定方法和实验室指标，无法准确、直观地反映人体交感神经活性，只能通过心率、去甲肾上腺素溢出率、血浆去甲肾上腺素水平等一些间接指标衡量。因此，还不能将 RDN 直接运用于临床，除非患者在除外继发性高血压以后，非创伤性治疗无效，才考虑于有经验的临床中心将 RDN 作为辅助治疗谨慎开展。SymplicityHTN-3 研究的失败给我们带来了负面消息，但是也提示我们在新的医疗器械大规模应用于临床前进行高质量的随机对照研究的重要性，需谨慎、反复地对其疗效和安全性进行验证，从而将其安全有效应用于临床，造福患者。

第二节 高血压合并冠心病介入治疗前后的血压管理

高血压最常损害的靶器官之一是心脏，主要表现为左心室肥厚、冠状动脉粥样硬化、心律失常及心力衰竭，冠状动脉病变是高血压导致的全身血管病变的一部分。研究表明收缩压每升高 10 mmHg，发生心肌梗死的风险可增加 31%，60%～70% 的冠状动脉粥样硬化者患有高血压，来自国家心血管数据登记（NCDR）急性冠状动脉治疗和干预结局网络（ACTION）登记的当代数据证实，在急性 ST 段抬高型心肌梗死（STEMI）患者中高血压的患病率为 65.2%，而在急性非 ST 段抬高型心肌梗死（NSTEMI）患者中为 79.2%（ACTION 登记-GWTG 2012 第一季度报告）。另有研究显示，于医院就诊的高血压患者中 20.1% 合并冠心病（coronary artery disease，CAD），高血压患者发生冠状动脉粥样硬化的概率较血压正常者高出 3～4 倍。高血压可加速及恶化冠状动脉发生粥样硬化病变，造成心肌耗氧量的增加而加剧冠心病发展，可发生心绞痛，重者可致急性心肌梗死、心脏性猝死的发生。

一、高血压和 CAD 的共同机制

高血压在冠心病发生发展过程中起着极其重要的作用。长期血压升高可使冠状动脉血流供应发生障碍，也会影响冠状动脉储备能力。由于血压持续升高，机械压力，血管内皮功能受损以及血管紧张素 Ⅱ、儿茶酚胺、内皮素、血栓素等血管活性物质共同作用，促使冠状动脉内膜损伤、血管壁增生肥厚、脂质沉积、致动脉粥样硬化斑块形成，导致冠心病的发生。多种病理生理机制可共同参与高血压和冠心病发生。这些机制包括交感神经系统和 RAAS 活性的增高；扩血管物质的释放和活性不足，例如，NO 和前列环素，钠尿肽浓度的改变；血流动力学的作用；血管僵硬度增高和内皮功能不全。神经激素通路与遗传和环境等因素相互作用，决定着一个人是否发生高血压和相关的 CAD。伴随的代谢性疾病（如糖尿病、胰岛素抵抗和肥胖）也导致有血管活性的脂肪细胞因子的产生，这些因子促进血管收缩、内皮功能不全、炎症和增加氧化应激，从而升高血压和增加心血管风险。

二、高血压合并冠心病的降压目标

治疗的总体目标是降低过多的发病率和不必要的死亡。JNC8[12] 引用的血压目标值，在一般个体为 <140/90 mmHg。AHA 关于缺血性心脏病预防和管理中，高血压治疗的首次科学声明推荐对确诊的 CAD、CAD 等危症或弗莱明翰风险评分≥10% 的个体，血压目标应 <130/80 mmHg。

许多研究表明，舒张压（diastolic blood pressure，DBP）和冠状动脉事件之间存在着一种连续的相互关系：舒张压越低，风险越高。学者们认为在 DBP 与 CAD 之间存在一种 J 型曲线。INVEST 数据分析显示，血压与一级预后（全因死亡、非致命性卒中和非致命性心肌梗死）、全因死亡和总的心肌梗死之间存在 J 型曲线关系，最低点是 119/84 mmHg。对 CAD 患者心血管事件的二级预防，合理的推荐是目标血压＜140/90 mmHg。然而，SPRINT 研究[13]结果显示强化降压可更好地减少心血管复合终点事件。因此，目前对降压目标值尚无统一定论。笔者建议对有心肌缺血证据的阻塞性 CAD 患者，血压应缓慢降低，要注意 DBP 不要降低到＜60 mmHg，特别是年龄＞60 岁的老年人。对脉压增宽的老年高血压患者，降低 SBP 可能引起非常低的舒张压（DBP＜60 mmHg）。临床医生在临床实践中应仔细评估任何不利事件尤其是因心肌缺血引起的症状和体征。对年龄＞80 岁的患者，合理的血压目标是＜150/80 mmHg，如表 22-1。尽管在这个年龄组还没有直接的数据支持这一目标或任何其他特定的目标。

三、高血压合并冠心病的血压管理

鉴于高血压和冠心病的紧密关系，以及高血压对冠心病的不良影响。合理的血压管理至关重要，尤其是合并高危心血管风险的冠心病患者。随着介入技术的不断发展，冠心病的介入治疗越来越普遍，如何管理高血压合并冠心病介入治疗前后的血压，成为减少心血管事件发生的关键。

表 22-1　2015 年 AHA/ACC/美国高血压学会（ASH）冠心病伴高血压患者血压目标管理专家共识推荐[14]

降压目标值（mmHg）	适合的情况	推荐类别/证据等级
＜150/90	年龄＞80 岁	Ⅱa/B
＜140/90	冠心病（其他年龄） 急性冠状动脉综合征 心力衰竭	Ⅰ/A Ⅱa/B Ⅱb/C
＜130/80	心肌梗死后、卒中（包括短暂性脑缺血发作）以及外周血管病	Ⅱa/C

四、高血压合并冠心病介入治疗前的血压管理

在患者尚处于稳定型心绞痛阶段无需 PCI 治疗或 PCI 手术前的血压管理，应当包括生活方式的改善（低盐低脂饮食，适度运动，戒烟、限酒）以及药物治疗策略的选择。下面笔者将介绍高血压合并冠心病患者的常见药物治疗选择[15]。

1. β 受体阻滞剂

β 受体阻滞剂是治疗冠心病心绞痛患者首选的药物。它们主要通过负性肌力和负性频率作用缓解心肌缺血和心绞痛。心率降低可增加舒张期充盈时间从而增加冠状动脉灌注。β 受体阻滞剂还抑制肾小球旁器分泌肾素。无内源性拟交感活性、有心脏保护作用的 β 受体阻滞剂最常用。其使用的相对禁忌证包括窦房结或房室结功能不全、低血压、失代偿性 HF 和严重的支气管痉挛性肺病。最近 ACCF/AHA 指南[16-17]推荐对心肌梗死（MI）或急性冠状动脉综合征（ACS）后左心室功能正常的患者，用 β 受体阻滞剂治疗，特别是有左心室功能不全（EF≤40%）或有心力衰竭或既往 MI 的所有患者，除非有禁忌，均推荐使用卡维地洛、琥珀酸美托洛尔或比索洛尔（推荐类别Ⅰ，证据等级 A）。对 MI 或 ACS 后所有左心室功能正常的患者，都应启动 β 受体阻滞剂治疗，并持续 3 年。ACS 患者如果没有使用 β 受体阻滞剂的禁忌证，高血压的起始治疗应当包括一种没有内在拟交感活性的短效 β₁ 受体阻滞剂（琥珀酸美托洛尔或比索洛尔）。通常应在发病 24 h 内开始口服 β 受体阻滞剂治疗（推荐类别Ⅰ，证据等级 A）。对于有严重高血压或持续性缺血的患者，可考虑静脉内应用（艾司洛尔）（推荐类别Ⅱa，证据等级 B）。血流动力学不稳定的患者或存在失代偿性心力衰竭时，应在病情稳定后才开始 β 受体阻滞剂治疗（推荐类别Ⅰ，证据等级 A）。

外周动脉疾病罕见由于使用 β 受体阻滞剂而使症状恶化，轻度的支气管痉挛性疾病也并不是绝对禁忌证。在治疗有低血糖事件史的脆性糖尿病（DM）患者时需要小心，因为 β 受体阻滞剂有可能会掩盖低血糖症状。

2. 钙通道阻滞剂（CCB）

CCB通过降低外周血管阻力、降低血压，从而降低心肌氧耗；通过扩张冠状动脉而增加心肌氧供。非二氢吡啶类CCB地尔硫䓬和维拉帕米还能降低窦房结输出频率和减慢房室结传导。如果对β受体阻滞剂有禁忌或不能耐受，可以代之以非二氢吡啶类CCB（如地尔硫䓬或维拉帕米），但如存在左心室功能不全则避免使用（推荐类别Ⅱa，证据等级B）。

3. 血管紧张素转化酶抑制剂（ACEI）

EUROPA/HOPE/PEACE研究综合分析显示，ACEI显著降低动脉粥样硬化患者死亡及心血管事件风险。稳定型心绞痛合并高血压、DM、LVEF≤40%或CKD的所有CAD患者，都应使用ACEI，除非有禁忌证。《血管紧张素转化酶抑制剂在心血管病中应用中国专家共识》指出，对于ACS患者应用ACEI制剂临床效果良好，临床上治疗这几类疾病推荐首选ACEI；对于冠心病二级预防及心血管病高危患者也推荐使用ACEI。

4. 血管紧张素受体拮抗剂（ARB）

对稳定型心绞痛合并高血压、DM、LVEF≤40%或CKD，有用ACEI的适应证，但不能耐受ACEI的所有患者，都推荐用ARB（推荐类别Ⅰ，证据等级A）。对于不能耐受ACEI、有心衰或EF<40%的STEMI患者，在住院期间和出院时，ARB符合适应证（推荐类别Ⅰ，证据等级B）。

5. 利尿剂

此类药的应用尤其适合于容量超负荷或心力衰竭的患者。

五、高血压合并冠心病介入治疗围术期的血压管理

对于择期行介入治疗的患者一般降压目标值以140/90 mmHg以下为宜，最好≤130/80 mmHg。可根据患者的高血压分期和适应证选用相应的降压药，目前认为高血压合并冠心病介入治疗围术期的血压管理无需特殊更改，但若患者由于各种原因导致高血压急性升高或血压控制不佳，可考虑静脉降压药的使用，如硝普钠、乌拉地尔，以确保治疗手术的顺利开始以及减少出血性卒中的发生。

对于合并高血压的冠心病患者其介入治疗术中关键是控制高血压，保持血流动力学稳定，减少血压升高导致的急性左心功能不全、心肌缺血、心律失常等。但同时必须保证冠状动脉的血供，因为对于进行血运重建的患者来说，收缩压和舒张压不能降得太低，否则会导致冠状动脉低灌注，引起心肌供血不足。另一方面如果灌注压过低，冠状动脉血流缓慢，容易形成血栓，造成血管成形后的急性再闭塞，对急性心肌梗死患者尤其要予以足够的重视。在术中对于血压的监测很重要，尤其是收缩压，也是调控血压的主要因素，收缩压应不低于90 mmHg。同时还需注意补充血容量，再降低后负荷，维持足够的心排血量和组织灌注，使组织不会因血压下降而缺氧。若血压持续上升，收缩压180 mmHg，尽管无症状也必须给予相应的静脉降压处理，否则会增加血管并发症的出现率。若随着血压的升高且患者出现急性左心功能不全的表现则可以首选静注呋塞米（速尿）并及时给予静脉用血管扩张剂。静脉降压药物可选用起效迅速、可控性强的药物。

1. 硝普钠

硝普钠直接扩张小动脉，可给予微量泵持续输注，起效迅速，降压持续时间短，<3 min。因其降低后负荷的同时扩张静脉，减轻心脏的前负荷，对于血压升高且合并急性左心功能不全的患者尤为适合。但硝普钠遇光易分解产生氰化物，故需闭光用。其经肝解毒后产生硫氰酸经尿排出，因此尿少或无尿者慎用。

2. 硝酸甘油

硝酸甘油直接扩张小静脉降低前负荷，防止冠状动脉痉挛，开放冠状动脉侧支，改善缺血区血供，且不产生冠状动脉窃血现象，是冠心病介入治疗术中的首选药物，适合静脉滴注。

3. 地尔硫䓬

为非二氢吡啶类钙通道阻滞剂，可同时作用于冠状动脉和外周血管，其减慢心率和负性肌力作用可降低心肌氧耗，解除冠状动脉痉挛和改善心肌缺血症状，适用于血压升高合并冠状动脉痉挛、有心绞痛症状的患者，但不适用于左心功能不全、窦性心动过缓（窦缓）、二度以上房室传

导阻滞及急性心肌梗死患者。

此外，乌拉地尔、静脉β受体阻滞剂也可于术中根据情况灵活选用。

六、高血压合并冠心病介入治疗后的血压管理

冠心病介入治疗后患者需常规双联抗血小板，出血风险高于 PCI 术前，故 PCI 术后的高血压患者应当更为平稳及快速降压，尤其当收缩压升高＞180 mmHg 时应当快速降压以减少出血事件的发生，常用静脉降压药如前述。

PCI 术后冠状动脉梗阻解除，为了更好地增加心血管获益，可更为积极地降低患者血压目标，对于心肌梗死 PCI 术后或伴有心功能不全患者的血管管理应以 β 受体阻滞剂或 ACEI（ARB）为基石，必要时联用钙通道阻滞剂和利尿剂。

七、总结

对于高血压合并冠心病的血压管理，降压固然重要，更重要的是护心，即重视心血管保护作用药物的使用。对此类患者既要遵循指南，更应当个体化制定降压方案。

第三节　高血压合并肾动脉狭窄介入治疗前后降压药物的选择及注意事项

肾动脉狭窄（renal artery stenosis，RAS）是指一侧或双侧肾动脉管腔狭窄≥50％，从而引起继发性高血压、肾功能不全等的一类疾病，动脉粥样硬化、大动脉炎、肌纤维发育不良是 RAS 的常见病因。近年来随着中国老龄化发展，动脉粥样硬化性肾动脉狭窄（ARAS）的患病率逐年增多，受到人们越来越多的关注。ARAS 是一种进展性疾病，多见于老年人，是 RAS 最常见的类型；大动脉炎主要见于青少年；肌纤维发育不良较少见。流行病学调查结果显示，20％～30％严重高血压患者因 RAS 导致，年龄≥65 岁者有 6.8％存在至少一侧 RAS（狭窄≥50％）。

RAS 目前的治疗主要包括药物治疗和介入治疗。随着介入技术的飞速发展及其在临床中的广泛应用，通过介入治疗 RAS 已成为主要治疗方式之一。介入治疗 RAS 主要包括经皮肾动脉球囊扩张成形术（PTRA）及经皮肾动脉支架术（PTRAS）。介入治疗可快速有效地解除肾动脉狭窄，恢复肾血流，保护肾功能。但并非所有患者都适用于介入治疗，《新英格兰杂志》发布的 CORAL 实验[18]中，对 RAS 合并高血压的患者药物治疗的基础上行肾动脉支架置入术与单纯药物组相比未发现显著性差异。在行 PTRA 或 PTRAS 之前要对患者进行严格筛选。近来，美国心血管造影和介入学会发布了最新的《肾动脉支架置入术专家共识》[19]：从解剖角度，肾动脉狭窄＞70％为重度狭窄，具备介入的解剖指征；狭窄 50％～70％系临界狭窄，血流动力学检测有意义时才考虑介入治疗。该共识同时提出了哪类患者可能从肾动脉支架置入术中获益，如表 22-2。

一、介入治疗前降压药选择及注意事项

药物治疗是 ARAS 治疗的基石，所有 ARAS 患者均需接受长期规范的药物治疗。RAS 所致高血压的机制主要为肾动脉血流量不足，促使肾素分泌及活性增加从而激活 RAAS 系统导致血压升高。因此使用血管紧张素转化酶抑制剂（ACEI）、血管紧张素受体拮抗剂（ARB）、β 受体阻滞剂通过阻断 RAAS 系统，在起到很好的降压效果的同时，对患者的生存率也有一定的益处。针对 ARAS 患者，降压药物推荐首选血管紧张素转化酶抑制剂或血管紧张素受体拮抗剂类药物。

1. ACEI 或 ARB

肾素-血管紧张素系统的激活是肾血管性高血压发生的始动机制。因此 ACEI 及 ARB 是治疗高肾素性高血压的有效药物。最近对 ARAS 患者做的非随机研究显示：ACEI 或 ARB 对患者肾功能的保护及存活有益，但在降压的同时，人

表 22-2　肾动脉狭窄介入治疗的临床指征[19]

介入治疗的适应证	临床指征
适应证	①心功能障碍综合征（急性肺水肿或急性冠状动脉综合征），伴重度高血压； ②顽固性高血压（至少使用包括利尿剂在内的3种降压药物的最大耐受剂量仍无法控制的高血压，或者无法耐受降压药物； ③慢性肾脏病伴缺血性肾病，估算肾小球滤过率（eGFR）＜45 ml/min，或是无法解释的全肾缺血（孤立肾伴单侧重度肾动脉狭窄或双侧重度肾动脉狭窄）
可能获益的适应证	①伴慢性肾脏病（eGFR＜45 ml/min）的单侧肾动脉狭窄 ②充血性心力衰竭前期伴单侧肾动脉狭窄 ③解剖学复杂或高危病变（近端分支、小血管、重度同心钙化和重度主动脉粥样硬化或附壁血栓）
不大可能获益的适应证	①孤立肾伴单侧肾动脉狭窄或双侧肾动脉狭窄患者血压控制良好、肾功能正常； ②孤立肾伴单侧肾动脉狭窄，或双侧肾动脉狭窄，患肾长度＜7 cm（长轴）； ③孤立肾伴单侧肾动脉狭窄，或双侧肾动脉狭窄患者伴慢性终末期肾病，且血液透析＞3个月； ④孤立肾伴单侧肾动脉慢性完全性闭塞或双侧肾动脉慢性完全性闭塞

们更关注 ACEI 或 ARB 对 ARAS 患者肾功能的影响。对于双侧肾动脉狭窄、SCr＞225 μmol/L、高血钾（＞5.5 mmol/L）者禁用 ACEI、ARB 类药物，因 ACEI 及 ARB 均可阻断血管紧张素Ⅱ（AngⅡ）的生成，AngⅡ对肾输出动脉有收缩作用，使肾小球内压和 GFR 得以维持，但 AngⅡ被阻断，肾小球输出动脉扩张，肾小球内压下降，使肾功能恶化，可诱发急性肾衰竭。而单侧 ARAS 患者，ACEI 对其肾功能影响的研究则较为有限，观点亦不一致。

使用 ACEI/ARB 应从小剂量开始，逐渐加量，并密切观察血压、肾功能和血钾变化。患者使用 ACEI/ARB 后可出现短暂的血肌酐轻度升高，若升幅＜30％为正常反应，不需停药；但如果短期（2周）内血肌酐升幅＞50％，则为异常

反应，提示肾缺血，应停用 ACEI/ARB。

2. 钙通道阻滞剂（CCB）

如氨氯地平除扩张血管降低血压外，还可减少氧自由基生成，有助于血管内皮的保护。CCB 还具有扩张肾入球小动脉的特点，在降压同时可维持肾灌注，尤其适合肾动脉狭窄降压治疗所引起肾血流动力学改变的情况，故被广泛应用于肾动脉狭窄引起的高血压治疗，尤其是存在 ACEI 或 ARB 使用禁忌时，更应选用 CCB。

3. 其他

β受体阻滞剂如美托洛尔和α受体阻断剂等降压药对肾血流动力学影响较小，可配伍使用。利尿剂有刺激肾素-血管紧张素系统的作用，对单侧肾动脉狭窄的高肾素高血压患者不宜选用。

RAS 所致的肾血管性高血压，常顽固而难以控制，临床多采用联合用药，以加强疗效并减少药物副作用。并且需要根据个体差异选择合适的降压药。

RAS 通常合并肾功能不全，因此，在行肾动脉介入治疗之前需预防造影剂肾病，对伴有危险因素的患者，应严格掌握造影剂的适应证，在肾动脉介入之前和之后加强水化，选用低渗或等渗、低黏滞度的非离子型对比剂，并尽量减少造影剂用量。

二、介入治疗后降压药物选择及注意事项

RAS 患者介入治疗成功后应密切监测血压变化，切忌自行停用降压药物，并且根据患者血压变化调整降压药物。目前关于肾动脉介入治疗后降压药使用尚无大规模循证证据。但由于肾动脉血运重建后肾动脉狭窄解除，笔者认为，患者若无禁忌或血压控制仍不满意应提倡 ACEI 或 ARB 的优先使用以改善患者预后。若存在 ACEI 或 ARB 用药禁忌，可以换用 CCB、利尿剂或β受体阻滞剂等药物。若血压控制不佳，可以联合用药。

肾动脉介入治疗术后需定期监测患者血、尿常规及肾功能，并且，为防止肾动脉支架内再狭窄应给予抗血小板、抗凝及调脂等治疗。

第四节　高血压合并周围血管疾病介入治疗前后降压药物的选择及注意事项

周围血管疾病（peripheral artery disease，PAD）多指除冠状动脉以外的血管病变，如颈动脉、下肢动脉、肾动脉等，主要指动脉粥样硬化性疾病和血栓性疾病。PAD与心血管事件的发生和死亡密切相关，被学者视为冠心病的等危症。

一、高血压与PAD之间的关系

高血压是PAD的危险因素之一：高血压可加速动脉粥样硬化进程，引起颈动脉、肾动脉、四肢动脉狭窄；另外，高血压患者中2%～5%合并间歇性跛行，而且其发生率随年龄增长而增高，其危险性与高血压程度呈正比。同时，PAD中35%～55%合并高血压。因此，积极控制血压尤为重要。

周围血管病可导致高血压：PAD可侵犯全身各级动脉，血管狭窄至一定程度可导致血压升高。

二、高血压合并PAD的治疗原则

第一，应明确高血压与PAD的诊断，第二，明确高血压与PAD之间的关系，是并存的疾病还是因果关系，第三，高血压合并不同部位的PAD的降压目标，用药选择是有区别的，第四，血运重建术和腔内介入治疗是PAD的重要治疗方法。目前，血管腔内介入治疗PAD的比例不断上升。新的数据显示，血管内介入治疗和手术的效果类似，血管腔内介入治疗有较低的并发症发生率和死亡率，因此血管腔内介入治疗PAD是更为理想的治疗方法。

三、高血压合并四肢血管病变降压药物选择

1. 腔内血管成形术之前

对于明确诊断高血压合并四肢血管病变的患者，降压药物应选择能够扩张血管的药物，如钙通道阻滞剂、血管紧张素转化酶抑制剂（ACEI）/血管紧张素受体拮抗剂（ARB）等。既往观点认为，β受体阻滞剂可使α受体兴奋性增高而加重四肢血管病变，因此将β受体阻滞剂视为高血压合并下肢动脉病变的相对禁忌证，然而，2011年ESC《外周血管病变防治指南》[20]指出，下肢动脉疾病不是β受体阻滞剂患者的禁忌证，在合并冠心病和（或）心力衰竭时可以考虑使用，为IIa、B类推荐。利尿剂可使高血压合并四肢血管病变的患者血液浓缩、脂质代谢异常，不作为常规推荐。

2. 腔内血管成形术之后

若高血压由PAD引起，在腔内血管成形术后血压可下降，甚至血压恢复正常而不用服用降压药。若高血压与PAD为并存疾病，腔内血管成形术后仍应服用降压药，与术前降压治疗原则相同。

四、高血压合并颈动脉狭窄的降压药物选择

高血压合并颈动脉狭窄的降压目标：JNC7标准为轻-中度颈动脉狭窄（＜70%）时将血压降到130/80 mmHg以下；当有一侧狭窄＞70%时，理想收缩压在130～150 mmHg；两侧狭窄＞70%，收缩压＞150 mmHg是安全的。JSH 2014指南[21]推荐脑血管疾病患者的血压控制＜140/90 mmHg。

五、介入治疗前降压药物选择

1. 钙通道阻滞剂（CCB）

在颈动脉狭窄和脑血管病患者中，CCB在降低卒中发生率及卒中的二级预防方面优于其他降压药，并且还可以延缓颈动脉硬化，可作为首选用药。

2. ACEI/ARB

研究表明ACEI可以稳定动脉粥样硬化斑块，改善血管功能，降低卒中的发生率，可以考虑选择使用。ARB与ACEI的适应证相同，ARB主要适用于不耐受ACEI的患者。并且，一些研究提示ARB在预防卒中方面优于β受体阻滞剂，因此，ARB可作为颈动脉狭窄的降压治疗选择。

3. 利尿剂

主要用于老年收缩期高血压患者，并且多项研究显示利尿剂可以降低卒中发生率，可常规用于颈动脉狭窄患者。

4. β受体阻滞剂

该药因为其对血管的轻度收缩作用，因此不作为颈动脉狭窄患者的首选用药。

六、介入治疗后降压药物选择

介入治疗后需常规服用抗血小板药减少颈动脉再狭窄风险，介入术后颈动脉狭窄解除，为减少心脑血管事件的发生，降压目标应更为严格。降压药选择同介入治疗前，若血压控制不佳，可联合应用降压药。

高血压合并肾动脉狭窄已在上一节详述，不再赘述。

七、总结

随着人口老龄化，PAD 发生率逐年增加，关注心、脑血管疾病的同时，应重视 PAD 的早筛查、早发现、早干预和早获益。应该对 PAD 有正确的认识，采取正确的态度，对 PAD 引起足够的重视，规范对 PAD 的临床诊治。在 PAD 发生之前通过干预相关危险因素，阻断导致外周动脉粥样硬化发生发展的事件链，控制血压、血糖、血脂，是预防 PAD 的有效方法。作为心血管医生，应该未雨绸缪，重视外周动脉疾病的临床诊治，对遏制 PAD 的高发具有重要的临床意义和社会经济效益。

（卢成志　王丽）

参考文献

[1] 孙宁玲，霍勇，王继光，等. 难治性高血压诊断治疗中国专家共识. 中华高血压杂志，2013，21（4）：321-326.

[2] Krum H，Schlaich M，Whitbourn R，et al. Catheter-based renal sympathetic denervation for resistant hypertension：a multicentre safety and proof-of-principle cohort study. Lancet，2009，373（9671）：1275-1281.

[3] Krum H，Schlaich MP，Bohm M，et al. Percutaneous renal denervation in patients with treatment-resistant hypertension：final 3-year report of the Symplicity HTN-1 study. Lancet，2014，383（9917）：622-629.

[4] Esler MD，Bohm M，Sievert H，et al. Catheter-based renal denervation for treatment of patients with treatment-resistant hypertension：36 month results from the SYMPLICITY HTN-2 randomized clinical trial. Eur Heart J，2014，35（26）：1752-1759.

[5] Esler MD，Krum H，Sobotka PA，et al. Renal sympathetic denervation in patients with treatment-resistant hypertension（The Symplicity HTN-2 Trial）：a randomised controlled trial. Lancet，2010，376（9756）：1903-1909.

[6] Bohm M，Mahfoud F，Ukena C，et al. First report of the Global SYMPLICITY Registry on the effect of renal artery denervation in patients with uncontrolled hypertension. Hypertension，2015，65（4）：766-774.

[7] Verheye S，Ormiston J，Bergmann MW，et al. Twelve-month results of the Rapid Renal Sympathetic Denervation for Resistant Hypertension Using the OneShot Ablation System（RAPID）study. EuroIntervention，2015，10（10）：1221-1229.

[8] Kandzari DE，Bhatt DL，Brar S，et al. Predictors of blood pressure response in the SYMPLICITY HTN-3 trial. Eur Heart J，2015，36（4）：219-227.

[9] Worthley SG，Tsioufis CP，Worthley MI，et al. Safety and efficacy of a multi-electrode renal sympathetic denervation system in resistant hypertension：the EnligHTN I trial. Eur Heart J，2013，34（28）：2132-2140.

[10] Sievert H，Schofer J，Ormiston J，et al. Renal denervation with a percutaneous bipolar radiofrequency balloon catheter in patients with resistant hypertension：6-month results from the REDUCE-HTN clinical study. EuroIntervention，2015，10（10）：1213-1220.

[11] Davies JE，Manisty CH，Petraco R，et al. First-in-man safety evaluation of renal denervation for chronic systolic heart failure：primary outcome from REACH-Pilot study. Int J Cardiol，2013，162（3）：189-192.

[12] Jennings GL. A New Guideline on Treatment of Hypertension in Those with Coronary Artery Dis-

ease: Scientific Statement From the American Heart Association, American College of Cardiology, and American Society of Hypertension About Treatment of Hypertension in Patients with Coronary Artery Disease. Heart Lung Circ, 2015, 24 (11): 1037-1040.

[13] 国家卫生计生委合理用药专家委员会，中国医师协会高血压专业委员会. 高血压合理用药指南. 中国医学前沿杂志（电子版），2015，7（6）：22-64.

[14] SPRINT Research Group, Wright JT Jr, Williamson JD, et al. A Randomized Trial of Intensive versus Standard Blood-Pressure Control. N Engl J Med, 2015, 373 (22): 2103-2016.

[15] James PA, Oparil S, Carter BL, et al. 2014 evidence-based guideline for the management of high blood pressure in adults: report from the panel members appointed to the Eighth Joint National Committee (JNC 8). JAMA, 2014, 311 (5): 507-520.

[16] Fihn SD, Gardin JM, Abrams J, et al; American College of Cardiology Foundation. 2012 ACCF/AHA/ACP/AATS/PCNA/SCAI/STS guideline for the diagnosis and management of patients with stable ischemic heart disease: executive summary: a report of the American College of Cardiology Foundation/American Heart Association Task Force on Practice Guidelines, and the American College of Physicians, American Association for Thoracic Surgery, Preventive Cardiovascular Nurses Association, Society for Cardio-vascular Angiography and Interventions, and Society of Thoracic Surgeons. Circulation, 2012, 126: 3097-3137.

[17] Fihn SD, Blankenship JC, Alexander KP, et al. 2014 ACC/AHA/AATS/PCNA/SCAI/STS focused update of the guideline for the diagnosis and management of patients with stable ischemic heart disease: a report of the American College of Cardiology/American Heart Association Task Force on Practice Guidelines, and the American Association for Thoracic Surgery, Preventive Cardiovascular Nurses Association, Society for Cardiovascular Angiography and Interventions, and Society of Thoracic Surgeons. Circulation, 2014, 130: 1749-1767.

[18] Cooper CJ, Murphy TP, CutlipDE, et al. Stenting and Medical Therapy for Atherosclerotic Renal-Artery Stenosis. New Engl J Med, 2014, 370 (1): 13-22.

[19] Parikh S A, Shishehbor M H, Gray B H, et al. SCAI expert consensus statement for renal artery stenting appropriate use. Catheter Cardiovasc Interv, 2014, 84: 1163-1171.

[20] Brogneaux C, Sprynger M, Magnée M, et al. 2011 ESC guidelines on the diagnosis and treatment of peripheral artery diseases. Rev Med Liege, 2012, 67 (11): 560-565.

[21] Shimamoto K, Ando K, Fujita T, et al. The Japanese Society of Hypertension Guidelines for the Management of Hypertension (JSH 2014). Hypertens Res. 2014, 37 (4): 253-390.